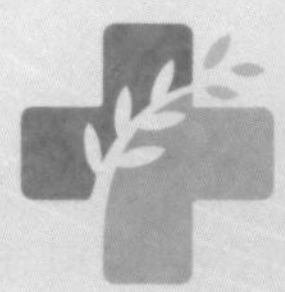

全国高等卫生职业教育
护理专业“十三五”规划教材

供护理、助产、涉外护理及相关专业使用

社区护理

主　编　王晓卫　由淑萍　王　霞

副主编　郝　萍　聂雪丽　李　莉

　　　　汪婷婷　孟发芬　宋晓燕

编　者　（以姓氏笔画为序）

王　霞　山西职工医学院

王晓卫　周口职业技术学院

田云霞　宁夏医科大学护理学院

由淑萍　新疆医科大学护理学院

李　莉　湖南环境生物职业技术学院

杨　雷　遵义职业技术学院

肖　娟　贵州工程职业学院

汪婷婷　安庆医药高等专科学校

宋晓燕　辽宁医药职业学院

陈　婧　武汉轻工大学医学技术与护理学院

孟发芬　湖北三峡职业技术学院

赵　芳　咸宁市第一人民医院

郝　萍　新疆医科大学护理学院

聂雪丽　周口职业技术学院

陶　宁　新疆医科大学公共卫生学院

常丽霞　山西职工医学院

崔　蓉　新疆医科大学护理学院

華中科技大學出版社

http://www.hustp.com

中国·武汉

内 容 提 要

本书以教育部高职高专护理专业人才培养目标和人才培养方案为纲要，广泛听取了社区护理一线专家的意见和建议。本书把教学内容整合为六个项目，分别为认识社区和家庭、社区护理的主要工作方法与技术、社区居民生活环境与健康、社区特殊人群保健、社区慢性病患者及传染病的管理、社区灾害管理与社区康复护理。本书适合高职高专护理专业使用。

图书在版编目(CIP)数据

社区护理/王晓卫，由淑萍，王霞主编. —武汉：华中科技大学出版社，2018.1(2020.8 重印)
全国高等卫生职业教育护理专业"十三五"规划教材
ISBN 978-7-5680-3054-0

Ⅰ. ①社… Ⅱ. ①王… ②由… ③王… Ⅲ. ①社区-护理学-高等职业教育-教材 Ⅳ. ①R473.2

中国版本图书馆 CIP 数据核字(2017)第 156232 号

社区护理
Shequ Huli

王晓卫 由淑萍 王 霞 主编

策划编辑：罗 伟
责任编辑：孙基寿
封面设计：原色设计
责任校对：曾 婷
责任监印：周治超
出版发行：华中科技大学出版社(中国·武汉) 电话：(027)81321913
武汉市东湖新技术开发区华工科技园 邮编：430223
录 排：华中科技大学惠友文印中心
印 刷：武汉市籍缘印刷厂
开 本：787mm×1092mm 1/16
印 张：13.75
字 数：361 千字
版 次：2020 年 8 月第 1 版第 3 次印刷
定 价：42.00 元

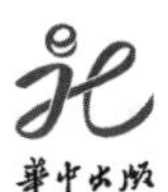

全国高等卫生职业教育护理专业“十三五”规划教材

编委会

Introduction

总 序

随着我国经济的持续发展和教育体系、结构的重大调整，职业教育办学思想、培养目标随之发生了重大变化，人们对职业教育的认识也发生了本质性的转变。我国已将发展职业教育作为重要的国家战略之一，作为高等职业教育重要组成部分的高等卫生职业教育也取得了长足的发展，为国家输送了大批高素质技能型、应用型医疗卫生人才。

为了更好地顺应我国高等卫生职业教育教学与医疗卫生事业的新形势，贯彻落实《国家中长期教育改革和发展规划纲要(2011—2020年)》中"以服务为宗旨，以就业为导向"的思想精神，以及国家《职业教育与继续教育2015年工作要点》的要求，充分发挥教材建设在提高人才培养质量中的基础性作用，同时，也为了配合教育部"十三五"规划教材建设，进一步提高教材质量，在认真、细致调研的基础上，在教育部高职高专医学类及相关医学类专业教学指导委员会专家和部分高职高专示范院校领导的指导下，我们组织了全国近40所高职高专医药院校的近300位老师编写了这套以工作过程为导向的全国高等卫生职业教育护理专业"十三五"规划教材，并得到了参编院校的大力支持。

本套教材充分体现新一轮教学计划的特色，强调以就业为导向、以能力为本位、以岗位需求为标准的原则，按照技能型、服务型高素质劳动者的培养目标，坚持"五性"(思想性、科学性、先进性、启发性、适用性)和"三基"(基本理论、基本知识、基本技能)要求，着重突出以下编写特点：

(1)紧扣新专业目录、新教学计划和新教学大纲，科学、规范，具有鲜明的高等卫生职业教育特色。

(2)密切结合最新高等职业教育护理专业课程标准，紧密围绕执业资格标准和工作岗位需要，与护士执业资格考试相衔接。

(3)突出体现"工学结合"的人才培养模式，以及课程建设与教学改革的最新成果。

(4)基础课教材以"必需、够用"为原则,专业课程重点强调"针对性"和"适用性"。

(5)内容体系整体优化,注重相关教材内容的联系和衔接,避免遗漏和不必要的重复。

(6)探索案例式教学方法,倡导主动学习。

这套新一轮规划教材得到了各院校的大力支持和高度关注,它将为新时期高等卫生职业教育的发展作出贡献。我们衷心希望这套教材能在相关课程的教学中发挥积极作用,并得到读者的青睐。我们也相信这套教材在使用过程中,通过教学实践的检验和实际问题的解决,能不断得到改进、完善和提高。

全国高等卫生职业教育护理专业"十三五"规划教材
编写委员会

Preface 前 言

“社区护理”是高职高专护理专业的一门专业核心课程，是护理学与公共卫生学相结合的新兴学科，是社区卫生服务体系的重要组成部分。“社区护理”的教学主要使学生掌握社区护理的理论知识与技能，培养护生的综合职业能力，为以后从事社区护理岗位工作奠定基础。

为贯彻落实《国家中长期教育改革和发展规划纲要(2010—2020年)》的要求，以立德树人为根本，以服务发展为宗旨，以促进就业为导向，完善医教融合、协同育人机制，提升学生职业技能水平和就业能力，本书的编写以“教育部高职高专护理专业人才培养目标和人才培养方案”为纲要，遵循卫生职业教育规律，坚持科学性、可行性，突出先进性、引领性。本书广泛听取了社区护理一线专家的意见和建议，具有以下特点。

第一，定位高职护理教育，包括社区护理的基本理论、基本工作方法及基本知识，培养技能型人才，体现教材的针对性。

第二，根据社区护理岗位需求，把教学内容整合成六个项目，分别为认识社区和家庭、社区护理的主要工作方法与技术、社区居民生活环境与健康、社区特殊人群保健、社区慢性病患者及传染病的管理、社区灾害管理与社区康复护理。

第三，文中用“情景描述”“知识链接”“学习要点”“直通护考”等多种形式展现，便于学生学以致用，激发学生学习兴趣。

本书编写参考、借鉴了有关文献的观点和成果，得到了华中科技大学出版社及各位编者所在学校的大力支持和帮助，在此一并表示衷心感谢！由于编者学识水平和能力有限，书中难免有疏漏和不足之处，殷切希望各位同仁和读者批评指正，以便在今后的修订中进一步完善。

编　者

目 录

Contents

项目五 社区慢性病患者及传染病的管理

项目六 社区灾害管理与社区康复护理

实践教学指导

项目一　认识社区和家庭

学习目标

1. 说出社区、社区卫生服务、社区护理、家庭的概念。
2. 结合本地社区说出社区构成的基本要素和功能、家庭的结构和功能。
3. 说出社区卫生服务的内容和特点。
4. 正确描述社区护士的基本条件以及在社区护理工作中的角色和应具备的能力。
5. 结合实际评估家庭类型与家庭生活周期，描述家庭对健康的影响。

任务一　社区与社区卫生服务

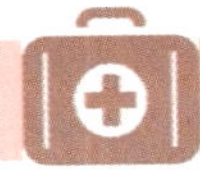

情景描述

大病进医院、小病在社区，这是我国为缓解居民“看病难、看病贵”出台的一项惠及百姓的民生政策。对此，家住在东新区建业小区的李大爷体会颇深，他身体不舒服时会先找社区卫生服务中心的医生问问。李大爷说，他家距离文昌社区卫生服务中心也就 5 min 的路程，平时头疼脑热的小毛病，首先就想到去那里就诊，免去了跑大医院的不方便，也节省了医疗费用。问题：

1. 什么是社区？社区的构成要素有哪些？
2. 什么是社区卫生服务？主要的服务内容是什么？

一、社区

（一）社区的概念与分类

社区一词来源于拉丁语，意思是“具有某些共性的统一体”。德国社会学家滕尼斯于 1881 年首先使用“社区”这一名词，是指具有共同的习俗和价值观念的同质人口组成的关系密切的社会团体或共同体。

我国社会学家费孝通先生在 20 世纪 30 年代将英文单词“community”翻译成“社区”，并将社区定义为，社区是若干社会群体（家庭、氏族）或社会组织（机关、团体）聚集在某一地域里所形成的一个生活上相互关联的大集体。

学习要点

社区的概念和基本构成要素

世界卫生组织（WHO）在 1974 年集合社区卫生护理界的专家，共同界定了适用于社区卫生服务的社区定义：社区是指一固定的地理区域范围内的社区团体，其成员有着共同的兴趣，彼此认识并且相互来往，行使社会功能，创造社会规范，形成特有的价值体系和社会福利事业。关于社区的规模，WHO 在 1994 年提出，一个有代表性的社区，人口数在 10 万～30 万之间，面积在 5000～50000 km^2。

我国的社区通常分为三个基本类型，即城市社区（一般以街道、居委会为基本单位）、乡村社区和城镇社区（通常指城乡结合部的小城镇）。近年来，也有学者将我国的社区分为生活社区（居民居住区域）和功能社区（社会团体、工矿企事业单位所在区域）。

（二）社区的基本构成要素

社区是宏观社会的缩影，是构成社会的基本单位，其基本构成要素如下。

1. 人群 人群是构成社区的第一要素。社区的存在必须以人群为基础，包括人口的数量、质量、构成和分布等，反映整个社区内部人口关系和社区整体面貌，人口数量的多少、密度的大小、素质的高低等决定着社区的发展。

2. 一定范围的地域空间 即社区具有一定的边界。地域不仅为社区成员提供活动场所以及生产、生活和部分资源，而且很大程度上影响社区的性质和未来的发展，是构成社区的重要条件。

3. 同质性 同质性是社区人群相互关联的基础。同一社区的居民往往具有某些共同的利益和需要，面临着共同的问题（如生活、卫生、教育、环境等），比较容易产生相同的社会意识、行为规范、生活方式和文化氛围等，因此有一定的同质性。同质性会促使社区居民之间产生凝聚力和归属感。但是随着社会的发展和生活居住环境追求的变化，这种同质性在逐渐减弱。

4. 一定的生活服务设施 指社区内的学校、医院、银行、商场、交通、通讯等生活服务设施。生活服务设施是社区人群生存的基本条件，也是联系社区人群的纽带。

5. 相应的管理机构和制度 它是维持社会秩序的基本保障。社区管理机构指街道办事处、居委会、村委会、派出所及各种社团组织等。这些社区管理机构建立并落实生活规章制度，来管理社区的公共事务，调解人际关系和民间纠纷，维护社区的共同利益。

（三）社区的功能

社区具有满足居民需要和管理的功能。社区功能的充分发挥，有助于挖掘社区资源和开展社区卫生服务工作。在社区诸多功能中，与社区卫生服务密切相关的功能主要有以下几点。

1. 经济功能 社区具有生产、分配、交换、消费的功能，通过对社会利益的调整和社区资源的整合，为社区居民各方面的生活需求提供服务和资源，为社区居民的生存和发展提供了空间。如社区的工厂、商店等为居民提供生产、流通、消费服务。

2. 社会化功能 社区居民可通过参与社区各项活动而受到教育，不断社会化。社区将具有不同文化背景、生活方式的居民连接在一起，通过不断的社会化过程，相互影响，逐步形成社区的风土人情和人生观、价值观，而这些特有的社区文化又影响着社区居民。社区内的家庭、学校对儿童与青少年的社会化起主要作用。

3. 社会控制功能 社区通过各种规章制度（如社区成立物业管理系统）、道德规范有效地维持社区的秩序，保护社区居民的安全。社区的风俗习惯和规范约束居民的行为，社区的赞誉与责备等舆论促使居民遵从社区规章制度、风俗习惯和道德规范。

4. 社会参与功能 社区通过成立各种组织、团体（如社区活动中心、老年人协会）等，为居民提供政治、经济、教育、康乐和福利等方面活动的参与机会，以此凝聚社区力量，使居民对社区有更多的投入和更强的认同感。

5. 援助功能 社区对妇女、儿童、老年人等特殊人群以及处于疾病或经济困难中的弱势群体等，能提供帮助和支援。

社区的功能随着社区的变迁和发展而相应改变。现代社区的发展趋向于专门化，例如某些社区发展为商业城区、学校城区等。

二、社区卫生服务

（一）社区卫生服务的定义

社区卫生服务（community health service）是社区服务中的一种基本、普遍的卫生服务。国务院十部委联合发布的《发展城市社区卫生服务的若干意见》（1999 年）中，明确指出：社区卫生服务是社区建设的重要组成部分，是在政府领导、社区参与、上级卫生机构的指导下，以基层卫生机构为主体，全科医师为骨干，合理使用社区卫生资源和适宜技术，以人的健康为中心、家庭为单位、社区为范围、需求为导向，以妇女、儿童、老年人、慢性病患者、残疾人等为重点，以解决社区主要卫生问题、满足基本卫生服务需求为目的，融预防、医疗、保健、康复、健康教育和计划生育技术服务等为一体的，有效、经济、方便、综合、连续的基层卫生服务。

（二）社区卫生服务的特点

学习要点

社区卫生服务的内容及特点

1. 服务对象的广泛性 社区卫生服务的对象为社区全体居民，重点是妇女、儿童、老年人、慢性病患者、精神障碍患者及残疾人等。

2. 服务内容的综合性 社区卫生服务提供的是“六位一体”的全方位服务，除了基本医疗外，还包括预防、保健、康复、健康教育及计划生育技术指导等。

3. 服务过程的连续性 社区卫生服务贯穿服务对象生命周期的各个阶段以及疾病发生、发展的全过程，为居民提供从出生到临终生命全程的连续性服务。

4. 服务工作的协调性 社区医生的职责是向患者提供综合性的初级医疗保健服务，不能代替各门专科医疗。社区医生需要掌握各级各类医疗机构、专家以及家庭和社区内外的各种资源的情况，并与之建立相对固定的联系以协调各专科的服务，为居民提供全面深入的医疗服务。

5. 服务能力的可及性 指地理位置可及、价格可及、服务内容可及等。社区卫生服务机构开在居民步行 15 min 内就能到达的地点，提供基本医疗服务（药品是基本药品、技术是适宜技术），价格比大医院要低，是居民能够承担得起的服务。

（三）发展社区卫生服务的意义

1. 实现“人人享有卫生保健”的最佳途径 世界卫生组织（WHO）明确指出：“不分种族、宗教、政治信仰、经济和社会状况，达到尽可能的健康水平是每个人的基本权利。”只有通过开展好社区卫生服务，才能动员居民掌握健康主动权，保护和促进自身健康，才能动员各部门参与卫生工作；只有深入到社区，才能使每个居民和家庭得到基本卫生服务，公平享受卫生资源。社区卫生服务是最终实现人人享有与社会经济发展相适应的保健服务的最佳途径。

2. 适应社会需求，加强预防保健战略 人类疾病谱的变化、居民人均收入和教育水平的提高，使人们对卫生服务的需求发生了很大的变化，期望能就近、方便地得到卫生服务。社区卫生服务覆盖广泛，强调预防为主、防治结合，有利于将预防保健措施落实到社区、家庭和个人，提高人群健康水平。

3. 优化卫生资源配置，节约医疗费用 目前，我国卫生服务的社会需求大部分在基层，但是，大部分的卫生资源却配置在城市和较大的医疗卫生机构。所以导致一些可以在社区解决的医疗卫生问题，被吸引到了大城市的大医院，造成了消费者的医疗费用增加。开展社区卫生服务，可以引导卫生资源从上层向基层流动，使卫生资源的配置与需求相对应，同时可以节约医疗费用。

4. 促进社会主义精神文明建设 社区卫生服务通过开展多种形式的服务为居民排忧解难，使社区卫生服务人员与广大居民建立起新型的医患关系。通过健康教育和健康促进，提高人们自我保健能力，建立文明、科学、健康的生活方式。同时带动居民参与环保、文化、治安、卫生、体育等社区活动，有利于加强社会主义精神文明建设，促进社区和谐发展。

知识链接

基本公共卫生服务项目

《国家基本公共卫生服务规范（第三版）》包括 12 项内容，即居民健康档案管理、健康教育、预防接种、0～6 岁儿童健康管理、孕产妇健康管理、老年人健康管理、慢性病患者健康管理（包括高血压患者健康管理和 2 型糖尿病患者健康管理）、严重精神障碍患者管理、肺结核患者健康管理、中医药健康管理、传染病及突发公共卫生事件报告和处理、卫生计生监督协管。

（四）我国的社区卫生服务体系

我国的社区卫生服务体系是以一级医院为主体，以二、三级医院和预防保健机构为指导，以城市街道、居委会为基础建立的，依托社区卫生服务指导中心、社区卫生服务中心和社区卫生服务站三级组织，由全科医师、社区护士、预防保健人员、康复医师等组成。

1. 社区卫生服务中心 在一个 5 万～10 万人口的社区中设社区卫生服务中心，以提供全科医疗为主，解决社区 60%～80%的健康问题。一般以居民步行 15 min 左右、服务半径为 1.5～3 km 的范围内设置社区卫生服务中心，城市多以街道办事处为管理范围，农村以乡镇为管理范围，可以由辖区内的基层医疗机构承办。业务用房使用面积原则上不低于 400 m^2，功能科室布局合理，具备开展预防、保健、医疗、康复、健康教育和计划生育技术服务等工作的基本设备，以及必要的通信、交通设备。设置三部一室，即社区服务部、医疗康复部、后勤保障部和办公室，人员配置方面，按服务人口 5000～10000 配置 1 名全科医生和 2 名社区护士。

2. 社区卫生服务站 社区卫生服务中心区域太大可下设若干服务站。一般在 5000～10000 人口社区内，且距离其他服务站 1.5～3 km，就可以设立社区卫生服务站。服务站应设置在人口密集、交通便利、联络方便的最佳位置，一般以居委会为范围。业务用房使用面积一般不低于 60 m^2，必须设置独立的全科诊疗室、药房、健康教育室等。配备诊疗、健康教育、办公通信等设备，具有开展预防、医疗、保健、康复、健康教育和计划生育技术指导的服务功能。人员配置方面，至少配备 2 名全科医生和 3～4 名社区护士。

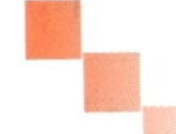

直通护考

一、单项选择题

1. 构成社区的首要因素是(　　)。

A. 人口　　B. 地域　　C. 同质性

D. 生活服务设施　　E. 管理机构与制度

2. 社区的诸多功能不包括(　　)。

A. 经济功能　　B. 社会化功能　　C. 控制功能

D. 空间功能　　E. 援助功能

3. 社区卫生服务的特点不包括(　　)。

A. 广泛性　　B. 综合性　　C. 区域性　　D. 协调性　　E. 可及性

4. 下列不属于社区卫生服务“六位一体”服务内容的是(　　)。

A. 预防　　B. 康复　　C. 手术治疗

D. 健康教育　　E. 计划生育技术服务

二、思考题

1. 观察自己生活的社区，说出它的人口、地域、生活习俗、服务设施及卫生服务状况。

2. 某社区约有 5 万人口，面积为 3 km^2。请问：

(1) 该社区卫生服务中心需要下设几个社区服务站？

(2) 该社区卫生服务中心需要配备几名全科医生和社区护士？

(王晓卫)

任务二　社区护理与社区护士

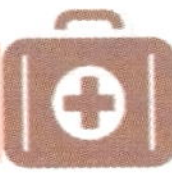

情景描述

小王护校毕业后一直在某市的一家二级医院做合同护士，今年她参加了该市卫生系统的公开招聘考试，被一家社区卫生服务中心正式录用。从事社区护理工作半年来，小王感到在社区卫生服务中心的工作与在医院的工作大不相同。在社区工作不用倒夜班，不是每天和受病痛折磨的患者见面，但要参加社区内学校、工厂等的相关活动，定时为特定对象送医送药，对重点人群定期随访，开展健康教育活动等，工作也不轻松，有时一天要奔走几十里路程才能完成工作，还要运用沟通、协调等技巧赢得居民的认同。问题：

1. 社区护理工作与医院护理工作有什么不同？
2. 什么是社区护士？成为社区护士的基本条件是什么？

一、社区护理

（一）社区护理的概念

社区护理(community nursing)是社区卫生服务工作中必不可少的一部分。对于社区护理的概念，各国有不同的定义。加拿大公共卫生协会将社区护理定义为："社区卫生护理是专业性的护理工作，由有组织的社会力量间的合作来开展工作，为个人、家庭、社会团体及整个社区提供知识，并鼓励他们建立有利于健康的生活习惯"。美国护士协会(American nurse association，ANA)指出：社区护理是综合公共卫生学和护理学的理论，应用于促进与维护社区人群健康的一门综合学科，是一种专门和完整的实务工作。它的服务不限于一个特别的年龄群，而是提供连续性、非片断性的服务，其主要职责是视人口群体为一个整体，直接提供护理给个体、家庭或团体，以使全民达到健康。

学习要点

社区护理的概念和特点

根据我国社区卫生服务发展的特点，我国学者将社区护理的概念归纳为：社区护理是综合应用护理学和公共卫生学的理论与技术，以社区为基础、以人群为对象、以服务为中心，将医疗、预防、保健、康复、健康教育、计划生育技术指导等融于护理学中，并以促进和维护人群健康为最终目标，提供连续性的、动态性的和综合性的护理专业服务。

（二）社区护理的发展过程

社区护理起源于西方国家，追溯其发展历史，可将社区护理的发展过程划分为四个阶段：家庭护理阶段、地段护理阶段、公共卫生护理阶段和社区护理阶段(表 1-1)。

表 1-1 社区护理的发展阶段

发展阶段	时期	代表人物	护理对象	护理内容
家庭护理	1859 年以前	圣菲比	贫困患者	治疗
地段访视护理	1859—1900 年	威廉·勒思朋	贫困患者	治疗
公共卫生护理	1900—1970 年	丽莲·伍德	群体、家庭	治疗与预防
社区护理	1970 年至今	露丝·依思曼	个人、家庭和社区	治疗、预防和健康促进

进入 20 世纪 70 年代后，世界各国越来越多的护士以社区为范围，以疾病防治、健康促进为目标，提供医疗护理和公共卫生护理服务。从 20 世纪 70 年代中期开始，美国护士协会将这种融医疗护理和公共卫生护理为一体的服务称为社区护理，将从事社区护理工作的人员称为社区护士。1978 年，WHO 给予肯定并加以补充，要求社区护理称为社区居民"可接近、可接受、可负担得起的"卫生服务。从此，社区护理在世界各国以不同的方式迅速发展起来。

我国公共卫生护理教育始于 1925 年，北京协和医学院在护理教育课程中增设了预防医学课程。由北京协和医学院教授格兰特先生发起，与北京市卫生科联合创办了“第一公共卫生事务所”，培养公共卫生护理专业人员。1932 年，政府设立了中央卫生实验处，训练公共卫生护士。1945 年，北京协和医学院成立了公共卫生护理系，课程包括健康教育、心理卫生、家庭访视与护理技术指导等。20 世纪 50 年代，随着我国护理教育体制的改革，中断了公共卫生护士的培养。1997 年，随着社区卫生服务工作的开展和大力推进，全国各地相继在护理本科教学中设置了社区护理课程，同年，国务院发布的《卫生改革与发展的决定》和原卫生部提出的《关于进一步加强护理管理的通知》中都强调了开展社区卫生服务和社区护理的重要性。2000 年以后，国家陆续出台了一系列社区卫生服务政策，特别是 2006 年国务院发布《关于发展城市社区卫生服务的指导意见》以来，社区护理逐渐形成规范的人才培养模式、人力要求、服务形式和服务内容等。国家制定的相关政策，为规范并加强社区护理教育和社区护理实践提供了保证。

（三）社区护理的工作内容

1. 提供社区保健服务　为社区人群提供不同年龄阶段的预防保健服务，以妇女、儿童、老年人为重点人群。

2. 开展社区健康教育　以促进和维护居民健康为目标，向社区人群提供有计划、有组织、有评价的健康教育活动，从而提高居民预防疾病、维持和促进健康的意识，建立健康的生活方式及行为，提高社区群体的健康水平。

3. 进行定期健康检查　与全科医生共同进行定期的健康普查的组织、管理，并建立社区居民健康档案。

4. 提供社区康复服务　向社区残障者提供康复护理服务，以帮助其改善健康状况，恢复功能。

5. 实施社区慢性病患者与其他疾病患者的管理　为社区内高血压、糖尿病等慢性病患者以及传染病患者、精神障碍患者等提供他们所需要的护理管理服务。

6. 开展计划免疫与传染病的防制　参与完成社区儿童的计划免疫任务，进行免疫接种的实施和管理。通过各种途径开展传染病的防制教育，进行传染病的社区监测，把传染病的发生率降到最低。

7. 提供社区急重症患者的转诊服务　对在社区无法得到适当救护和管理的急重症患者，做到安全转诊到相关的医疗机构，以得到及时、必要的救治。

8. 提供社区临终护理服务　帮助临终患者尽可能减少痛苦地走完人生的最后一程，同时尽量减少对其家庭其他成员带来的影响，对社区的临终患者及其家属提供他们所需要的综合护理服务。

（四）社区护理的特点

1. 强调群体健康　社区护理以社区人群为服务对象，以家庭和社区为基本服务单位。社区护理的工作是收集和分析社区人群的健康状况，运用护理程序的工作方法解决社区存在的健康问题，而不是单纯地照顾一个人或一个家庭。

2. 以预防保健为主　社区护理的服务宗旨是提高社区人群的健康水平，强调促进和维护人群的健康而不是单纯地治疗、护理患者。相对医院护理工作而言，社区护理更侧重于积极主动的预防途径，通过运用公共卫生及护理的专业理论、技术和方法，减少社区人群的发病率，提高社区人群的健康水平。

3. 分散性及长期性服务　社区护理的服务对象是社区全体居民，由于社区范围广，居民分散在社区的不同居住点，所以社区护理服务具有分散性。社区慢性病患者、老年人、残疾人等特定服务对象对护理服务的需求尤其具有长期性。

4. 综合性及可及性服务 社区护理服务除了预防疾病、促进健康、健康管理等基本内容外，还要从整体、全面的观点出发，从环境保护、社会支持、家庭问题、个人保健、健康咨询等方面对社区人群进行综合性服务。社区护理服务是最基本的卫生服务，是社区居民都能够得到的服务。从当前社区卫生服务管理要求看，要求服务范围为 2 km 以内或行走 15～20 min 即可到达。

5. 具有高度的独立性和自主性 社区护士的工作范围广，而且要运用流行病学方法来预测和发现人群中容易出现健康问题的高危人群。许多情况下，社区护士需要单独解决面临的健康问题，因此，社区护士比临床护士有更高的独立性和自主性，需要具备一定的发现、分析和解决问题的能力。

6. 需要多专业人员协作 社区护理工作不可能单靠社区护士去完成，是社区卫生服务团队工作。社区护士要与其他医疗保健人员密切合作，在社区各部门的大力支持下，并利用社区的各种组织力量，才能保证各项社区护理活动的顺利开展。

二、社区护士

社区护士(community nurse)是指在社区卫生服务机构及其他有关医疗机构从事社区护理工作的护理专业人员。

(一) 社区护士的基本条件

根据 2002 年我国原卫生部《关于社区护理管理的指导意见》精神，社区护士的基本条件如下：

(1) 具有国家护士执业资格并经注册。

(2) 通过地(市)以上卫生行政部门规定的社区护士岗位培训。

(3) 独立从事家庭访视护理工作的护士，应具有在医疗机构从事临床护理工作 5 年以上的工作经历。

(二) 社区护士的角色要求

> **学习要点**
>
> 社区护士的任职条件和核心能力

社区护士的服务范围和服务形式决定了社区护士必须承担多种角色功能，而且在不同情况和时间扮演不同的角色。

1. 照顾者 社区护士向社区居民提供各种照顾，包括医疗照顾及生活照顾。

2. 健康教育者 社区护士应充分利用社区资源，根据社区居民的健康需求，向社区居民提供各种形式的健康教育及指导服务，帮助人们树立正确的健康观念，提高居民的保健意识和保健技能。

3. 健康咨询者 社区护士运用沟通技巧，向社区居民提供有关卫生保健及疾病防治知识的咨询服务，解答社区居民有关健康知识的疑问。

4. 组织者与管理者 社区护士负责管理社区居民的健康问题，如对慢性病患者及重点人群的健康管理。根据需求还可能对社区服务机构内的物质、药品、档案等进行管理以及对各种活动的组织协调，进行社区健康教育活动时，组织对社区有关人员进行培训等。

5. 协调者与合作者 在社区护理实践过程中，社区护士需联系并协调与社区相关人员及机构之间的相互关系，和其他卫生保健人员、行政管理部门、居委会等合作，维持有效的沟通，确保各项护理服务的顺利进行。

6. 观察者与研究者　社区护士在向社区居民提供各种卫生保健服务的同时，需要注意观察、分析、探讨、研究与社区护理相关的问题，有利于护理学科的发展与社区护理工作的不断完善。

（三）社区护士的核心能力

社区护理的工作范围和社区护士的角色要求社区护士不仅要具备一般护士所应具备的护理基本能力，还要具备其他的核心能力。

1. 人际交往和沟通能力　社区护理工作既需要合作者的支持和协助，又需要护理对象的理解和配合。社区护士面对不同年龄、家庭、文化及社会背景的合作者和护理对象，必须具有社会学、心理学知识和人际沟通技巧方面的能力，才能更好地开展工作。

2. 综合护理能力　社区护士在工作中面对的是社区所有居民，包括各种患者、亚健康人群和健康人群，必须具备各专科护理及中西医结合的护理技能，才能满足社区人群的需求。

3. 独立判断、解决问题能力　社区护士在实际工作中常需要独立地进行各种护理操作、运用护理程序、开展健康教育、进行家庭访视、进行咨询或指导工作。无论在社区卫生服务机构还是在患者家里，护理条件及设备与医疗机构均有差距，这就要求社区护士应具有较高的解决问题的能力和应变能力。

4. 预见能力　预见能力主要应用于预防性的服务，而预防性服务是社区护士的主要工作之一。社区护士有责任向社区居民提供预防性指导和服务，在问题发生之前，就要找出可能导致问题发生的潜在因素，从而提前采取措施，避免或减少问题的发生。

5. 组织、管理能力　社区护士在向社区居民提供社区护理服务的同时，要调动社区的一切积极因素，充分利用社区的各种资源组织开展各种形式的健康促进活动，需要社区护士具有一定的组织、管理能力。

6. 科研能力　社区护士应不断充实理论知识，提高业务水平，具备科研的基本知识，能独立或与他人共同进行社区护理科研活动。在社区护理实践中，社区护士应善于总结经验并提出新的观点，推动我国社区护理事业的发展。

7. 自我防护能力　主要包括两个方面的能力，即法律的自我防护及人身的自我防护。社区护士在非医疗场所提供有风险的医疗护理服务时（如在患者家中进行静脉输液），应加强法律意识，完整记录患者病情，并在提供医疗护理服务前与患者或家属签订有关协议书，以作为法律依据；另一方面，社区护士在非医疗机构场所提供护理服务时，应避免携带贵重物品，并注意自身安全的防护。

社区护士的能力将直接影响社区护理的质量。只有加强社区护士的能力培养，提供社区护理队伍的整体素质，才能保证社区护理工作的质量，才能保证我国社区护理事业健康蓬勃地发展。

直通护考

单项选择题

1. 下列有关社区护理特点的叙述，不正确的是（　　）。

A. 以健康为中心　　B. 以社区人群为服务对象

C. 开展社区护理急、重症患者服务　　D. 具有高度的自主性和独立性

E. 与多部门合作提供综合服务

2. 不属于社区护理工作范围的是(　　)。

A. 为糖尿病并发双目失明的老年人提供家庭护理

B. 缝合坠楼儿童断裂的股动脉

C. 对高血压患者进行家庭访视

D. 宣传老年人的自我保健方法

E. 教会上肢残障人生活自理的方法

3. 作为一名合格的社区护士应具备的核心能力不包括(　　)。

A. 人际交往能力　　B. 综合护理能力　　C. 独立处方能力

D. 自我防护能力　　E. 预见能力

4. 社区护士承担的角色不包括(　　)。

A. 照顾者　　B. 管理者　　C. 领导者　　D. 协调者　　E. 咨询者

(王晓卫)

任务三　认识家庭

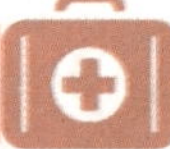

情景描述

某家庭为三口之家，陈先生是某公司的计算机软件工程师，工作压力大，经常加班；妻子是某单位的办公室主任，工作也比较忙；儿子 8 岁，上小学三年级。问题：

1. 什么是家庭？家庭的类型有哪些？

2. 家庭具有哪些结构和功能？

3. 根据杜瓦尔的家庭生活周期理论，该家庭处于哪一个阶段，所面临的重要任务是什么？

一、家庭的概念与类型

(一) 家庭的概念

传统意义上的家庭(family)是以婚姻和血缘关系为纽带的社会生活组织形式，是构成社区的基本单位。一般学者认为：家庭是两人或两人以上，因婚姻、血缘或收养关系而组成的一种团体，是社会团体中最小的基本单位。现今社会学家认为：家庭是一种初级的社会文化系统，其成员之间在情感及身体上有共同的承诺，且彼此享用共同的时间、空间与金钱等资源。

从护理学观点来看，家庭是个开放、发展的社会系统。

学习要点

家庭的概念与类型

随着社会的发展，家庭的概念也在发生改变。现代意义上的家庭是一种重要的关系，是由一个或多个有密切血缘、婚姻、收养或朋友关系的个体所组成的团体，是家庭成员共同生活、彼此依赖的处所。由此可见，现代家庭定义除了强调婚姻关系和法定的收养关系外，也承认多个朋友组成的具有家庭功能的家庭。

（二）家庭的类型

一般从家庭的人口结构来分，家庭的类型有以下几种。

1. 核心家庭 指由父母及未婚子女组成的家庭，也包括无子女夫妇和养父母及养子女组成的家庭。现代社会中，核心家庭逐渐成为主要类型。核心家庭的特点是：规模小、人数少、结构简单、关系单纯、比较稳定，家庭内部只有一个权力和活动中心，便于作出决定，也便于迁移，对亲属关系的依赖性较少；与现代工业化、城市化社会相适应；同时可利用的家庭资源也少。

2. 扩展家庭 由两对或两对以上的夫妇及其未婚子女组成的家庭，即由核心家庭及夫妇单、双方的父母或亲属共同构成的家庭，这样的家庭又可分为主干家庭与联合家庭。①主干家庭：由一对已婚子女及其父母、未婚子女或未婚兄弟姐妹构成的家庭。主干家庭往往有一个权力和活动中心，还有一个次中心存在。②联合家庭：又称复式家庭，由至少两对或两对以上同代夫妇及其未婚子女组成的家庭，包括年长的父母和几对已婚子女及孙子女构成的家庭（几世同堂）。这类家庭同时存在一个权力和活动中心及几个次中心，或几个权力和活动中心并存。其结构相对松散且不稳定，难以作出一致的决定。扩展家庭的特点是：人口多，关系比较复杂，问题也多，不太容易相处，不如核心家庭稳定，家庭功能受多重相互关系的影响；但家庭内外资源多，当家庭遇到危机时，有利于提高适应度，克服危机。

3. 其他类型的家庭 如单亲家庭、同居家庭、重组家庭、断代家庭、同性恋家庭等。这些家庭，虽然不具备传统的家庭形式，但也表现出家庭的主要特征，执行着类似的功能。

我国多数家庭以婚姻为基础、法律为保障，传统观念较强，家庭关系比较稳定。但是，随着经济与社会的发展，家庭结构也在发生变化。由于人口流动性增加、离婚率增高、未婚生育、晚婚、人类预期寿命延长和丧偶等，单身家庭与单亲家庭呈现增多趋势。

二、家庭的结构和功能

（一）家庭的结构

家庭结构指家庭的组成及成员之间的互动特征及相互关系，包括内在结构和外在结构。家庭内在结构是指家庭成员间的互动行为，包括家庭角色、权力结构、沟通类型与家庭价值观四个要素；家庭外在结构是指家庭人口结构，即家庭的类型。

学习要点

家庭的外在结构

1. 家庭角色 家庭角色是指家庭成员在家庭中所占有的特定地位与身份，代表着其在家庭中所应执行的职能，反映其在家庭的相对位置和与其他成员的相互关系。如在家庭中，“妻子和母亲”的传统角色被认为是富于感情的形象，她的职责是主内，包括生育、抚养子女、照顾老人、做家务、体贴丈夫，为儿童提供“女性”行为的范例等。而“丈夫和父亲”的传统角色被认为是一家之主和顶梁柱的主外职责，包括养家糊口、负责作出重要的决定、作为“男性”行为的范例等。“儿童”的角色一直被认为是被动的，包括孝敬长辈、服从决定、完成学业、帮助家长、实现父母的愿望等。

上述的各种家庭角色随着社会的发展正在发生着变化，如以前被认为是父亲或母亲各自的角色行为，现在正由许多家庭的父母共同承担，包括分担家务、母亲外出工作养家等。儿童角色也变得更积极主动，力求在家中找到自己更民主的位置，以利于健康成长与个性发展。

家庭角色要实现角色期待，完成相应的角色行为，需要学习，称为角色学习。它包括学习角色的义务和权利，学习角色的态度与情感。角色学习是社会学习的主要内容之一，符合社会学习的机制与规律。角色学习是一种综合性的学习，在相互作用着的人与人之间的社会关系中进行的，通常是在与互补角色的交往中进行的，如丈夫和妻子。角色学习是无止境的，需要不断适应角色的转变。家庭角色功能的优劣是影响家庭功能的重要因素之一，进行家庭评估时应考虑到家庭角色的问题，例如身兼儿子和丈夫角色的男人会左右为难。

2. 权力结构 权力指家庭成员影响、控制、改变其他成员现有和潜在的能力，包括影响、支配、决策三个方面。家庭权力结构影响家庭在经济、社会交往、孩子抚养等方面的决策。可分为传统权威型、情况权威型、分享权威型、情感权威型四种。

(1) 传统权威型：权威来自家庭所在的社会文化传统。如男性主导社会，父亲是一家之主，家庭成员均以父亲为权威人物，而不考虑其社会地位、职业等。

(2) 情况权威型：家庭权力会因家庭情况的变化而产生权力转移，即家庭中谁负责供养家庭、主宰家庭经济大权，其权力便最大。如丈夫失业由妻子赚钱，权力自然由丈夫转移到妻子。负责供养家庭、掌握经济大权的人常常是这种家庭类型的权威人物。妻子或子女若能处在这种位置上，也会成为家庭的决策者。

(3) 分享权威型：家庭成员分享权威，共同商量作出决定。这类家庭又称“民主家庭”，这是现代社会所推崇的类型。

(4) 情感权威型：家庭成员的情感倾向，如有积极情感倾向的成员会促进家庭和谐，获得尊重，从而增强幸福感。但是，当成员的内心感受与需要表现的情绪不一致时，就容易产生情绪失调，甚至威胁到家庭的和谐。

家庭权力结构并非固定不变，家庭中可以有多种权力结构并存，它有时会随着家庭生活周期阶段的改变、家庭变故等家庭内、外因素的变化而转化为另一种家庭权力结构形式。家庭权力结构是社区护士进行家庭评估继而采取家庭干预措施的重要参考资料，必须确定家庭中的决策者，与之协商，才能有效地提供建议，实施干预。

3. 沟通类型 沟通是家庭成员间相互交换意见、情感、思想的过程，是维持家庭系统稳定的必要手段，包括有效沟通和无效沟通。有效沟通的特点，是沟通清楚、表里一致、坦诚、开放，允许每个人表达自己的观点和感想，这样的沟通，有助于解决家庭问题，有利于家庭成员之间建立亲密的联系，增加家庭的向心力。无效沟通，表现为以自我为中心、不为别人着想、封闭式交流、强求一致、含蓄等，无效沟通不利于家庭问题的解决，也不利于家庭成员的发展。

4. 家庭价值观 家庭成员在共同文化背景下，容易形成的意识或潜意识对事物所持的思想、态度和信念。家庭价值观，是家庭判断是非的标准，也影响家庭对健康问题或其他压力源所采取的应对方式。如家庭重视健康，在日常生活中就会采取预防保健措施，而不是只在出现急性问题后再寻找健康服务。

（二）家庭的功能

家庭的功能指家庭对人类的功用和效能，或者是家庭对人类生存和社会发展所起的作用。

家庭的功能包括以下几方面。

1. 情感功能　情感是形成和维持家庭的重要基础，是指家庭成员以血缘和情感为纽带，通过彼此相互理解、关爱和支持，满足爱与被爱的需要。情感功能是形成和维持家庭的重要基础，是家庭的基本功能之一。家庭成员的个性心理形成和发展，归属感的建立，爱的培植和表现，安全感等都离不开家庭。夫妻之间、父母与子女之间、兄弟姐妹之间通过相互理解和交流内心感受，形成感情基础；通过相互关心和支持，彼此交换喜悦和忧愁，可消融生活所带来的苦恼和挫折；通过共同的娱乐活动，可调节心身，恢复体力，使人身心舒畅，精神振奋。

2. 生育功能　家庭是生育子女、繁衍后代的基本单位。通过家庭的生育子女，人类种族和社会才能延续和生存。同时满足了对性的需要，有调节和控制性行为的功能。

3. 社会化功能　社会化指个体通过社会交往和学习社会角色而产生改变和发展的过程，家庭有培养其年幼成员走向社会的责任与义务，为其提供适应社会的教育，帮助其适应社会；帮助年幼成员学习语言、知识、社会规范，使其具有正确的人生观、价值观和健康观。家庭是孩子最初社会化的场所，是家庭把孩子从单纯的生物体变成一个社会的人。孩子从亲近的人中学会语言、社会规范、承担社会角色。家庭向孩子灌输道德观和自我约束的观念，孩子在家庭影响下形成有关健康的概念、态度、行为，如母亲通常培养孩子养成卫生行为以及自我照顾的技巧等。

4. 经济功能　家庭是一个自给自足的自然经济单元，也是社会最基本的消费单位，家庭为其成员提供和分配物质资源，维系家庭生活需要的经济资源，以满足家庭成员的衣、食、住、行、教育、医疗、娱乐等方面的需要。

5. 抚养和赡养功能　抚养指父母对未成年子女的供养，以及夫妻之间的相互供养和帮助，体现了上一代人对下一代人及同辈人应尽的家庭责任和义务。赡养是指子女对家庭中长辈的供养和照顾，体现了下一代人对上一代人应尽的家庭责任和义务。

6. 卫生保健功能　指保护家庭成员的健康的功能，特别是为年幼、年老、体弱、有病或残疾的个体成员提供医疗、照顾和支持。主要职责包括：提供最基本的物质保障；保持有利于生理和心理健康的居住环境；提供保持家庭成员卫生的资源；促进健康和健康教育；做出健康和疾病的初步判断；寻求卫生服务；家庭急救和用药监督；康复照顾等。

知识链接

健康家庭的特征

1. 有良好的交流氛围　家庭成员间能彼此分享感觉、理想，能使用语言和非语言的交流方式促进相互间的了解，并能化解冲突。

2. 能增进家庭成员的发展　家庭给各成员有足够的自由空间和情感支持，使成员有成长的机会。各成员能够随着家庭的改变调整角色和任务的分配。

3. 能积极地面对矛盾和解决问题　家庭成员对家庭负责任，并能积极解决问题，遇有家庭解决不了的问题，不回避矛盾，并能寻求外界资源帮助。

4. 有健康的居住环境和生活方式　能认识到家庭的安全、营养、运动、娱乐等对每位成员的重要性，并能合理安排。

5. 与社区保持联系　家庭不脱离社会，充分利用社区网络和社区资源满足家庭成员的需要。

三、家庭生活周期及其发展任务

家庭也像个体一样，有其发生、发展和结束的过程。家庭生活周期指家庭产生和发展的整个过程。以核心家庭为代表，从最初家庭的建立，到最后家庭的终结，目前健康领域多用美国Duvall的家庭生活周期理论(表1-2)，将家庭生活周期分为八个阶段，每个阶段的家庭都有其特定的角色和责任，需要家庭妥善处理，否则可能会成为家庭发展中的危机，而影响家庭成员的健康。

表1-2　Duvall的家庭生活周期理论

阶段	平均长度/年	定　义	重要发展任务
新婚	2(最短)	男女结合	双方适应与沟通、性生活协调与计划生育
第一个孩子出生	2.5	最大孩子介于0～30个月	父母角色的适应，存在经济和照顾孩子的压力
有学龄前儿童	3.5	最大孩子介于30个月至6岁	儿童的身心发展，孩子与父母部分分离(上幼儿园)
有学龄儿童	7	最大孩子介于6～13岁	儿童的身心发展，上学问题，使孩子适应上学，逐步社会化
有青少年	7	最大孩子介于13～20岁	青少年的教育与沟通，青少年与异性交往，青少年性教育
孩子离家创业	8	最大孩子离家至最小孩子离家	父母与孩子关系改为成人关系，父母逐渐有孤独感
空巢期	15	所有孩子离家至家长退休	恢复夫妇二人世界，重新适应婚姻关系，感到孤独，开始计划退休后生活
退休	10～15	退休至死亡	经济及生活的依赖性高，面临各种老年疾病及死亡的打击

> **学习要点**
> Duvall的家庭生活周期理论

Duvall认为，就像人的生命那样，家庭也有其生命周期和不同发展阶段上的各种任务。而家庭作为一个单位要继续生存，需要满足不同阶段的需求，包括：①生理需求；②文化规范；③人的愿望和价值观。家庭的发展任务要成功地满足人类成长的需要，否则将对健康带来不利的影响。社区护士应了解家庭的发展阶段，判断正常和异常的家庭发展状态，预测和识别在特定阶段可能出现或已出现的问题，及时提供健康教育或健康咨询，预防家庭危机的产生。

四、家庭与健康的关系

(一) 家庭对成员健康的影响

家庭是家庭成员健康与疾病发生、发展的最重要背景。家庭对成员健康的影响主要可概括为以下五个方面。

1. 遗传的影响 每个人都是其父母基因型与环境相互作用的产物，有些疾病就是受到家庭遗传因素和母亲孕期各种因素的影响而产生的。如先天性心脏病、精神分裂症、血友病、红绿色盲等；还有一些疾病具有明显的遗传倾向，如高血压病、冠心病等。

2. 对生长发育的影响 家庭是孩子生理、心理和社会性成熟的必要条件，大量的研究和证据表明，家庭病态和孩子的躯体、行为方面的疾病有着密切的关系。如生活在父母经常打架、父亲经常虐待母亲的家庭中的孩子，易形成攻击性人格；离婚家庭的子女，容易出现心理问题和人格缺陷；长期丧失父母照顾，与自杀、抑郁和社会病态人格三种精神障碍有关。

3. 对疾病传播的影响 疾病在家庭中的传播多见于感染和神经官能症。研究表明，链球菌感染与急、慢性家庭压力有关。病毒感染在家庭中有很强的传播性。传染性疾病如肺结核、病毒性肝炎、肠道寄生虫病、性病等，容易在家庭内造成传播；神经质母亲的孩子，也处于患类似神经性疾病的危险之中。此外，患精神性疾病母亲的孩子更可能出现精神疾病。

4. 对发病和死亡的影响 研究表明，在很多疾病发生前都伴有生活压力事件的增多。如丧偶后 1 年内，寡妇或鳏夫的疾病死亡率明显提高，年轻鳏夫高血压性心脏病的发生率比对照的结婚组高 10 倍。家庭因素不仅影响发病和死亡，还影响到患者及家庭对医疗服务的使用程度。此外，在家庭压力增加时，对医疗服务的使用程度也增加。

5. 对康复的影响 家庭的支持对各种疾病尤其是慢性病和残疾的治疗和康复有很大的影响。研究发现，糖尿病控制不良与家庭关系和谐与否有关。研究发现，在功能良好的家庭中，患者的预后也好；糖尿病患者的饮食控制中，家人的配合与监督是重要的因素；家人的漠不关心可导致严重的糖尿病失控和孩子患抑郁症；脑中风瘫痪患者的预后更与家庭的支持系统密切相关。

（二）常见家庭问题及特点

1. 家庭危机事件 一类危机是来自家庭外部，意外事件引发的一般是无法预料的，如自然灾害、交通事故等造成的死亡、住所被毁、破产等。另一类危机事件的发生具有可预见性，如结婚、生子、丧偶、退休、青少年的不良行为等。

2. 贫困 贫穷和生活在一种资源贫乏或不良的环境里，持续面对多种、长期的压力源，包括就业困难、不安全的住房状况，经常处于暴力和犯罪活动中等。贫穷本身也可以带来一系列的健康问题，包括传染性疾病增加，预防保健不足等致慢性疾病和非自然死亡（如新生儿死亡、意外死亡）增加。与孩子有关的问题如生长发育延迟、孩子抑郁和焦虑、受照顾不周等。

3. 家庭内部动力失衡 主要包括：家庭完成发展阶段任务有困难或不能完成；家庭交流不清楚、不诚实和不直接；出现角色冲突、角色紧张；家庭缺乏社会支持系统等。

4. 家庭暴力 在家庭内部发生的暴力及虐待事件。随着社会的发展和变化，家庭暴力正呈缓慢上升的趋势。家庭暴力一般多发生在家中，受害者多为儿童、妇女和老年人。具有较强的隐蔽性，所以一般除当事人之外，暴力的发生常不会为外人所知。家庭暴力容易破坏家庭的完整性，影响家庭成员的身心健康，甚至使整个家庭陷入危机或解体。

直通护考

一、单项选择题

1. 构成家庭内在结构的基本要素不包括（　　）。

A. 角色分配　　B. 义务和责任　　C. 家庭价值系统
D. 权利　　E. 沟通

2. 各家庭类型的特点中错误的说法是(　　)。
A. 夫妻制的3人核心家庭易出现育婴经验不足
B. 一方抚养孩子的家庭易出现家庭健康问题
C. 目前我国家庭的发展逐步趋向于核心家庭
D. 核心家庭与年迈父母家庭相处时易出现矛盾,影响家庭关系的融洽
E. 单亲家庭易出现家庭健康问题

3. 患者,女性,45岁,只有一女儿,女儿未婚,目前与女儿生活在一起,此家庭的类型是(　　)。
A. 核心家庭　B. 联合家庭　C. 直系家庭　D. 旁系家庭　E. 单亲家庭

4. 李某,男,与张凤结婚,婚后家庭一直由李某负责供养,并主宰家庭经济大权,两年后,李某因公司破产而失业,张凤不得不出门开始赚钱养家,此家庭的权力结构属于(　　)。
A. 传统权威型　　B. 分享权威型　　C. 情况权威型
D. 情感权威型　　E. 以上都不是

二、思考题

李师傅,男性,68岁,司机,糖尿病病史13年,通过口服药物控制血糖。基本不愿意走路,喜欢以车代步。近日社区护士家庭访视时,发现其空腹血糖为8.5 mmol/L,指导患者及家属每天需增加运动量和改变饮食习惯时,患者及家属认为糖尿病吃降糖药就可以了,不需多运动。请问:

(1) 该家庭存在的问题有哪些?

(2) 社区护士如何对该家庭进行有关指导?

(由淑萍)

项目二　社区护理的主要工作方法与技术

学习目标

1. 描述社区护理程序的五个步骤，简述社区护理评估的内容和收集资料的方法。
2. 能结合社区实际提出社区护理诊断、制定社区护理计划，说出评价的方法。
3. 说出家庭访视的类型、对象、过程和安全管理。
4. 简述护理程序在家庭护理中的应用；对居家护理有初步的认识。
5. 说出社区居民健康档案的类型和内容，简述建档与管理流程。
6. 说出社区健康教育的内容及方法，结合实际应用社区健康教育程序。
7. 简述社区常用流行病学研究方法及在社区护理中的应用。
8. 描述疾病的分布和流行强度，学会运用常用的统计指标及计算。

任务一　社区护理程序

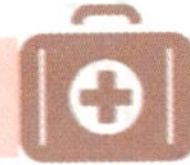

情景描述

杨大妈，62岁，高血压病史10年，一直服用硝苯地平控制血压，一星期以来头痛、头晕、视力模糊，自行将服用硝苯地平的次数增加，仍不见好转，来社区卫生服务中心就诊。杨大妈平日喜欢高盐高脂饮食，不爱运动，喜欢看电视、打麻将。老伴王先生，身体健康。两位老人初中文化，对高血压认识不足，认为可以通过调整用药次数控制血压。此次杨大妈病情加重，希望得到社区医护人员的帮助。问题：

1. 杨大妈存在哪些护理问题？
2. 如何运用社区护理程序对杨大妈开展护理服务？

社区护理是以社区人群健康为中心的护理活动，护理程序为社区护士收集、整理和应用相关的社区资料提供行之有效的理论框架支撑，包括社区护理评估、社区护理诊断、社区护理计划、社区护理计划的实施和社区护理评价五个步骤。

一、社区护理评估

社区护理评估(community nursing assessment)是社区护理程序的第一步，主要收集、记录并核实社区健康状况相关的资料，对资料进行整理和分析以评估社区的健康需求。社区护理评估的目的是发现社区健康问题，找出导致健康问题的相关因素，为社区护理诊断和计划提供依据。

(一) 社区护理评估内容

学习要点

社区护理评估的内容和方法

通过社区护理评估了解社区人群存在的健康问题及其相关因素、社区居民的健康信念、社区居民的卫生知识、社区卫生资源的利用情况等。社区护理评估内容包括社区地理环境、社区人群和社会系统三个方面资料。

1. 社区地理环境 应了解地理环境特征对居民生活、健康状况所产生的影响，社区居民对环境中健康危险因素的认识程度，是否已采取了相应的措施并能充分利用社区资源。在进行地理环境评估时，不仅要收集与地理环境特征相关的资料，还应收集与之相关的社区活动资料。

(1) 社区基本情况：社区的名称、所在的地理位置、社区界限、社区面积、与整体大环境的关系等，是社区护理人员了解社区应掌握的最基本资料。

(2) 自然环境：评估时应注意社区有无特殊的自然环境，如是否有河流、山川，这些自然环境是否会引起洪水、泥石流，对健康或生命有无威胁，社区居民能否很好地利用这些自然资源。

(3) 人为环境：评估社区居民的居住条件、周边绿化及垃圾处理情况，工业污水与废气排放对社区自然环境的影响，加油站、加气站、化工厂对社区的安全隐患等情况。

(4) 气候：评估社区的常年气候变化特征，社区居民有无应对气候骤然变化的能力，气候的变化是否影响到社区居民的健康，特别是对社区重点服务人群的影响。

(5) 动植物分布情况：评估社区有无有毒、有害的动植物，有无外来物种，宠物有无接种疫苗，社区绿化的情况以及动植物对自然环境及社区居民健康的影响。

2. 社区人群 社区的核心是人，通过对社区不同人群的评估，了解不同人群的健康需求，为确定社区护理诊断、制定社区护理计划奠定基础。

(1) 人口构成：评估社区人口的性别、年龄、婚姻状况、职业、文化程度、籍贯等基本特征。人口分布的构成与社区卫生服务保健的需求密切相关。

(2) 人口流动情况：伴随着城市化进程的加快，社区人口在短期内出现大量增加或流失，人口数量的变化会影响社区卫生服务的需求。因此，在对社区评估时，应注意社区人口的变迁情况。

(3) 健康状况：评估社区居民的主要死因、死亡率(如孕产妇死亡率、新生儿及婴幼儿死亡率等)、死亡年龄、出生率、传染性疾病患病率、慢性病患病率、疾病谱、疾病的地理分布、时间分布、高危人群数等情况。

(4) 健康行为：健康行为是指居民采取的有益于个体与群体健康的各种行为，包括基本健康保健行为、定期体检、戒除不良嗜好的行为、意外事故的自救与互救行为等。评估社区吸烟率、饮酒率、卫生服务利用率等情况。

3. 社会系统　完善的社区应具备卫生保健、经济、交通与安全、通讯、宗教、社会服务及福利、娱乐、教育、政治共九大社会系统。要注意评估各系统是否健全、功能是否正常、能否满足居民的健康需求。

（1）卫生保健系统：九大社会系统中，对卫生保健系统的评估是最重要的。需要评估社区内提供健康服务的机构种类、服务功能、地理位置、服务范畴、服务时间、卫生经费来源、收费情况、医务人员技术水平、就诊人员特征等，以及社区卫生服务资源利用率及居民的接受度和满意度。

（2）经济系统：社区的经济状况决定投入到社区卫生服务保健事业中的经费数量，社区居民的经济水平影响他们的健康行为和健康需求。应根据社区的实际经济状况开发适合居民的社区卫生服务项目与种类。

（3）交通与安全系统：了解社区居民生活中的交通便利情况，评估去医疗保健机构是否方便，有无道路标识不清、交通混乱、人车混杂的情况。评估社区的治安现况、居民的安全感、社区内的消防设备，社区是否为残障人员创造了无障碍通道等。

（4）通讯系统：评估社区的通讯功能是否完善，了解社区居民平常获取健康知识的途径，是否影响社区大部分居民获取健康相关知识等，为将来制定社区护理计划时选择合适的沟通途径提供依据。

（5）社会服务及福利系统：社会服务机构让居民生活便利。应评估这些机构的分布和利用情况，还要了解政府所提供的福利政策及申请条件，福利政策的覆盖率及民众的接受程度、满意度等。

（6）娱乐系统：社区的娱乐和休闲活动可以提高居民的生活质量。评估娱乐设施的类型、数量、分布、利用度、居民的满意度等，有无居民健身活动场所、公园、儿童活动场所及这些场所的管理机构、对大众的开放程度、收取费用等。还应评估社区中有无对健康有潜在威胁的娱乐场所及其对社区居民生活的影响。

（7）教育系统：评估社区居民的教育程度，包括文盲、小学、中学、大学人员占社区人口比例；社区中的正式与非正式教育机构，教育机构的类型、数量、分布、师资、教育经费投入、健康保健系统及利用情况，居民的接受度和满意度；适龄人口上学率，社区内学龄儿童是否都能完成义务教育。

（8）政治系统：政府对民众健康保健的态度和支持关系到社区护理计划的执行情况。评估社区人群健康保健的相关政策、政府职员对大众健康的关心程度以及用于卫生服务的经费投入等，了解社区的主要管理机构的分布情况、工作时间和社区中各领导人的联系方式，以便在实施计划时能够得到他们的帮助和支持。

（9）宗教系统：宗教信仰可影响到社区居民的生活方式、价值观和健康保健行为。社区护士评估社区中的宗教组织、宗教类型、信徒人数、领导人、活动场地，以及对居民健康的影响等情况。

为提高社区护理评估的效果和效率，社区护理人员在评估前可根据实际情况和社区的具体需求将以上建议评估的内容加以取舍，制定评估简表（表 2-1），评估时对照简表上列出的内容，以免遗漏重要信息。

表 2-1　社区护理评估简表

评估项目	条　目	资料内容	资料描述
地理环境	基本情况	社区名称、地理位置、社区界限、社区面积等	
	自然环境	特殊环境，是否会引起洪水、泥石流等	
	人为环境	居住条件，垃圾处理、工业污水与废气影响	
	气候	气候温度、湿度变化，应对能力	
	动植物分布	社区绿化、特殊动植物，对居民健康影响	
社区人口	人口构成	年龄、婚姻状况、职业、文化程度、籍贯等	
	人口流动	社区人群在短期内出现大量增加或流失	
	健康状况	死亡率、出生率、慢性病患病率、疾病谱	
	健康行为	吸烟率、饮酒率、卫生服务利用率，健康行为	
社会系统	卫生保健	服务机构数量、发布情况、服务质量	
	经济系统	社区居民的经济水平、就业状况	
	交通与安全	交通便利情况、无障碍通道，消防设备	
	通讯系统	获取健康知识的途径	
	服务及福利	服务分布、利用率与福利覆盖及接受度	
	娱乐系统	娱乐场所分布，有无潜在威胁，对居民影响	
	教育系统	教育机构类型、数量、分布、师资、利用情况	
	政治系统	健康相关政策、卫生服务的经费投入	
	宗教系统	宗教类型、信徒人数、活动场地，对居民影响	

（二）社区护理评估方法

社区护理评估内容包括主观资料和客观资料，社区护士应充分利用个人感官、运用各种方法收集资料，根据评估目的、对象的不同选择不同的评估方法。

1. 查阅文献法　通过国家或地方卫生统计报告及相关调查判断社区整体状况。了解社区组织机构种类、数量、居委会数量、社区人群特征、人口变迁、健康统计资料、疾病统计资料、社区活动安排及居民参与等情况。

2. 实地考察法　实地考察法又称周游社区调查法，也称挡风玻璃调查法（windshield survey），是指社区护士通过主观的观察，积极收集社区资料（如社区人群特征、住宅结构、活动场所、服务机构的种类及位置、垃圾的处理情况等），获得社区自然环境、人为环境、经济发展等情况。社区护士要进行两次及两次以上的社区实地考察，并综合上述的考察结果。

3. 重点人物访谈法　社区护士通过访谈社区中重点人物了解社区的发展过程、社区主要健康问题及需求等。社区中的重点人物一般是居住时间较长、非常了解社区的人，可以是社区的居民、社区工作的人员或社区在职管理人员。

4. 调查法　调查法包括信访法和访谈法。信访法是问卷以信件形式通过邮政系统邮寄给被调查者或以电子版形式通过邮箱发送给被调查者，由他们自己填写后寄回或发送回邮箱，具有调查范围广泛、高效、经济等优点，但主要缺点是回收率较低、要求被调查者需具有一定的文化水平以自行完成问卷填写。访谈法是指经过培训的调查员对调查对象的访谈收集资料，其优点是回收率高、灵活性强、可以询问比较复杂的问题；缺点是费时、费力、费钱，需要培训调查员，且存在调查员的偏倚。访谈法的优点多于信访法，在样本较大、调查对象比较集中时多采用访谈法。

5. 参与式观察法　社区护士直接参与到社区活动中，有意识地观察了解居民的健康状况、生活习惯等。此种方法获得的资料较为真实、可靠。

6. 社区讨论会　由社区护士召集社区居民以讨论会的形式，了解居民对社区健康问题的态度和看法，是获取社区健康问题与健康需求的主要路径。每10～15人为一组进行讨论，时间一般为1～2 h，由专人记录。

（三）资料分析

资料收集后的整理与分析是社区护理评估的重要环节。社区护士在分析过程中进一步确认需要补充的资料，并且根据分析的结果发现社区护理需要。资料的完整、全面、有预见性是准确做出社区护理诊断的关键。

1. 资料归类　资料整理采用文字描述法、表格法、图形法等形式。分类方式较多，如按社区地理环境、社区人群和社会系统进行资料的分类；还可以从人的生物、环境、生活形态与卫生保健系统四个方面分类；或者按照马斯洛（Maslow）的基本需要层次论分类。

2. 资料分析　分析资料是对已归类整理出来的资料和数据进行解释、确认和比较，分析社区存在或潜在的健康问题以及影响因素，为了确定社区健康诊断奠定基础的过程。分析资料时应遵循以下原则。

（1）去伪存真，去粗取精：在收集的资料中可能存在影响资料的准确性和完整性的混杂因素，需要通过分析消除混杂因素，找出问题本质。

（2）原始数据资料经过统计学处理、文字资料进行含义的解释与分析：资料分为定量资料和定性资料。对定性资料（如发病和死亡等指标）常按年龄、性别及其他有关的变量分组后进行分析，计算标化率，并与相类似的地区进行比较。对定量资料，按内容进行分类，依照问题提出的频率确定问题的严重程度。

（3）进行不同区域的横向比较和同一地区的纵向比较：当疾病的分布有地域性时，需要对该地区居民所具有的特征或该地区的生物、化学、物理、社会环境进行进一步的分析和解释，并与其他地区进行横向比较。同时，注重同一社区的纵向比较以了解社区的历史、社区的发展以及不足并进行原因分析。

（4）立足于社区整体与健康护理：确定的问题和诊断应是社区整体的健康问题，以社区环境和人群健康问题为主，而不仅仅是局限于个人或家庭的健康问题。

3. 评估报告　向社区组织及居民等报告评估结果，寻求反馈，完成社区护理评估报告。

二、社区护理诊断

社区护理诊断（community nursing diagnosis）是对社区现有或潜在的健康问题的判断，以及与其相关原因的陈述。社区护理诊断的特点是把重点放在社区整体的健康上，它反映社区整体的健康需求。北美国际护理诊断协会（NANDA-I）公布的护理诊断名称多以人患病时的问题为主，面对社会和人群的护理诊断则较少；从社区角度来看，现规定的护理诊断名称缺乏社会性、经济性和环境的问题。

（一）确定社区护理诊断

对社区中个人及家庭的护理诊断可参考NANDA公布的护理诊断名称，根据具体情况提出有针对性的社区护理诊断，可从以下几方面考虑：公共设施方面，死亡率、发病率和传染病发生率，身体和情感上的危险问题、健康需要方面、社区功能方面、环境危险方面。社区护理诊断应反映社区目前的健康状况，与社区健康需要有关的各种因素均应考虑在内，每个诊断合乎逻辑且确切，诊断必须以现在取得的各项资料为根据。

学习要点

社区护理诊断的陈述方式和确定优先顺序

1. 得出结论 对资料的分析得出积极或消极的结论。对具体健康问题的评估的结论应该是以下结论之一：①此时没有明显健康问题，不需提供促进健康的活动；②此时虽没有明显的健康问题，但需要提供促进健康的活动；③现有的、潜在的或可能存在的健康问题。

2. 核实 对相关资料进行分析，核实上述结论的有关因素。

3. 社区护理诊断的陈述方式 可采用PES公式，即健康问题(problem，P)、原因(etiology，E)、症状体征或有关特征(sign & symptoms，define characteristics，S)。如小学生食品营养知识缺乏(P)，与学校未能提供食品营养的信息/家长对食品营养教育不够重视有关(E)，该学校学生的营养测试成绩不理想(S)。

(二) 确定社区护理诊断的优先顺序

当社区护理诊断超出一个时，需要判断哪个问题最重要、最需要优先予以处理。排序遵循的原则通常采用默克(Muecke，1984年)提出的排序标准和步骤来决定优先顺序。

1. 标准

(1) 社区居民对问题的了解程度。

(2) 社区解决问题的能力。

(3) 问题的严重程度。

(4) 社区中可利用的资源。

(5) 预防的效果。

(6) 社区护士解决问题的能力。

(7) 健康政策与目标。

(8) 解决问题的迅速性与持续效果。

每一个标准设立0～2分，0分代表不太重要，不需要优先处理；1分代表有些重要，可以处理；2分代表非常重要，必须优先处理。根据默克的八大标准对每一个社区护理诊断进行评分，总分最高的社区护理诊断就为最需要优先解决的社区健康问题。

2. 步骤

(1) 列出所有的社区护理诊断。

(2) 选择排定优先顺序的标准。

(3) 决定社区护理诊断重要性的比重(社区护理人员调整，比重越高越需要优先处理)。

(4) 评估者自我评估每个社区护理诊断的重要性。

(5) 总和每个社区护理诊断所有评估标准的得分，分数越高代表越需要优先处理。

(三) 奥马哈系统

奥马哈系统(Omaha system)是由美国奥马哈家访护士协会(Visiting Nurse Association of Omaha)在20世纪70年代提出的。奥马哈系统是一种标准化的护理实践分类系统，由护理问题分类系统(problem classification scheme)、护理干预分类系统(intervention scheme)和护理结果评价系统(problem rating scale for outcomes)三个子系统组成。奥马哈系统发展初期主要用于社区护理实践，随着系统的不断完善和成熟，其应用已延伸至临床护理、延续护理、护理教育、护理研究等其他领域，并被澳大利亚、英国、德国、瑞典、西班牙、日本、韩国、中国等多个国家的护理工作者所采用。

1. 护理问题分类系统　护理问题分类系统是对评估对象的健康问题进行全面、非具体、有序的独立分类。Omaha 护理问题分类系统将社区健康问题分为环境、心理社会、生理和健康相关行为 4 个领域(表 2-2)，包括 44 个健康问题。环境领域是指围绕个体、家庭、邻居、社区内在和外在的不健康因素。心理社会领域是指沟通、人际关系、行为、发展相关的问题。生理领域是指维持生命过程中各种身体功能的状态。健康相关行为领域是指与维持和促进健康、早期恢复及最大限度康复的行为。

表 2-2　Omaha 护理问题分类系统

领　域	护理问题分类
环境	收入、卫生、居住、邻居/工作场所、其他
心理社会	心理与社区资源联系、社会接触、角色改变、人际关系、哀伤、精神压力、情绪稳定性、照顾、虐待儿童/成人、忽略儿童/成人、生长与发育、其他
生理	听觉、视觉、说话与语音、咀嚼、认知、疼痛、意识、皮肤、神经、运动、呼吸、循环、消化、排便、生殖泌尿、产前产后、其他
健康相关行为	营养、睡眠与休息形态、身体活动、个人卫生、物质滥用、健康指导、家庭计划、处方用药、特殊护理技术、其他

2. 护理干预分类系统　护理干预分类系统包括健康教育、指导、咨询，治疗和操作规程，个案管理和监督 4 个类别、63 个目标和相关信息(表 2-3)。

(1) 健康教育、指导、咨询：为护理对象提供信息和资料，预测患者问题，鼓励患者自我照顾，做出行为的调整适应，协助个人、家庭或社区做出决策和解决问题。

(2) 治疗和操作规程：为护理对象预防疾病或缓解症状和体征而实施的护理活动。如伤口护理、标本采集、药物治疗、预防、减少或减轻症状和体征等。

(3) 个案管理：采用协调、倡导和转诊等措施，提供方便的卫生服务，代表患者与健康服务提供者进行沟通，帮助个人、家庭和社区合理利用医疗资源。

(4) 监督：对护理对象进行追踪随访、测量评价、分析判断和监测其状况，确认危险因素和症状与体征的改善。

表 2-3　Omaha 护理干预分类系统

项目	内　容
类别	健康教育、指导、咨询，治疗和操作规程，个案管理，监督
	解剖/生理、行为纠正、膀胱功能训练、照顾和为人父母、长期卧床护理、沟通、应对技巧、日间照顾、管教、伤口护理、职业、教育、环境、运动、与他人情感交流、家庭计划、喂养方式、财务、食物、行走训练和康复、生长与发育、家务管理与居住环境、人际关系、检验结果、医疗照顾、药物作用与不良反应、用药管理、协助用药

续表

项目	内容
目标	身体活动、辅助性护理活动、相关法规、营养、营养咨询、造瘘口护理、个人照顾、其他社会资源、体位、康复、放松与呼吸技巧、睡眠与休息、安全、筛选、受伤护理、精神与情绪的症状、体征、皮肤护理、社会福利与咨询、化验标本收集、精神护理、促进身心的活动、压力管理、物质滥用、促进健康、医疗设备、医疗器材、支持团体、交通运送、其他

3. 护理结果评定系统 Omaha 护理结果评定系统是以 5 分记分法测量评定护理对象在护理活动过程中的知识、行为、症状体征三个方面的表现(表 2-4),可以帮助确定社区健康问题的严重程度和优先顺序。

表 2-4 Omaha 护理结果评定系统

概念	含义	1分	2分	3分	4分	5分
知识	护理对象记忆与解释信息能力	完全没有知识	有一点知识	有具体的知识	认知程度适当	认知良好
行为	护理对象表现出的可被观察的反应或行为	完全不适当的行为	有一些适当的行为	不是非常一致的行为	通常是合适的行为	一致并合适的行为
症状体征	护理对象表现出的症状体征	非常严重	严重	一般	很少	没有

(四) Omaha 系统使用的步骤

为了便于护理工作中的实施和管理,Omaha 系统已发展了完整的电子化记录系统,包括七个基本步骤。

(1) 建立个案资料记录。

(2) 以护理问题分类系统作为收集资料及评估指南,输入资料库。

(3) 根据资料做出护理问题。

(4) 以结果评定系统确定优先顺序。

(5) 综合出一份以问题为导向的护理计划,采取护理干预措施分类系统提供的建议,执行护理措施,随时修订护理计划。

(6) 根据护理计划为个案提供护理。

(7) 对护理质量进行评定。

三、社区护理计划

社区护理计划(community nursing planning)是针对社区居民的健康需求,为社区居民提供连续的高质量护理服务。社区护理计划要明确护理目标、确定护理要点、提供评价标准、设计实施方案。社区护理计划是一个合作、有序、循环的程序。

(一) 社区护理目标

> **学习要点**
>
> 社区护理计划中目标的陈述与书写

一个社区护理计划可以有多个护理目标,护理目标分为长期目标和短期目标。

1. 制定社区护理目标的原则　制定社区护理目标应遵循 SMART 原则，即特定的(specific)、可测量的(measurable)、可达到的(attainable)、相关的(relevant)、有时间期限的(timely)。便于护理计划的落实和护理评价的实施。

2. 社区护理目标的陈述与书写　根据社区护理计划的完成时间来确定达到目标的时间，长期目标往往需要两个或两个以上的短期目标来更好地完成。一系列的短期目标不仅可使社区护理人员分清各阶段的工作任务，也可因短期目标的逐步完成来增加服务对象达到长期目标的信心。

(1) 社区护理目标的陈述：社区护理目标一般使用"主语＋谓语＋行为标准＋状语"的形式来陈述。主语是指社区护理对象，谓语是指主语完成的行动，行为标准是指完成行动的条件，时间状语一般是完成社区护理目标的时间。

(2) 社区护理目标的书写要求：①社区护理目标应对应所列出的护理诊断及其相关因素，使用可测量或可观察的词汇；②长期目标与短期目标相结合，一个护理诊断可制定几个护理目标，但是一个护理目标只对应一个护理诊断；③目标陈述中要包括具体的评价日期和时间；④避免使用模棱两可、含糊不清的词语。

(二) 社区护理计划

1. 社区护理实施计划　社区护理实施计划是社区护士帮助护理对象达到预定目标所采取的方法。确定护理对象、护理目标、可利用的资源、干预策略和方法、具体的实施措施等。社区护理实施计划是一种由多方合作、合理利用资源、体现优先顺序的行动方案。社区护理实施计划的步骤包括：

(1) 选择合适护理措施：社区护理人员要与护理对象共同协商选择合适措施，促进护理对象积极参与活动，为自己的健康负责。制定的护理措施可以是一级预防、二级预防和三级预防或综合性的护理措施，达到预防与治疗并重，提高社区群体的健康水平。

(2) 社区护理措施的优先排序：以参照社区护理诊断的排序标准对社区护理措施进行排序，优先排序可以及时实施有效的护理措施，社区健康问题得到尽早的控制。

(3) 确定社区所需资源及其来源：针对每项社区护理措施都要确定实施人员与合作者、需要的器械设备、活动场所、项目经费，分析相关资源的来源渠道与获取途径。

(4) 记录社区护理实施计划：完整记录确定的社区护理诊断、社区护理目标、社区护理具体措施等。

(5) 评价和修订社区护理计划：社区护士与护理对象共同参与社区护理计划的实施，及时发现社区护理问题并修订。

2. 社区护理评价计划

(1) 制定社区护理评价计划的准则：制定社区护理评价计划可参照 4W1H 原则和 RUMBA 准则。①4W1H 是指社区护理计划应明确参与者(who)、参与者的任务(what)、执行时间(when)、地点(where)和执行的方法(how)。②RUMBA 是指真实的(realistic)、可理解的(understandable)、可测量的(measurable)、行为目标(behavioral)、可实现的(achievable)。

(2) 社区护理评价计划的意义：社区护理计划的评价工作是在社区护理计划的实施过程中，社区护士与护理对象共同对参与者、完成时间、实施方法与形式、实施地点、实施范围等评价。制定社区护理评价计划有利于社区护士及时了解社区护理计划实施的情况，尽早发现存在的问题。

(3) 社区护理评价计划的内容：①社区护理达标率的评价计划；②社区护理工作合适度的

评价计划；③资金、物资投入的评价计划；④社区护理工作进度的评价计划；⑤社区护理工作效率的评价计划。

四、社区护理实施

社区护理实施(community nursing implementation)是根据社区护理计划开展护理实践活动。社区护理实施中社区居民不是护理服务的被动接受者而是主动参与者。社区护理实施成功与否与护理人员的决策、领导和沟通能力有较大关系。

(一) 社区护理实施内容

学习要点

社区护理实施的步骤

社区护理实施对象是社区居民，唤起社区居民的健康意识，使其承担自己健康的责任。

(1) 相关政策与环境的支持度。

(2) 充分利用社会相关信息和公共资源。

(3) 增强社区的自助能力与自信心。

(4) 发展社区居民的个人技能。

(5) 在社区开展健康教育与健康促进项目。

(6) 社区中进行疾病预防、健康维护等护理活动，提高社区人群整体健康水平。

(二) 社区护理实施步骤

1. 实施前准备 实施前明确社区护理计划实施的时间、地点、实施者的知识和技能、社区居民的主动参与性、社区组织的支持度等。做好社区护理的项目动员工作，唤醒社区居民健康意识，合理有效地利用社区的各类资源。

2. 社区护理计划实施 了解社区护理实施地点、场所、室温、设备等情况，营造一种安全、舒适的活动氛围。社区护士与合作者、参与者应进行良好的沟通，建立良好的合作关系。与居委会、民政局、疾病控制中心等其他协作部门人员注意分工协作，提供良好的环境，及时做好记录，共同完成护理计划。

3. 社区护理计划实施中的质量控制 质量控制是指利用各种方法和策略保证社区护理计划实施过程中的质量。质量控制是计划实施的动态发展过程表象而不是计划效果的行为效应。质量控制体系包括社区护理计划是否按时间表来执行、实施的内容是否与计划相符以及实施者的知识、技能是否可满足计划实施的需求等。

4. 记录社区护理实施情况 社区护士要及时、真实、准确、详细地记录社区护理实施中各项护理活动、参与者与护理服务对象的反应及新产生的需求等情况。记录格式采用PIO格式，即“问题＋护理措施＋结果”的书写格式。社区护理实施的记录为社区护理评价提供了原始资料，为后续的社区护理工作提供参考依据。

5. 问题的发现与处理 社区护理计划实施过程中，要及时发现和处理出现的各种问题。如实施时间突遇台风来临而使计划被迫中断，可以另外选择适宜的天气时间来完成护理计划。在社区护理实施中对活动要实时进行监测，及时调整，全程督导。

五、社区护理评价

社区护理评价(community nursing evaluation)是护理程序五个步骤中的最后一步，主要评价实施护理活动后的效果，将护理对象的实际状态与护理目标做比较，评定达标的程度。社区护理评价不是护理程序的终止，如果护理目标未达到，则要对其原因分析，并重新进行评估，从而形成护理程序又一新的循环。

学习要点

社区护理评价类型

（一）社区护理评价类型

1. 结构-过程评价　社区应充分利用相关资源，最大限度地满足社区居民的卫生服务需求。结构-过程评价贯穿于社区护理程序的整个过程，在社区护理计划实施前要对护理计划的合理性、可行性及可接受度等进行评价。在社区护理计划实施过程中要实时监测护理计划的执行情况、护理目标的完成情况、社区居民的接受和参与情况等。

2. 结果评价　结果评价是在社区护理计划完成之后，主要对社区护理活动的效果与护理目标完成的一致性进行评价，以及效果与措施间因果联系的评定。结果评价又分为近期结果评价、中期结果评价和远期结果评价三部分。近期结果评价包括护理对象的知识、态度改变情况，一部分生理指标（如体重、血压、血糖、血脂等）控制情况。中期结果评价包括行为和环境的改变情况，如饮食是否合理、是否戒烟、是否控制饮酒等。远期结果评价也称之为结局评价，包括护理对象的疾病及其危险因素的变化情况、效益评价和成本-效果分析等。

（二）社区护理评价方法

1. 医疗文书评价法　社区护士充分利用社区居民健康档案、个人门诊病历、相关的辅助检查、护理记录文书等，按年度时间对社区居民的传染病与慢性病的患病率、发病率、死亡原因、死亡率等情况进行评价。

2. 统计指标评价法　利用医学统计学方法对医疗护理文书、问卷调查结果、行为观察资料等进行分析，对相关政策和社区环境因素的改变、社区居民行为危险因素等进行评价。

3. 服务项目评价法　利用项目评价的方法，对所开展的新的社区护理服务项目进行评价。

4. 满意度评价法　满意度评价主要集中在社区护理服务规范及服务提供过程中满足社区居民需要的范围之内。

（三）社区护理评价内容

1. 健康目标达标程度　将社区护理结果与护理目标进行比较，明确健康目标达标程度。如果健康目标未达标，应对资料收集方法、计划可及性与可行性、社区居民参与度等进行分析，找出原因并及时改进。

2. 护理活动的效果　效果评价多在社区护理计划实施完成之后，可看作是社区护理的终末评价，分析社区护理活动对社区人群健康、健康照护、疾病预防的实际效果。

3. 护理活动的效率　护理活动的效率是通过社区护理活动中的投入（资金、人力、财力、时间等）与所获的成果进行比较，分析投入与产出的比值。

4. 护理活动的影响力　分析护理活动为社区居民所带来的社会效益以及效益的持久性、影响度和受益人群。

（四）社区护理评价的影响因素

1. 社区护士的能力　要求社区护士具有扎实的医学统计能力，结合社区卫生服务工作内容确定评价目标，熟练掌握项目评价及满意度评价的常用方法，应用评判性思维完成社区护理的评价。社区护士的工作能力直接影响到社区护理评价的质量。

2. 社区护理评价方法　各个社区护理评价方法各有优缺点，会对评价社区护理质量产生影响。如行为观察法适用于院外精神病患者的护理评价，但同时要求社区护士（观察者）能够掌握观察者与被观察者的互动关系，避免本身的价值观和观察过程中的情感可能带来的信息偏倚。

直通护考

一、单项选择题

1. 社区护理评估的内容包括（　　）。

A. 地理环境、社区人群和社会系统　　B. 自然环境、社区居民和经济系统
C. 气候、健康状态和卫生保健系统　　D. 人为环境、健康行为和社会福利系统
E. 动植物环境、人口构成和社会服务系统

2. 社区人群的评估内容不包括（　　）。

A. 人口构成　　B. 人口流动情况　　C. 健康状况
D. 健康行为　　E. 人为环境

3. 社会系统的评估内容不包括（　　）。

A. 经济系统　B. 娱乐系统　C. 卫生系统　D. 通讯系统　E. 福利系统

4. 下列不属于社区护理评估方法的是（　　）。

A. 重点人物访谈法　　B. 小组讨论法　　C. 社区讨论法
D. 实地考察法　　E. 查阅文献法

5. 下列不属于 Omaha 护理问题分类系统领域的是（　　）。

A. 环境　B. 心理社会　C. 生理　D. 社会适应　E. 健康相关行为

二、思考题

1. 收集社区资料的方法有哪些？
2. 对学校所在的社区进行实地评估，并完成一份社区护理评估报告。

（郝　萍）

任务二　开展家庭访视和家庭护理

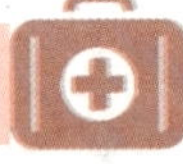

情景描述

李芳，女，27 岁，3 天前行会阴侧切术分娩一男婴，现已回到家中。社区护士对该产妇进行家庭访视。问题：

1. 此家庭访视的类型是哪种？
2. 社区护士对此家庭访视应做好哪些准备工作？

一、家庭访视

（一）家庭访视的概念

家庭访视(home visit)，简称家访，是指为了促进和维持个体和家庭的健康，在服务对象的家里进行的有目的的护理服务活动。通过家庭访视，能实地了解家庭环境、设备、家庭成员的健康状况、家庭结构、家庭功能，从而发现家庭及其成员的健康问题；利用家庭的内在、外在资源，为家居患者或残疾者提供适宜、有效的护理；通过足够和有效的支持系统，鼓励家庭充分利用有关健康资源；促进家庭及其成员健康生活和发展，提供有关健康促进和预防疾病的健康教育；加强家庭功能的发挥，促进家庭健康。

（二）家庭访视的目的

学习要点

家庭访视的概念和类型

1. 发现潜藏问题　社区护士深入社区家庭，运用访视的技巧、敏锐的观察力、熟练的沟通技巧，作深入的家庭评估，了解家庭的环境、家庭结构与功能、成员的身心健康状况及家庭实际的健康行为，找出有碍家庭健康的问题并协助家庭解决。

2. 探讨解决方法　在家庭评估后，找出家庭的健康问题，同时找出影响家庭实施保健的障碍，利用家庭的有利条件与社区资源，唤起家庭对自己的健康负责的意愿，以满足家庭健康需求。

3. 付诸实际行动　家庭访视是直接与家庭一起工作，是以全家人的健康为目的，所有的护理措施都要与家庭成员共同计划执行，配合资源的利用，依序解决家庭的健康问题。

4. 合理运用资源　通过家访能实地了解家庭环境、设备、家庭成员的健康状况、家庭结构及家庭功能，从而发现家庭的健康问题，运用家庭的内在、外在资源，执行护理活动，协助全家获得身心健康。

（三）家庭访视的种类

根据访视的目的，将家庭访视分为以下几种类型。

1. 预防性家访　目的是预防疾病和促进健康，主要是用于妇幼保健和计划免疫。

2. 评估性家访　对家庭和个体的健康状态进行评估。

3. 急诊性家访　处理临时问题或紧急情况。

4. 连续照顾性家访　目的是为患者在家里提供连续性的照顾（定期），适用于慢性病患者、康复患者、临终患者等。

（四）家庭访视的对象

（1）患者行动不便或因其他因素无法就诊的家庭。

（2）慢性病患者，有疾病控制上的问题或不遵从医嘱情形的出现，怀疑可能与心理社会或家庭因素有关。

（3）有心理社会问题的患者，必须对其家庭进行评估。

（4）临终患者。

（5）其他健康问题必须进行家庭评估者。

（五）家庭访视的程序

1. 访视前准备

（1）确定访视对象，熟悉家庭一般情况及了解家访目的。

（2）通过电话与家庭联系，约定访视时间、了解确切地址、路径，并简要了解服务对象的状态。

（3）确定家访计划后，社区护士须详细阅读服务对象的健康档案。

（4）访视前物品准备，根据访视目的准备访视护理箱，基本用物有体温计、血压计、听诊器、手电筒、量尺、剪刀、止血钳、酒精、棉签、纱布、无菌手套、塑料围裙、口罩、帽子、工作服、地图、家庭护理手册等，规格合适的注射器、针头及输液器、常用药物等。

（5）在社区卫生服务中心留下家访的住户名称及访视时间路线安排。

2. 访视阶段工作

（1）与家庭成员进行交谈，首先讨论一些轻松的话题，这样可以使双方都放松，然后讨论有关家访的目的。

（2）访视过程应按护理程序进行，先对家庭成员个别评估，然后再做家庭评估，最后制定护理计划。

（3）准备实施护理计划，安排好设备，注意保持护理包的清洁，避免污染，并使它得到最大限度的运用。

（4）实施护理措施，进行护理操作，也可借助家里的某些物品配合操作的顺利进行，同时对家庭成员进行健康教育。

（5）整理用物，洗手后简要记录访视情况。

（6）根据访视对象健康问题的轻重缓急，预约下次访视时间。

3. 访视后工作

（1）做好家访有关护理记录：记录应正确、简洁、及时，并采用统一、规范的表格。因为所做的记录作为日后参考，或者做自我评价，也可以作为科研或教学的材料，要求书写必须规范、准确。

（2）写出阶段性访视报告：分析护理效果和预后，分析家庭关系和相互作用，提出解决问题的策略和方法，分析和总结经验及不足。

（3）根据家访中收集的信息，对于新问题，社区护士可更改护理计划。

（4）与其他相关的工作人员交流情况，如个案讨论、汇报等。现有的资源若不能满足服务对象的需求，问题又不在社区护士的职责和能力范围内，应为服务对象做转诊安排。

（5）访视对象的健康问题已解决，即可停止访视。

（六）家庭访视的注意事项

（1）家庭访视成功的关键在于与辖区居民建立良好的人际关系，具备确定问题、分析问题、处理和解决问题的能力。家访必须在有必要时才进行，要有明确的目的，才能产生一定的效果和效益，而不是随便串门。

（2）家访要有周全的计划，这样可以节省时间，有利于社区护士在最短的时间内达到自己的目的。家访要选择合适的时间，早上不能太早，晚上不能太迟，不要在吃饭时间去家访。进入家庭要开门见山，说明来意、目的和家访需要多长时间，请求家庭给予配合。

（3）家访过程中，护理人员与服务对象及其家属之间的交流应该充分体现指导性和可接受性，善于运用语言和非语言交流技巧。护理人员应将高雅脱俗的言谈、诚挚温馨的笑容、亲切谦逊的态度和庄重稳健的举止相结合，根据护理对象的知识水平、理解能力、性格特征、心情处境，以及不同时间、场合等具体情况，选择他们易于接受的语言形式和内容进行交流沟通。严格控制家访的时间，一般在 0.5～1 h 以内。否则会影响家庭的正常活动，令人厌倦。

（4）家访时要注意观察每个家庭成员的反应，以便发现存在的问题，不能表现出对某一家庭成员特别亲热，以免被误会。如果需要与某个家庭成员单独交谈，可预约到该社区医疗机构。

（5）家访结束前，要做一个简短的总结，告诉家庭本次家访的结果，有必要时预约下一次家访的时间。家访结束后，要尽快借口离开，避免闲谈或被某个成员缠住而长时间逗留。

（6）如果是出于调查研究的目的而进行家访，应注意宣传、教育，并尽量与医疗服务相结合。切记不要接受家庭馈赠的物品，更不要与家庭结成超乎寻常的关系，如认干爹、干妈、称兄道弟等。

（七）家庭访视中社区护士的安全管理

社区护士在家访时也许会遇上一些有敌意、发怒、情绪反复无常的服务对象，或者对周围的陌生环境不能控制的情况，应采取以下安全措施。

（1）在家访前尽可能用电话与家庭取得联系，询问好地址、方向及如何到达。

（2）穿着合适、得体或按单位规定穿制服，穿舒适的鞋子，必要时能够跑动，不要佩戴贵重的首饰。

（3）随身携带身份证、工作证及少量零用钱，以备打电话等急用。

（4）家访前与该机构其他人员一道准备好行程计划，包括家访的时间、走访家庭的姓名、地址、电话及交通工具等。

（5）尽量避免去一些偏僻的场所或偏远的地方。

（6）在家访前，如有必要护士有权要求陪同人员同行。例如：访视家庭是一个单独的异性。

（7）护士在服务对象的家中看到一些不安全因素，如打架、酗酒、吸毒、有武器等，应立即离开。

（8）护理箱应放在护士的视野内，不用时盖好，以免小孩或宠物好奇玩弄、损坏。

（9）只宜在计划好的时间内进行访视，如有例外，应得到机构的同意。

（10）访视过程中应付危险情况的原则　在家访时现存或潜在危险都可能遇到，当护士在家访时遇上家庭打架或有人手持武器等不安全情况时，应遵循以下两个原则。

①保护自己的安全：社区护士在家访遇到上述情况时，会感到害怕、紧张，就不能发挥应有的功能。可能卷入其中或受到伤害，应立即离开这个场所，并向单位通报此事。

②保护家庭成员的安全：如果认为在受访家庭中有人可能有危险，必须立即报警；如果已有人受伤，社区护士必须立即通知急救中心。

二、家庭护理

（一）家庭护理的概念及其意义

家庭护理（family nursing）是指为了促进家庭系统及其成员达到最佳健康水平而进行的护理实践活动。其意义如下。

（1）家庭是开展卫生保健的主要资源，家庭生活方式和环境因素与个体的健康密切相关。每个家庭成员在疾病的预防、治疗和康复方面都离不开家庭的支持。

（2）家庭成员患病或不幸会影响到其他成员，甚至整个家庭的功能。社区护士可通过家庭成员，进行深入细致的家庭评估，协助家庭发现危害健康的问题。

(3) 通过家庭护理，更能清楚理解和观察个体所处的家庭环境，这是询问等其他方法所不能收集到的资料。

(4) 家庭护理是以全家人的健康为目的，所有的护理措施都要与家庭成员共同计划执行，配合资源的利用，协助家庭成员获得身心健康。

(二) 家庭护理的内容

1. 与家庭成员建立人际关系 对初访的家庭而言，社区护士是陌生人，与家庭成员建立良好的人际关系是工作重点。要有同情心，要尊重家庭的想法、行为及隐私权，要以家庭的需要为目的解决家庭的健康问题。

2. 提供家庭有关疾病的医疗协助 社区护士应劝导家庭中患者早期接受治疗，并计划安排患者的就医，提供家属对疾病进行照护的知识与技能训练，使家庭获得妥善完整的医疗服务，促进疾病的痊愈，维持与增进家庭的健康。

3. 协助家庭成员有关心理及社会的适应 从家庭的发展阶段来看，每一时期的家庭都有其发展任务。社区护士须熟知每个发展阶段的家庭成员的社会心理需求并满足其社会心理需求，使家庭成员有健康的心理与良好的社会适应，以获得真正的健康。

4. 协助家庭成员获得或改善有利健康的环境与生活 社区护士应了解家庭成员的健康观念与健康行为，与家庭成员交换意见，提供所需要的卫生宣教，按照家庭现有的设备与经济能力改善生活环境与生活方式，使各个年龄层次的家庭成员都能获得安全与便利的生长与生活环境。

5. 协助家庭运用资源 为了解决家庭的健康问题，必须有效利用资源，而家庭可利用的资源，包括家庭本身的有利条件、支持性团体、社会福利机构等。社区护士须协助家庭认清现有资源的功能并发挥其潜能，以解决家庭健康问题。

(三) 护理程序在家庭护理中的应用

在家庭护理实践中，社区护士不仅需要对单个家庭成员进行工作，而且需要结合整个家庭进行护理，包括个体、家庭和家庭子系统。工作的方式按护理程序展开。

> **学习要点**
>
> 护理程序在家庭护理中的应用，家系图的绘制

1. 家庭护理评估(family nursing assessment) 家庭护理评估的目的是收集信息资料，是社区护士开展家庭护理工作最基本的依据。家庭护理评估，是对家庭成员的现有健康情况及影响他们健康的相关因素有一个比较全面的了解。能否准确地找出家庭护理问题、制定可行的护理计划、采取有效的护理措施、取得满意的护理效果，都将依赖于家庭护理评估的正确性和全面性。全面的家庭评估，包括以下几个方面的资料。

1) 个体需求评估 应充分收集护理对象现存或潜在的健康问题的资料，评估内容根据个体年龄和健康状态不同而有所差异，主要包括全面的生理健康评估，精神、心理状态评估及有关特殊健康问题重点资料的评估。

2) 家庭子系统评估 对夫妻、父母、子女、兄弟姐妹、婆媳等之间的关系，应予评估。子系统成员间的影响和作用，对于评估家庭健康也很重要。

3) 家庭单位评估

(1) 家庭基本资料：家庭户主名称、地址、电话、家庭类型、家庭成员的基本资料(姓名、性别、年龄、职业、教育程度、一般健康状态、社会阶层、宗教信仰、家庭娱乐和活动等)。

(2) 家庭内在结构评估:①角色关系:评估家庭成员间是否存在角色冲突、角色负荷过重、角色负荷不足、角色分配不当、角色模糊等。②价值系统:家庭认为重要的事物及其在家庭中的影响;有无价值冲突存在;价值观对家庭健康的影响;是否将家庭成员的健康当作头等大事及与健康相关的行为与生活方式的看法等。③交流方式:评估家庭内有效交流和无效交流的范围;交流方式是直接的还是间接的;是否存在无效交流;是否采用了公开、坦诚的语言表达方式,分析交流的效果。④权利结构:家庭决策方式;家庭权利类型;谁是家庭的主要决策者;家庭统一行动的能力;决策力、解决问题的能力;家庭成员的独立性和自由度有多大;个性发展要求是否被考虑等。

(3) 家庭功能的评估:评估家庭所处的发展阶段;现阶段家庭的发展课题(任务);发展课题完成情况;有无发展危机等。家庭资源的评估主要评估家庭内资源和家庭外资源,能否维持基本功能,应对压力事件或危机状态所必需的物质和精神上的支持。

①感情方面的功能:评估家庭满足其成员对感情和理解需求的能力,是否促进家庭成员心理发展而形成其个性。

②抚育和赡养功能:评估家庭抚育孩子和赡养老人情况,家庭对孩子的重视情况。

③经济功能:评估家庭成员的职业,家庭的经济来源,家庭收支是否平衡,家庭收入是否充裕,家庭消费观,经济目标等。

④卫生保健功能:评估家庭对健康疾病概念的理解及有关知识水平,家庭饮食习惯,锻炼和娱乐活动,家庭疾病史,家庭卫生保健与用药,接受社区卫生保健服务与医疗费用资源。

(4) 家庭环境的评估:评估家庭物理环境,包括住房条件、卫生条件,邻居和邻近地区的特点,有无环境的污染存在及意外灾害的可能性;评估家庭社会环境,包括家庭与重要社区资源、人、机构的关系,了解家庭可利用的社区资源,家庭所在地区的社会稳定性如何等。

(5) 对问题家庭的评估:包括家庭危机、家庭贫困、家庭内部动力失衡、家庭暴力等。主要评估存在哪些问题,以及这些问题目前的严重程度及状况。

4) 评估的方法　调查法、阅读有关资料、观察、家庭访视等。评估常用工具包括:家系图、家庭功能和社会支持度评估工具。

(1) 家系图(geogram):以家谱的形式展示家庭结构和关系、家庭人口学信息、家庭生活事件、健康问题等家庭信息。根据家系图社区护士能够迅速评估家庭基本情况、判断危及家庭健康的问题和家庭高危人员等。

家系图可包含三代人或三代以上,不同性别、角色、关系用不同符号表示(图 2-1、图2-2)。同代人从左开始,依年龄大小从左到右排列,年龄大者排在左边。每个成员符号旁可标注年龄、婚姻状况、出生或死亡、患病情况。也可根据需要标注家庭成员的职业、文化程度、家庭决策者、家庭重要事件及主要健康问题。

(2) APGAR 家庭功能评估表:又称家庭关怀度指数测评表,是用来检测家庭功能的问卷,是比较简便的一种自我报告法,可反映个别家庭成员对家庭功能的主观满意度。共 5 个题目,每个题目代表 1 项家庭功能,分别为适应度(adaptation)、合作度(partnership)、成熟度(growth)、情感度(affection)和亲密度(resolve),简称 APGAR 家庭功能评估表。由于回答问题少,评分容易,可粗略、快速地评价家庭功能,适宜在社区工作中使用(表 2-5)。

赵家
钱家
76岁
心肌梗死
72岁
68岁
65岁
35岁
33岁
30岁
28岁
剖腹产
24岁
5天

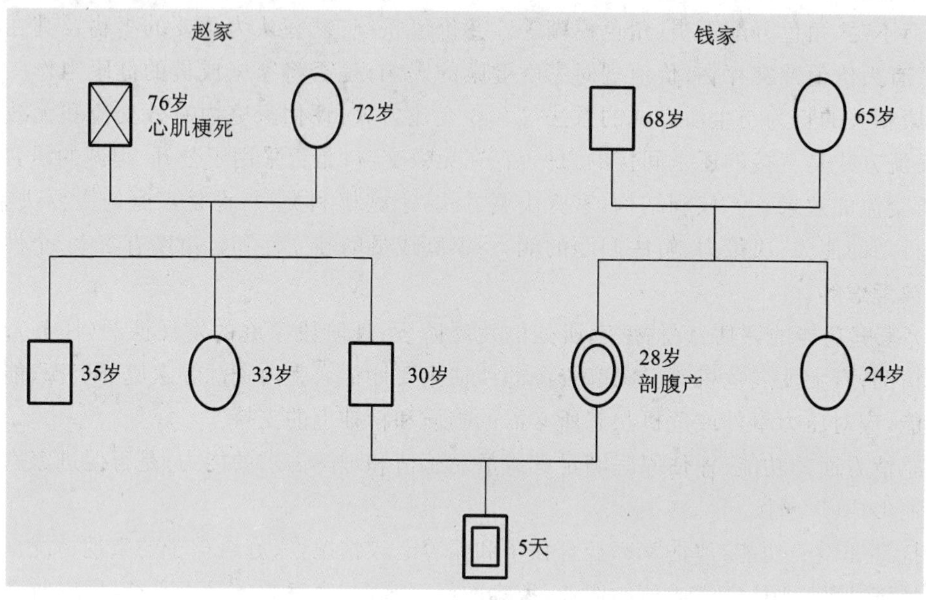

图 2-1 家系图

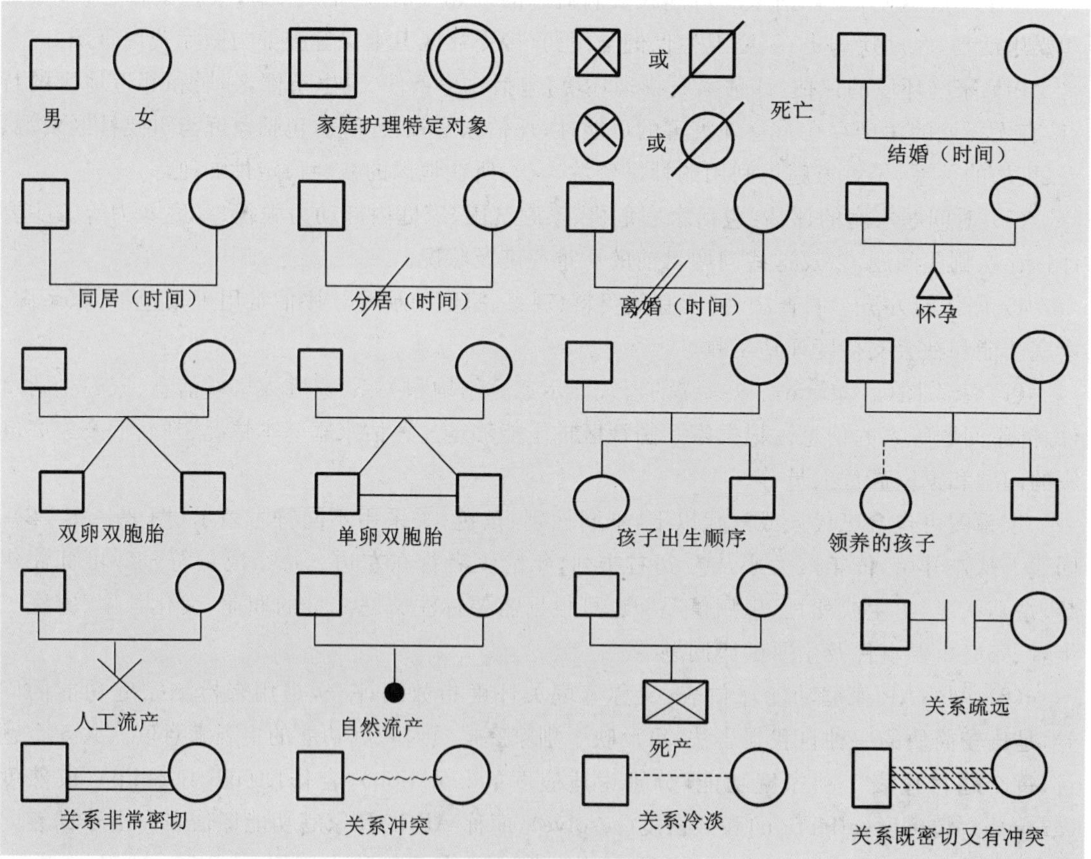

男
女
家庭护理特定对象
或
或
死亡
结婚（时间）
同居（时间）
分居（时间）
离婚（时间）
怀孕
双卵双胞胎
单卵双胞胎
孩子出生顺序
领养的孩子
人工流产
自然流产
死产
关系疏远
关系非常密切
关系冲突
关系冷淡
关系既密切又有冲突

图 2-2 家系图常用符号

表 2-5　APGAR 家庭功能评估表

题目	内　容
A:适应	指家庭在发生问题或面临困难时,家庭成员对于内在或外在资源的运用情形
P:共处	指家庭成员对权利与责任的分配情况
G:成长	指家庭成员互相支持而趋向于身心成熟与自我实现的情形
A:情感	指家庭成员彼此之间的相互关爱的情形
R:亲密	指家庭成员间彼此间享受共同时间空间和经济资源的承诺

(3) 社会支持度:社会支持度体现以服务对象为中心的家庭内、外的相互作用。连线表示两者间有联系,双线表示关系密切。可以帮助社区护士较完整地认识家庭目前的社会关系以及可利用的资源(图 2-3)。

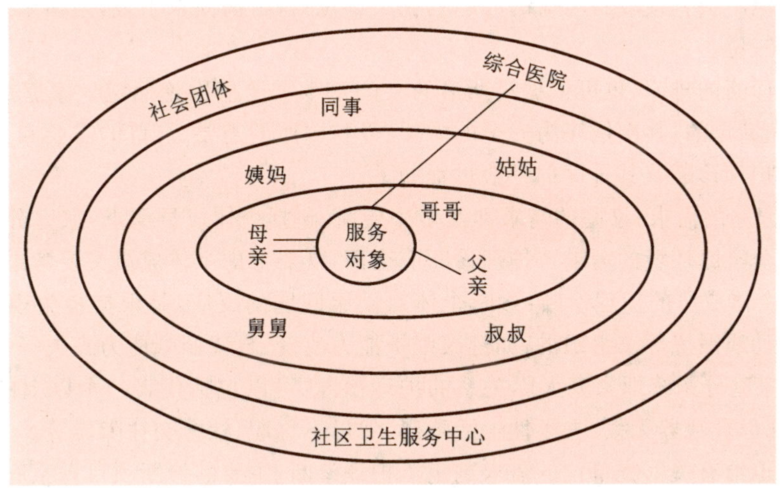

图 2-3　社会支持度图

5) 评估注意事项

(1) 收集资料要全面运用多种方法:观察法和交谈法是收集资料的主要方法。利用观察法,主要观察收集家庭环境和家庭成员间的交流沟通状况;利用交谈法,和家庭成员进行交流,了解患者或有健康问题的家庭成员的健康状况、家庭状况和家庭成员间的关系等。同时还可以利用医院的病历记录、社区居民的健康档案、社区人口资料等来收集资料。

收集资料时除收集家庭成员健康状况的相关资料外,更要注意收集与家庭功能、家庭发展阶段、家庭环境、家庭与社会的关系以及家庭利用资源状况等相关资料,要考虑家庭发展的动态变化、患者和其他家庭成员间的关系、家庭功能等。在取得家庭信任的基础上,充分挖掘和发现家庭深层次的健康问题。

(2) 认识家庭的多样性:家庭护理评估时,社区护士应充分认识到家庭的多样性,即使是同样的健康问题,在不同家庭背景下其处理方法具有独特性。

2. 家庭护理诊断(family nursing diagnosis)　家庭护理诊断,是陈述一个家庭或一个家庭成员现存的或潜在的健康问题。在完成家庭护理评估的同时,社区护士已经对家庭存在的健康问题有了一个概括性了解,但要对该家庭现存的或潜在的健康问题做出准确的判断,必须对所收集的资料加以整理和分析,然后再确定家庭护理诊断。

1）分析资料　社区护士所收集的资料，可能是第一手资料，也可能是第二手资料，需要对资料加以分析、推断，并将所收集的资料分为不同的类别。目前分类方式很多，可按身体、心理、社会等方面来分类，可按马斯洛（Maslow）的基本需要层次论分类，或按高登（Gardon）的功能性健康形态分类，或按奥瑞姆（D. E. Orem）的自理模式分类。

2）确认家庭护理诊断　家庭护理诊断的表示，应以问题为导向，明确指出问题的具体表现和产生的原因，包括三个基本要素（PES）：家庭健康问题（problem）、原因（etiology）、特征性表现（signs and symptoms）。根据北美护理诊断协会（NANDA）的护理诊断分类法，护理诊断分为三类：现存的（actual）、高危险性的（hight risk）、健康性的（wellness）。

通过家庭护理评估，确认家庭护理诊断，不难发现，家庭现存的或潜在的健康问题不止一个。为此，社区护士应在确定家庭护理问题之后，进一步将所有需要解决的家庭问题排列优先次序：将对家庭成员的生命有威胁的、危害最大、影响最广泛的问题列在第一位；将不利于家庭成员身心健康但不会直接威胁生命的问题列在第二位；将目前尚未出现，但在未来可能会遇到的问题列在第三位。

家庭护理诊断的排序，也可依据马斯洛的人的基本需要层次论而定。家庭成员的生理需要，应为最优先满足的，其次依序为安全的需要、爱与归属的需要、自尊的需要和自我实现的需要。确定家庭护理诊断及其排序的一般过程如下。

（1）确定家庭的需求：家庭的需求涉及多个层面，包括个体成员需求，家庭分系统需求，家庭单位需求以及家庭环境的需求。护理诊断应全面，既要考虑个体成员又要考虑家庭分系统。

（2）有关个体成员的护理诊断：诊断个体对健康问题的反应，是根据行为模式，如休息或睡眠、排泄、活动或锻炼等来组织的，如健康维护能力改变、自我照顾能力丧失等。

（3）对于家庭分系统即家庭人际关系的护理诊断：可以包括代表一个以上的人之间相互作用的需求，如母乳喂养无效、夫妻性生活障碍、父母不称职、社会交往障碍等。

NANDA 也给有关家庭单位的需求制定了护理诊断，主要的诊断项目有家庭功能的改变、家庭应对无效等。另外，在确定护理诊断时，还要考虑环境问题，如住所、邻近环境、卫生状况等，以发现是否有潜在的危险。

3）确定家庭功能　社区护士须结合家庭力量、资源及应对能力，确定家庭功能。1972 年塔皮亚（Tapia）将家庭功能分为四个层次（表 2-6），每一层次有其特征与相关护理措施。

表 2-6　家庭功能层次

功能层次	特　征
混乱家庭	家庭生活各方面都杂乱无序，不能为成员提供生理、感情支持，角色混淆，孩子受忽视，不利于个体成员成长，很依赖外界各方面的帮助
中间家庭	家庭生活各方面秩序稍好，不能支持和促进成员成长，父母角色不成熟，忽视孩子存在，但不严重，能够接受外界帮助
青少年家庭	家庭生活基本正常，但有许多冲突和问题。为成员提供支持的能力提高，父母角色比较成熟，但仍有些情绪冲突。向外界寻找解决问题的经验
成人期家庭	家庭生活大部分正常，能为成员提供生理、情感支持。家庭角色分明，有自信心。家庭主要问题，是围绕家庭发展阶段的任务，有需要时能寻求外界指导

4）确定护理对象及护理活动家庭评估资料　社区护士应能根据轻重缓急、不同情况，选

择确定合适的个体为护理对象，同时取得个体与家庭成员的合作和参与。社区护士为家庭所进行的护理活动需要有一个中心点，要根据服务家庭的需求、资源、卫生保健费用、护士的能力和时间综合分析确定护理活动。

5）确定护理的重点　通常对生命安全有威胁的事件是需要首先考虑的，当社区护士与家庭一起工作时，有必要确定最重点的需求，也是家庭认为最重要的。当家庭认为的重点与护士的观点有冲突时，应进行协调。一旦护士和家庭一致认定了家庭的需求，并确定了重点，就可以制定护理计划。

3. 家庭护理计划（family nursing plan）　社区护士制定家庭护理计划应遵循以下原则。

（1）互动性：在制定护理计划时，应考虑家庭参与，如果家庭已认识到问题所在，并愿意采用某些解决方法，他们的能量和注意力会集中到护士和家庭共同支持的目标。因此，在确定家庭的需求、设立目标、护士和家庭活动的选择以及结果的评价，都必须有家庭与护士的相互交往，共同参与。

（2）独特性：尽管许多家庭有共同的健康问题或者类似的问题，但需要的护理干预可能不尽相同，因为每一个家庭的结构、价值观、力量、对问题的认识、资源以及功能水平均影响护理活动的选择。因此，针对不同的家庭，护理计划必须是独特的，适合于各自的特点。

（3）设立切合实际的目标：社区护士初次与家庭联系时可能会发现很多问题，但并不意味着都能解决，由于时间和资源的限制，目标的设立应符合实际条件。另外，在一定程度上，家庭功能层次也影响到目标的层次。功能层次在四级的家庭能够达到预防保健及减少潜在健康问题的目标，而功能层次仅为一级的家庭的目标是维持和执行家庭功能活动，合理利用资源。

（4）结合家庭价值观和卫生保健信念：每一个家庭的信念和价值观直接影响他们对客观事物的反应。制定出结合家庭价值观和卫生保健信念的护理计划，落实起来有更大的成功机会。

（5）不能离开其他专业人员和社区服务机构：社区护士在进行家庭卫生保健工作中，制定护理计划必须与所有相关工作人员的活动结合，避免重复，充分利用有效资源。否则，会妨碍家庭健康的促进和维护。

附：家庭护理计划格式

护理诊断	目标	护士-家庭活动	依据	评价
有关个体及家庭	长期目标和 短期目标	执行的护理干预 护理诊断	科学的理论依据	可观测或测量的结果

4. 家庭护理实施（family nursing implement）

（1）帮助家庭应对疾病或各种压力：当家庭经受压力时，社区护士承担家庭支持者的角色，为他们提供情感的支持。在压力源最初出现时，帮助家庭正确认识危机是很有帮助的。当家庭选用的应对方法无效或对整个家庭的健康不利时，护士可帮助家庭发现或选用其他的方法，以缓解压力，促进家庭身心健康。

（2）教育和指导家庭经受发展中的改变：当家庭遇到发展中的需求时，社区护士的角色主要是教育者。为家庭提供有关正常生长、发展和适应的知识、信息，能够预防潜在的健康问题，帮助家庭处理现存问题。为了有效地为家庭提供教育，护士须先评估家庭成员的有关知识水平，取得他们的合作。在教育时因人而异、因地制宜，选择合适的时间和方法，并在每个阶段及时评价教育结果。

(3) 帮助家庭认识影响健康的环境问题:环境中有许多因素威胁着健康,空气、水、食物、住所、学校、工作场所的污染或有害物质危害着家庭成员的健康。社会环境中的犯罪、暴力、吸毒等也使家庭处于不安全的形势中。监督、检测和改变环境中的有害因素是帮助家庭维持身心健康的方法。为了帮助公众意识到潜在的危害因素和学会应付它们的措施,对家庭进行环境健康教育是必要的,社区护士也可提供有关信息资源来影响卫生保健决策和参与制定卫生政策的立法和执行过程,从而有进行干预的机会。

(4) 为家庭联系所需的资源:为缺乏必要资源的家庭发现和获得所需的资源,是社区护士的职责之一。为家庭联系资源时,一是要弄清资源是否可靠,二是要求家庭对可提供的资源有切合实际的期盼。家庭资源可以是有形的和无形的,前者如钱财、设施,后者如情感支持等。护士在帮助家庭获得资源时,需了解家庭可能所需的资源,然后发现最有帮助的资源。护士有时要善于发现可利用的家庭内部资源,例如家庭正着急寻找可照顾患者的人,却忽略了有一家庭成员可以做照顾工作。护士须鼓励家庭尝试使用内部资源的新方法。封闭式家庭,通常喜欢依靠自己的力量处理问题,在帮助他们接受外在资源时,须了解他们的特点,采取他们可接受的方法提供帮助。

5. 家庭护理评价(family nursing evaluation)

1) 方法　家庭护理评价有两种方法,即过程评价和终末评价。过程评价是指评价发生在护士与家庭交往的过程中,它能用于当护理问题出现时,指导有关目标、护理活动和重点需求的修改。过程评价可帮助护士和家庭更有效地修改护理措施。终末评价发生在家庭与护士关系终末阶段,用于总结与家庭交往的效果。评价对目标的完成情况和家庭继续存在的需求,可帮助家庭对结束与护士交往的关系或接受其他安排做出选择。另外,家庭能与护士一起回顾为了目标而进行的活动,从而能在结束与护士的关系时有一种成功感。终末评价也使护士知道自己工作的有效性,提供了护理活动效果的反馈,为将来与其他家庭开展工作时提供经验和建议。

2) 影响评价的因素

(1) 资料的可靠性:如果资料容易获得,并能经过仔细的收集,评价的结果就可能是准确的和完整的。

(2) 可利用的资源:在资源丰富的社区,家庭需求得到满足期盼高些,结果评判要求就增高,而在资源贫乏的社区,结果评判要求就可能放松些。

(3) 家庭期盼的高低:如果家庭对能够达到的目标以及在什么情形下结束与护士的关系有一个现实的期盼,家庭对最后取得的成绩就可能满意得多。

(4) 家庭与社区护士的交往状况:家庭与护士的交往状况,影响人们对交往的看法。令双方都愉快和满意的关系比不满意的关系更可能使人们产生对护理活动有成效的感觉。

(5) 社区护士的态度:许多刚进入社区服务的护士对自己的权力和能力有不切实际的期盼,这就可能在最后对自己的工作结果感到失望。护士不能使有问题的家庭完全恢复健康,但能在现有的条件下帮助家庭维持和改善他们的健康水平。

3) 评价的内容

(1) 目标的检查:检查家庭护理目标是否真实有效,陈述是否清楚,目标是否达到。在长期目标未达到前应对短期目标进行检查。

(2) 对家庭中患者护理效果的检查:护理活动对患者的效果检查,患者的健康状况的改善情况,以及患者对护士的满意度。

(3) 对个体效果的检查:检查个体健康需求满足程度、护理活动对每个家庭成员的影响,以及每个家庭成员对护士的满意度。

(4) 对家庭分系统效果的检查:当家庭成员学习新的行为时,家庭其他分系统的成员容易受影响,评价时应考虑家庭中现行的改变对所有的家庭成员是否都有益或使他们都满意。为了平衡现在的活动,是否有必要为家庭另一部分成员做干预计划。

(5) 家庭单位效果的检查:检查家庭单位对护理干预的反应,家庭功能是否有效,以及对于与护士的交往,家庭的情感反应如何,家庭是否有掌握局面的变化和解决问题的方法。

(6) 与环境相互影响的检查:家庭与环境的相互影响是否发生了改变,这种改变对家庭是否有利,针对家庭的环境,是否需要计划更多不同的活动。

(7) 护理工作检查:检查护士在执行自己任务过程中熟练程度,护士是否还需要其他的技巧,以及护士的价值观和态度是怎样影响与家庭交往的,护士是否利用家庭的反馈信息对自己的工作进行改进,并检查护士与其他卫生专业人员合作情况,护士对家庭交往的满意度。这些信息可以用于提高护理质量,也为护士今后的工作提供经验。

4) 评价的结果　评价虽然是护理程序的最后一个步骤,而在许多情形下,它也是一个开端。它可以帮助社区护士修改护理计划从而提高护理质量。评价有如下三个可能的结果。

(1) 修改:护理计划的任何一部分,都有可能根据评价的结果进行修改。如果要使护理计划真正符合家庭需要,应对计划进行进一步修改。

(2) 继续:评价显示所制定和实施的计划有效或可能有效,需进一步进行。计划的继续是计划成功的显示,但并不意味着计划很快终结。

(3) 问题解决:家庭原来的需求得到部分或全部的满足,不再需要护理干预。

(四) 社区护理人员与家庭关系的终止

结束一种有意义的关系通常会引起家庭和社区护理人员的一些情感反应。在终止前进行仔细的计划,进一步通知有关方面,及时讨论有关终止关系的问题,这对所有有关联的人都有帮助。社区护士向家庭提出关系终止问题时,允许表达他们的反应,并帮助他们认识到自己能够独立应付未来的局面,从而帮助家庭过渡到独立和终止关系阶段。

在最后的家访中,社区护士应开始向家庭提起不久将要终止护理服务,并共同制定下一个日期和目标作为终止的标志。护士应与家庭讨论有关目标的完成情况,与护士交往的满意度以及继续保持健康计划等。应让家庭知道什么情形下再寻求健康服务,例如慢性精神病患者的症状和体征再次出现,家庭须与健康服务机构再联系。

三、居家护理

学习要点

居家护理的概念和内容;家庭病床的概念,护理对象和护理内容

(一) 居家护理的概念与目的

居家护理(home care nursing)是在家庭环境里向患者提供护理,护理对象是在医院外的患者,包括所有年龄段的急、慢性病患者,临终患者等。我国居家护理的形式主要是家庭病床。

美国护理联盟(NLN,1976)将居家护理定义为“对生病、失能及损伤的人能在他们居住的地方,接受多种专科性健康护理”,目的在于维护健康,促进康复或减少因疾病所致的后遗症或残障。

美国健康及人类服务部(Department of Health and Human Services)对居家护理的定义

是:居家护理是连续性综合健康照顾的一部分,在个人及家庭居住的场所提供健康服务。

我国对居家护理的定义为:社区护士直接到患者家中,向居住在家庭的患者、残障人、精神障碍者,提供连续、系统的基本医疗护理服务。患者在家中不仅能享受到专业人员的照顾,还能享有正常的家庭生活,能减少家属照顾的来回奔波,节省医疗和护理费用。其目的在于增进、维护、恢复健康,或将残障或疾病的影响减至最小,使其发挥最高的独立功能。具体体现为如下几点。

1. 患者方面

(1) 提供连续性治疗与护理。

(2) 有利于方便生活,增强自我照顾的意识与能力。

(3) 缩短住院时间。

(4) 控制并发症,降低疾病复发率及再住院率。

2. 家庭方面

(1) 增强家庭照顾患者的意识。

(2) 提供患者护理相关知识与技能。

(3) 减少家庭经济负担。

3. 专业方面

(1) 可增加医院病床利用率,降低医疗费用。

(2) 扩展护理专业的工作领域,促进护理专业的发展。

(二) 居家护理的内容

(1) 观察病情变化,根据病情测量生命体征并记录。

(2) 保持各种管道畅通,做好记录。

(3) 熟悉患者的病情,治疗及护理措施。

(4) 做好居家基础护理,要求做到“六洁”、“五防”、“三无”、“一管理”。“六洁”指的是口腔、脸及头发、手足、皮肤、会阴、床单清洁。“五防”指的是防压疮、防体位性低血压、防呼吸系统感染、防泌尿系统感染、防交叉感染。“三无”指的是无坠床、无烫伤、无粪石。“一管理”即膳食管理。

(5) 必要时家庭里要备一些常用的急救药品及设备,用物要定时更换、消毒及灭菌,严格执行无菌技术操作。

(6) 记录各项护理内容,以备查询。

(三) 居家护理的等级

为提高居家护理中的护理质量和治愈率,突出工作重点,须制定护理等级。居家护理与医院内护理的等级是有区别的,居家护理不仅是根据患者的病情,还要根据患者的需求进行护理。等级护理,是贯穿居家护理全过程中的评价和管理的依据,并依此作为患者或家属对护士及收费评价的可行性指标,使居家护理中的各项护理操作均有章可循、有据可查。

以静脉输液为例,居家护理在进行静脉输液时,为确保双方权益,特拟订此协议书。望双方密切合作,以保证用药安全和治疗成功。

1. 护士应履行的职责

(1) 严格执行无菌操作及查对制度。

(2) 保证按时对预约患者的治疗。

(3) 输液穿刺完毕后观察 15 min 以上，无异常后方可离去。

(4) 冬季避免使用低温液体。

(5) 不在患者家庭内使用须做皮试类药物的治疗，不执行非处方药物。

(6) 耐心向有关人员交代输液注意事项，使其做到听清、记住、照做。

2. 患者及家属应配合护士做好的事项

患者及家属应认识到输液可能出现的问题，如药物过敏(含迟缓反应)、药物的不良反应(出血、药物对血管的刺激造成的无菌性感染等)，严重时可能危及生命。因此，患者及家属应配合护士做好如下事项。

(1) 按预约治疗时间提前做好各项准备工作。

(2) 严禁自行改变输液速度，防止因过快输液引起的急性左心衰竭。

(3) 如出现心慌、胸闷、寒战等过敏反应或皮下组织水肿，应立即停止输液并与护士联系。

(4) 认真倾听护士对输液注意事项的讲解，对不清楚之处应及时提出询问直至明白并能按照要求操作。

(5) 输液完毕，采用无菌敷料(棉球等)沿穿刺点上方约 1 cm 处于穿刺点(针眼)顺式压迫止血 5～10 min，避免污染穿刺点。

患者签名：__________　　　家属签名：__________

全科医生签名：__________　　社区护士签名：__________

社区卫生服务中心(站)(盖公章)

日期：________年________月________日

(本协议书一式 2 份，分别保存于社区医疗机构与患者处)

(四) 家庭病床

1. 家庭病床的概念　家庭病床(home sickbed)，是医疗机构为了最大限度地满足社会医疗需求，选择适宜家庭环境而进行检查、治疗和护理的某些患者，在其家庭内建立的病床。家庭病床是一种新的医疗护理形式，拓宽了医院社会保健功能的新途径，能最大限度地满足社会医疗护理需求。随着老龄化社会的到来，许多慢性疾病引起的生活功能障碍需要在家庭治疗和护理的人数会越来越多。社区护士在从事家庭病床工作中，担负着预防、护理、康复及健康教育的重任。

2. 建立家庭病床的意义

(1) 缓解医院床位紧张，且医疗费用比住院治疗费用低，可以解决一些患者住院难的问题。

(2) 避免住院中的交叉感染，有利于医疗保险与预防保健相结合。

(3) 患者在家中既能得到必要的医疗护理，又有适应患者的饮食、生活服务和休养环境，有利于心理、社会治疗的实施和患者的康复。

(4) 有利于患者及时得到医疗保健，减少陪护带来的经济损失和压力。

(5) 患者得到很好的照顾，心情舒畅，有利于康复。

(6) 在熟悉的环境里接受治疗和护理，能随时得到亲人的安慰，和亲人交流，无孤独感，减少后顾之忧，享受天伦之乐。

3. 家庭病床的分类

(1) 残疾者家庭病床：以功能锻炼为主。在社区医护人员指导下，由家属协助或残疾人自己进行长期、合理的功能锻炼，以达到最大限度的功能恢复。

(2) 慢性病家庭病床:以治疗为主。社区医护人员定期巡视,制定治疗康复方案,并可根据病情变化及时调整,由家属配合医护人员执行护理措施,使患者早日康复。

(3) 老年人家庭病床:以预防保健为主。社区康复系统要进行宣传教育,设立老年活动中心、练功辅导站和集体保健操活动点,多为老年人积极主动地进行锻炼身体创造条件,以达到强身健体、延年益寿的目的。

4. 家庭病床的护理对象

(1) 病情适合在家庭医疗的老年病、常见病、多发病患者。

(2) 老、弱、病、残等到医院就诊困难的患者。

(3) 经医院住院治疗,在恢复期仍须治疗、康复、护理的患者。

(4) 晚期肿瘤需要支持治疗和减轻痛苦的患者。

(5) 其他适合于家庭病床治疗的部分妇科病、传染病、职业病、精神疾病患者。

5. 家庭病床的护理内容

(1) 建立家庭病床病历,制定具体治疗、护理方案。

(2) 定期访视、送医送药、提供各种必要的检查、治疗和护理服务。

(3) 及时向全科医生报告病情变化。

(4) 指导建立合理的生活、营养、运动等计划,以利于促进患者机体的康复。

(5) 做好心理护理。帮助患者克服由于疾病痛苦所造成的心理障碍,并积极争取家属的配合和支持。

(6) 解决患者存在或潜在的护理问题,做好效果评价的记录。

(7) 健康教育。

6. 家庭病床护理过程中的注意事项

(1) 社区护士应了解疾病的原因、临床表现和治疗原则,按护理程序制定科学的护理计划并认真实施。

(2) 详细收集有关疾病的各种资料,如既往史、现病史、家庭史,以及生活方式或生活习惯等。同时将服务对象的症状、体征、治疗康复过程等,详尽地向医生和其他医务工作者介绍,有利于对患者的诊断、治疗和康复。

(3) 根据护理目标评价结果,及时调整护理计划或更改护理措施。

(4) 做好各种护理记录,并归入家庭档案管理中。

7. 家庭病床的工作任务

(1) 接到患者在 24 h 内,完成首次上门医疗服务,并确定今后每周上门诊治时间。

(2) 在规定时间内,按家庭病床有关要求完成本市统一印制“家庭病床病历”的填写。

(3) 按照约定的时间,定期上门完成查床和医疗服务。

(4) 按时完成病程记录。

(5) 开展健康心理、咨询等其他能为患者服务的工作。

(6) 向患者或家属解释病情和治疗方案,进行康复保健宣传教育。

(7) 结清医疗费用。

(8) 对患者病情按时进行阶段性小结,在撤床时做好撤床记录。

(9) 家庭病床主治医师负责审核,指导床位医师,新患者建床 3 日内,上门核查病史、体征,审阅和修正床位医师所写的病历及治疗方案,提出指导意见,并在病历中详细记录,根据病情安排上门复查。

知识链接

《北京市居家养老服务条例》2015年5月1日起施行

该条例不分章节，由居家养老服务的基本模式、服务的要求和内容、保障制度等五部分构成。条例明确指出，居家养老就是指以家庭为基础，政府主导，还要依托城乡社区、企业、社会组织提供专业化服务，满足居住在家的老年人社会化服务需求的养老模式。政府要提供基本公共服务、制定规划、完善社会保障制度、基础设施配制，标准制定，市场监管，信息网络建设等。政府是一个完整的整体，应该统筹协调各个部门共同落实居家养老服务体系建设。政府投资兴办的社区卫生服务机构，应为居家生活的老年人提供的服务，包括建立健康档案、定期免费体检、对老年人常见病和慢性病进行综合管理、开展服务指导、为老年人提供优先就诊和与其他医疗机构双向转诊、根据需要与社区托老所开展合作以及为老年人提供签约式医疗卫生服务等。新建小区配建养老设施要与住宅同步规划、同步建设、同步验收、同步交付使用；老旧小区没有养老设施或者现有设施未达到配建指标的，所在区、县人民政府应当通过购置、置换、租赁等方式配置；社区配建的养老设施出租用于其他用途的，应当收回用于社区养老服务。

直通护考

一、单项选择题

1. 家庭访视的对象是(　　)。

A. 存在或有潜在健康问题的家庭　　B. 生活在社区的家庭

C. 社区中具有不同健康需求的家庭　　D. 需要生活照顾的家庭

E. 健康的家庭

2. 家庭访视对象排列优先顺序是(　　)。

A. 群体为先，个体为后　　B. 非传染病为先，传染病为后

C. 慢性病为先，急性病为后　　D. 文化程度高为先

E. 健康家庭为先

3. 社区护理对象中错误的说法是(　　)。

A. 居家护理对象主要是需要生活照顾的老年患者和长期慢性病需要护理的患者

B. 家庭访视护理对象为现存或有潜在健康问题的个人

C. 健康教育的对象为社区内具有不同健康需求的个人、家庭和群体

D. 社区中的护理程序主要用于生活在社区的存在或潜在健康问题的个人、家庭和社区

E. 社区护理对象是生活在社区的由健康到疾病的群体

4. 关于家庭访视，下列说法错误的是(　　)。

A. 为了围绕访视目的进行家访，事前应准备好要观察的项目

B. 访视前进行电话联络，并与被访视者预约访视时间

C. 如果被访视者不让进入家中，站在门口交谈也能收集到需要的资料

D. 如果被访视者不愿意接受访视，可以以测量血压和脉搏为理由与被访视者建立信赖关系

E. 因事不能按时访视，提前通知被访视者

二、思考题

李大爷，76 岁。目前诊断：左侧偏瘫，运动性失语，轻度老年痴呆。家庭状况：李大爷与老伴、二儿子、儿媳以及孙子一起生活。老伴 74 岁，有高血压和心脏病，平时日常生活能自理，但是怕累，照顾李某的工作都落在儿媳身上。儿媳害怕李大爷的疾病复发，主述护理负担过重。病情经过：2007 年诊断为脑梗死，临床表现为左侧偏瘫，运动性失语，伴有轻度老年痴呆。2008 年 6 月，出现症状性癫痫而再次住院。通过抗凝药物治疗和康复锻炼，病情稳定，机体功能和能力有所恢复，达到预期目标，于 7 月出院。患者虽然能认识和接受自己疾病的现实状况，但是由于患有老年痴呆症，全部日常生活自理有些困难。出院后，每周来院两次，进行饮食、更衣、移动的训练。问题：

1. 社区护士进行家庭访视的目的是什么？
2. 目前的家庭存在哪些家庭健康护理问题？支持该问题的依据是什么？
3. 家庭护理的短期目标与长期目标有哪些？

（由淑萍）

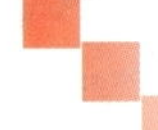

任务三　建立社区居民健康档案

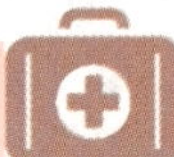

情景描述

小王原来是一所综合医院的临时护士，应聘到某市红星街道社区卫生服务中心工作，主任要求小王先协助整理居民健康档案，面对与原医院不同的工作内容和方式，小王有些困惑。问题：

1. 什么是社区居民健康档案？建立社区居民健康档案的意义有哪些？
2. 如何建立社区居民健康档案？

社区居民健康档案是记录与社区居民健康有关的信息的系统性文件，是社区卫生服务中有效的健康信息收集工具。社区居民健康档案是居民享有均等化公共卫生服务的体现，是医疗卫生机构为居民提供高质量医疗卫生服务的有效工具，是政府及各级卫生行政部门制定卫生政策的重要参考依据。社区居民健康档案记录了社区居民个人、家庭及社区的健康信息，是居民健康管理（疾病防治、健康保健、健康促进等）过程规范、科学的记录。建立社区居民健康档案并进行动态管理是社区护士的工作内容之一。

一、建立社区居民健康档案的意义

社区居民健康档案（community residents' health records）以居民个人健康信息为核心，贯穿整个生命过程，是居民自我保健不可缺少的医学资料，提供居民健康管理所需的信息资源。建立居民健康档案已成为社区卫生服务的基础性工作，可掌握社区居民的基本情况和健康状况，解决居民健康问题，有利于社区护理与全科医疗服务的开展。建立和完善社区居民健康档案具有非常重要的意义。

> **学习要点**
>
> 社区健康档案的概念和建档的意义

1. 掌握社区居民的健康状况及变化　社区居民健康档案的资料来源于社区卫生服务过程的记录，涵盖了各种健康相关因素，动态记录了疾病和潜在的健康问题的变化情况。通过健康档案，可以了解和掌握社区居民健康的一般情况、现状和健康发展变化趋势。

2. 提供连续、综合、有效的社区医疗卫生服务的基础　利用社区居民健康档案能够全面系统地了解患者的健康问题和相关资料，利用社区卫生人力、物力及财力资源，使居住地的居民得到连续、科学的卫生服务，从而为社区居民提供高质量、连续性的医疗保健服务，满足社区居民对医疗护理服务的需求。电子健康档案的建立和发展使社区卫生服务的管理更加方便、科学，社区护士可根据病种对其进行分类管理，以便为社区居民提供更方便、优质、科学的社区护理服务，使社区卫生服务走向系统化、程序化、制度化的科学管理轨道。

3. 为全科医疗和社区护理教学、科研提供资源　健康档案涵盖了社区居民个体及其家庭的基本资料、健康状况等信息，可以用于全科医疗和社区护理的教学及社区卫生服务人员的业务培训中，有利于培养学生的临床思维能力，提高社区卫生服务人员的业务能力和工作经验。利用电子健康档案可以实现对健康信息的数据管理，为全科医疗和社区护理科研提供良好的素材和资料。

4. 提供评价社区卫生服务质量和技术水平的依据　系统的社区居民健康档案反映了社区卫生服务的持续性开展情况和居民的健康状态，是社区卫生服务质量和水平的评价依据。系统的健康档案能够观察到居民得到持续性、全面性社区卫生服务的情况，可以作为评价全科医师和社区护士服务质量和技术水平的工具。

5. 为社会卫生规划提供来源　完整的社区居民健康档案不仅记载了居民健康状况以及与之相关的全部健康信息，还包括了有关社区卫生服务机构、卫生服务人力资源等社区信息。它既可以为社区服务中心和其他部门提供医疗、预防、保健、计划生育、健康教育、康复医疗等需求信息；又可作为医疗管理机构和政府决策部门收集基层卫生服务信息、确定社区卫生投入重要的参考依据。

6. 社区卫生服务工作的医疗法律文书　规范的社区居民健康档案是处理社区医疗护理纠纷的法律依据。社区居民健康档案体现了以人为本、以健康为中心的特色，健康档案的原始记录具有公正、客观等特点，成为基层卫生服务领域内重要的医疗法律文书，可以为司法工作提供参考依据。

二、社区居民健康档案的类型和内容

建立完整的社区居民健康档案包括以问题为导向的病史记录和健康检查记录，以预防为主的保健卡，以及个体、家庭和社区与健康有关的各种完整的记录，目的是使社区医护人员通过社区健康档案较全面地认识社区居民的健康状况、社区家庭问题，完善资源的利用状况，有的放矢地提供社区卫生服务。

（一）社区居民健康档案的类型

学习要点

社区居民健康档案的类型和内容

社区居民健康档案可以分为个人健康档案、家庭健康档案和社区健康档案三个类型。

1. 个人健康档案 包括社区居民个人的健康状况和接受医疗卫生保健服务记录，它记载着个人健康的全部信息。

2. 家庭健康档案 记录与居民健康有关的家庭危机及家庭健康问题的全部资料。

3. 社区健康档案 主要记录社区卫生、社区环境、社区卫生资源利用情况以及居民健康状况等信息。

社区居民健康档案可以分为纸质档案和电子档案。电子健康档案与新农合、城镇基本医疗保险等医疗保障系统相连接，并可实现各医疗卫生服务机构间的数据互通互联，为社区居民跨医疗机构、跨地区就医行为的信息共享提供保证。

（二）个人健康档案的内容

《国家基本公共卫生服务规范》(第三版)中城乡居民健康档案管理服务规范要求，社区居民个人健康档案内容包括档案封面、个人基本情况、健康体检记录、重点人群健康管理记录和其他医疗卫生服务记录。

1. 档案封面 姓名、住址（现住址、户籍住址）、联系方式、所属街道（乡镇）居委会（村委会）名称、建档单位、建档人员、建档日期等信息。

2. 个人基本情况

(1) 一般资料：姓名、性别、年龄、婚姻状况、民族、文化程度（教育年限）、职业、是否吸烟/饮酒、饮食与活动、医疗费用支付方式、社会经济状况等。

(2) 健康资料：既往史和家庭史、药物过敏史、疾病与治疗情况、外伤史、手术史、输血史及家庭成员主要疾病、遗传病史、预防接种史、生活环境等。

3. 健康体检记录 健康检查、体格检查、生活方式、健康状况、疾病诊疗情况、健康问题、健康评价、健康指导等。

4. 重点人群健康管理记录 包括新生儿家庭访视记录、1 岁以内儿童健康检查记录、1～2 岁以内儿童健康检查记录、3～6 岁以内儿童健康检查记录、孕产妇健康管理记录、老年人健康管理记录、慢性病患者健康管理记录（高血压患者随访服务记录、冠心病患者随访服务记录、2 型糖尿病患者随访服务记录、脑卒中患者随访服务记录、恶性肿瘤患者随访服务记录）和严重精神疾病障碍管理记录等。

5. 其他卫生服务记录 主要是接诊记录、会诊记录、双向转诊记录等。

（三）家庭健康档案的内容

家庭健康档案(family health records)是以家庭为单位，记录与家庭健康有关的系统资料。

1. 一般资料 包括家庭成员基本情况（人数、家庭各成员姓名、年龄、性别、职业、教育程度等）、家庭居住地址、居住类型、居住环境、厨房及卫生设施、家用设施、经济状况、垃圾处理、建档单位、建档人员、建档日期等。

2. 健康资料 家庭结构、家系图、家庭功能、家庭生活周期、家庭内外资源、家庭成员个人健康状况等。

3. 家庭健康管理　记录与居民健康有关的家庭危机、生活压力等主要家庭健康问题。以问题为导向的健康记录(problem oriented medical records，POMR)以“SOAP”的形式进行描述记录，SOAP是以问题为导向的健康档案的核心，包括主观资料(subjective data，S)、客观资料(objective data，O)、对健康问题的评估(assessment，A)及健康问题的处理计划(plan，P)。

(四) 社区健康档案内容

社区健康档案(community health records)是记录社区环境特征、社区健康问题、社区健康需求、社区卫生服务状况与资源利用等的系统性资料。社区健康档案将社区作为服务主体，以社区为导向，为社区居民提供整体性、协调性的社区卫生服务。

1. 一般资料　包括社区自然环境状况、社会环境状况、人口学特征、社区经济、社区组织等。社区自然环境主要包括社区的地理位置、辖区范围及饮用水状况、垃圾处理设备等卫生状况及卫生设备。人口学特征主要指标包括社区总人数、社区居民生育率、人口自然增长率等。社区经济状况主要指标是社区居民人均收入、消费水平等，常与社会总产值、人均国民生产总值等进行对比。社区组织是指与社区居民健康相关的社区内组织和机构，如居委会、志愿者协会、疾病康复中心等，要了解这些社区组织提供社区医疗协调性服务的态度和水平。

2. 社区卫生服务资源　社区卫生服务资源是指社区卫生服务机构及社区卫生人力资源状况。

(1) 社区卫生服务机构：社区内已有直接或间接服务于社区居民的专业卫生机构，如社区卫生服务中心(站)等。其服务范围、服务项目、交通情况等均应记录在社区健康档案中，以有利于患者的双向转诊、会诊等工作的开展。

(2) 社区卫生人力资源：在社区各类医护人员及卫生相关人员的数量、年龄结构、职称结构及专业结构等。

3. 社区卫生服务状况

(1) 门诊与转会诊：门诊量、患者就诊原因分类、门诊疾病种类及构成情况、转会诊率、转会诊病种构成、转会诊适宜程度分析及转至科室情况等。

(2) 家庭访视与居家护理：家庭访视人次、家庭访视原因、家庭问题分类及处理情况、家庭病床数等。

(3) 住院统计：包括住院率、平均住院时间、住院患者患病种类及构成等。

4. 社区健康状况　社区居民健康危险因素评估与分析、社区居民健康问题发布、社区疾病谱、死亡谱等。

三、社区居民健康档案的管理

社区居民健康档案能够全面地反映个体、家庭和社区的整体健康水平。因此，社区健康档案的正确建立、使用以及保管非常重要。

知识链接

城乡居民健康档案管理服务规范

《国家基本公共卫生服务规范(第三版)》在城乡居民健康档案管理服务规范中，分别对服务对象、内容(居民健康档案的内容、建立、使用)、流程(确定建档对象流程、居民健康档案管理流程)、要求、考核指标及服务记录做出了明确规定。相关的记录纳入居民健康档案统一管理，考核指标标准由各地根据本地实际情况自行确定。

（一）社区居民健康档案的建立（图 2-4）

1. 建立社区居民健康档案的方式

（1）辖区居民前往社区卫生服务机构接受卫生服务时，由医护人员为其建立社区居民健康档案，根据主要健康问题和服务提供情况进行相应记录，同时为服务对象填写并发放居民健康档案信息卡（医疗保健卡）。

（2）通过入户调查、入户服务、疾病筛查、健康体检等方式，由社区卫生服务机构组织医护人员为居民建立健康档案，根据主要健康问题和服务提供情况进行相应的记录。

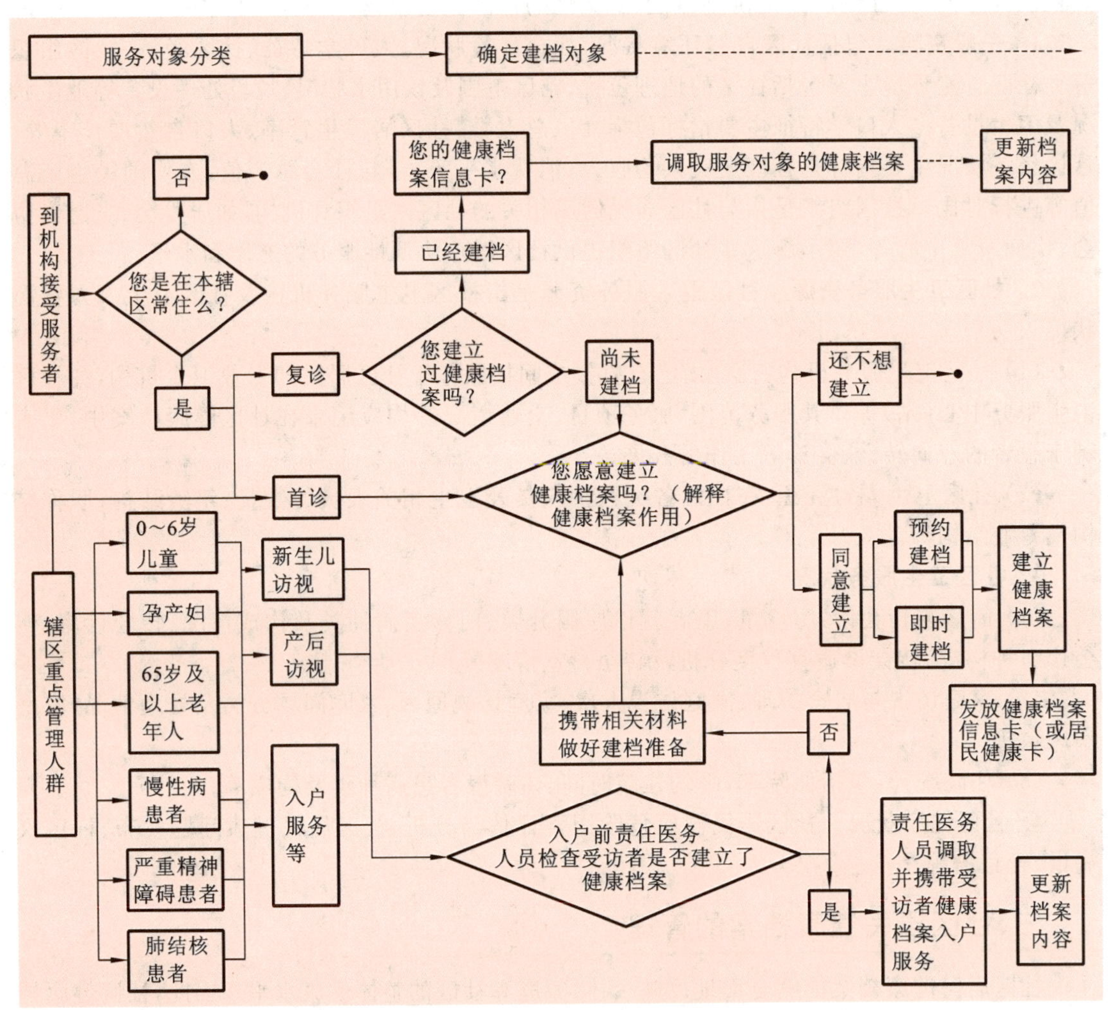

图 2-4　确定建档对象流程图

［来源：《国家基本公共卫生服务规范（第三版）》，城乡居民健康档案管理服务规范］

2. 建立社区居民健康档案的步骤

（1）确认对象是否是本辖区常住居民。

（2）确认建立社区居民健康档案的需要及建档方式。

（3）建立社区居民健康档案。

（4）发放社区居民健康档案信息卡（居民健康卡）。

（5）接受卫生服务时调取服务对象的居民健康档案。

（6）收集与更新档案的健康信息。

（7）保管社区居民健康档案。

（二）社区居民健康档案的管理（图 2-5）

（1）根据《国家基本公共卫生服务规范（第三版）》中城乡居民健康档案管理服务规范建立居民健康档案，并实施规范管理。

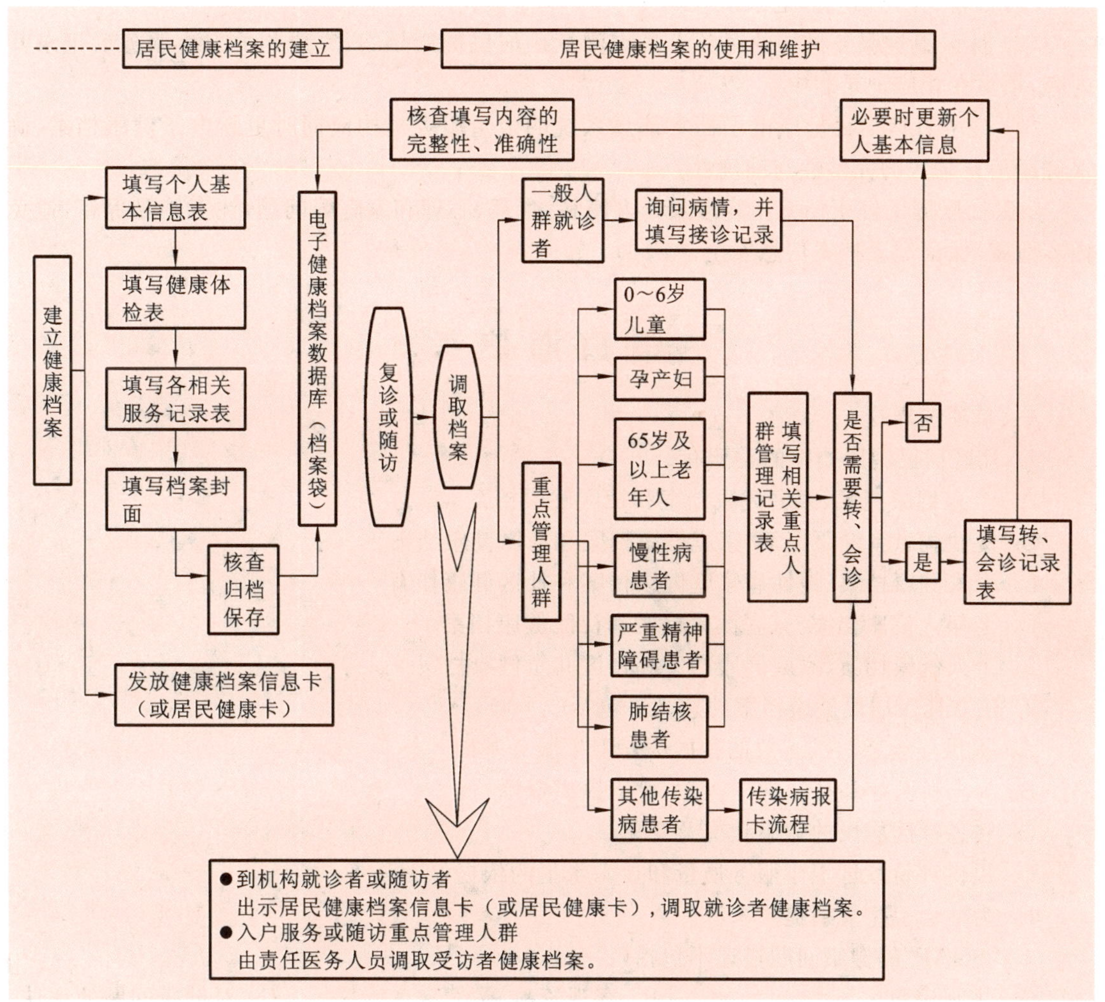

图 2-5　居民健康档案管理流程图

［来源：《国家基本公共卫生服务规范（第三版）》，城乡居民健康档案管理服务规范］

（2）制定和完善社区居民健康档案的建立、保管、使用、健康信息更新等制度。加强健康档案的管理，保障信息安全，提高社区居民健康档案的建档率、完整率、准确率和使用率。完善相应的设备，配备专职人员，妥善保管社区居民健康档案。

（3）在进行健康档案的管理过程中逐步完善健康档案、前瞻性地收集资料，基础资料要保持连续性、动态性更新，推进以电子健康档案为基础的卫生信息化平台建设，推动电子化健康档案工作的开展，实现与基础医疗、公共卫生、医疗保险等居民健康和医疗服务信息衔接，通过互联网方便社区居民查询，提高医疗卫生服务机构的工作效率。

（4）通过互联网信息化手段，实现不同社区卫生服务机构健康信息资源的共享，促进医院与基层医疗卫生机构的双向转诊制度的实施与分工合作，有利于提高医疗卫生服务效率，改善卫生服务质量，节约医疗卫生服务费用等，最大限度地发挥健康档案的作用。

（三）社区居民健康档案的应用

（1）在建档的社区居民到社区卫生服务机构复诊、重点人群健康随访之后，管理人员持社区居民健康档案信息卡（或居民健康卡），调取社区居民健康档案，再由接诊医生根据复诊情况，及时更新、补充相应的记录内容。

（2）社区卫生服务机构的医务人员查阅社区居民健康档案，完成相关卫生服务后记录其内容，填写在相应记录表中。

（3）建立社区居民健康电子档案信息系统的卫生服务机构应同时更新电子健康档案，确保健康信息录入的完整性与准确性。

（4）社区居民健康档案内容涉及个人隐私，生理、心理和家庭等问题，注意隐私保密，避免内容泄露，保证健康档案信息安全。

直通护考

一、单项选择题

1. 社区居民健康档案的类型有（　　）。

A. 个人健康档案、家庭健康档案和社区健康档案
B. 慢性病患者健康档案、家庭健康档案和社区健康档案
C. 个人健康档案、慢性病家庭健康档案和社区健康档案
D. 老年人健康档案、家庭健康档案和社区健康档案
E. 个人健康档案、家庭健康档案和社区儿童健康档案

2. 建立社区居民健康档案的意义不包括（　　）。

A. 提供连续、综合、有效的社区医疗卫生服务基础
B. 为全科医疗和社区护理教学、科研提供资源
C. 熟悉社区居民的健康状况及变化
D. 提供评价社区卫生服务质量和技术水平的依据
E. 为社会卫生规划提供来源

3. “SOAP”的健康问题描述不包括（　　）。

A. 主观资料　　B. 客观资料　　C. 对健康问题的评估
D. 健康问题的处理计划　　E. 健康问题的处理

4. 下列不属于社区居民健康档案内容的是（　　）。

A. 社区基本资料　　B. 社区安全高危因素评估　　C. 社区卫生服务机构
D. 社区人口数量及构成　　E. 社区居民患病资料

5. 建立社区居民健康档案的步骤不包括（　　）。

A. 确认对象是否是本辖区常住居民
B. 确认建立社区居民健康档案的需要及建档方式
C. 发放社区居民联系卡
D. 建立社区居民健康档案
E. 接受卫生服务时调取服务对象的居民健康档案

二、思考题

1. 简述建立社区居民健康档案的意义。
2. 社区居民健康档案的类型及其内容有哪些？

（郝　萍）

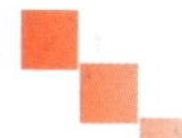

任务四　社区健康教育与健康促进

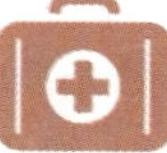

情景描述

改革开放三十多年来，我国居民的健康状况不断改善，但随着生活方式的转变，出现了新的健康问题。其中，与膳食结构不平衡、身体活动不足等生活方式密切相关的慢性病及危险因素水平呈快速上升趋势，不良的生活方式已成为威胁我国人民健康的突出问题。如何帮助人们树立正确的健康观、自觉地矫正不良行为和生活习惯，广泛开展社区健康教育成为提高全民健康水平的一种投资小、回报高的重要方法和途径。问题：

1. 什么是健康教育？
2. 社区健康教育的重点对象是谁？如何开展社区健康教育活动？

一、概述

（一）基本概念

1. 社区健康教育　社区健康教育(community health education)是指以社区为单位，以社区人群为教育对象，以促进社区居民健康为目标而开展的健康教育活动。其目的是引导社区居民树立良好的健康意识，关心自身、家庭乃至社区所存在的健康问题，积极参与社区健康教育与健康促进规划的制定和实施，养成良好的生活习惯和生活方式，增进居民自我保健的知识和技能，以提高个体和群体的健康水平。

> **学习要点**
>
> 社区健康教育的概念、健康促进的策略

开展社区健康教育的核心是促使社区居民改变不良的生活习惯和生活方式，但其中很多行为习惯形成已久，不随个人意愿而改变，并受到文化经济、社会习俗等多方面因素的影响，使得改变不健康行为和生活方式的任务艰巨而复杂。在社区护理工作中，应积极增进有益于健康的相关因素，应用多种方法促进社区居民采纳适宜于自身特点的方式改善健康，按各类人群不同的学习需求和学习起点，设计不同的教育方法和内容。

2. 健康促进 健康促进(health promotion)是在健康教育的基础上发展而来的。1986 年第一届全球健康促进大会发表的《渥太华宪章》指出：健康促进是促使人们提高、维护和改善他们自身健康的过程，是协调人类与环境的战略。这一定义很好地诠释了健康促进的目的和哲理。《渥太华宪章》中提出健康促进活动有以下五点策略。

(1) 发展个人技能：通过健康教育提供健康信息，提高社区居民作出健康选择的技能，使其能有准备地应对人生不同阶段可能出现的健康问题。

(2) 加强社区性行动：充分发动社区群众的广泛参与是加强社区性行动的核心。

(3) 营造支持性环境：人群的健康与周围所处的环境息息相关，包括家庭环境、工作环境、学习氛围、休闲放松环境、社区公共资源、获取健康资源的途径、相关政策法规等。

(4) 制定有利于健康的公共政策：健康促进的政策由多样而互补的各方面综合而成，它包括政策、法规、财政、税收和组织改变等。

(5) 调整卫生服务方向：卫生服务的责任由个人、社区团体、卫生专业人员、医疗保健部门、工商机构和政府共同分担，须多方共同努力，建立一个有助于健康的卫生保健系统。

健康促进是健康教育发展的结果，是新的公共卫生方法的精髓，是实现“人人享有卫生保健”全球战略的关键要素。

知识链接

健康促进与健康教育的区别

分析标准	健康教育	健康促进
内涵与本质	通过教育使群众参与，从而改变行为	强调行为改变，建立可持续的环境支持
方法	以教育为主的知识传播	强调多因素全方位的整合下，组织行为和营造支持性环境
特点	以行为改变为核心，常局限于疾病的危险因素	全社会参与、多部门合作，对影响健康的危险因素进行全方位干预
效果	引起知识、态度、行为的变化，多带来个体健康水平的提高	侧重于个体与群体健康水平的提高及持久性

(二) 社区健康教育的对象、特点、内容和服务形式

1. 社区健康教育对象 在进行社区健康教育时，为了使健康教育的内容更加有针对性，可将社区居民分为四类：健康人群、具有某些致病危险因素的高危人群、患者群、患者家属及照顾者。社区健康教育的重点人群是儿童青少年、妇女、老年人、慢性病患者、残疾人等，对社区从事餐饮、托幼等服务行业的从业者及与毒物、粉尘长期接触的工作人员也应加强相应的健康教育。

2. 社区健康教育特点

(1) 以健康为中心：社区健康教育并非以疾病为中心，而是围绕着健康开展工作。

(2) 具有广泛性：社区健康教育的对象可能是患者，也可能为健康人；可能是个人，也可能是家庭或具有共性的群体。

(3) 具有连续性：社区健康教育以健康为中心，从患病到康复、从新生到死亡，贯穿人的整个生命历程。

3. 社区健康教育内容和服务形式 《国家基本公共卫生服务规范（第三版）》“健康教育服务规范”一节中对社区健康教育内容及形式的阐述如下。

学习要点

社区健康教育的内容

1) 社区健康教育内容

(1) 宣传普及《中国公民健康素养——基本知识与技能(2015 年版)》，配合有关部门开展公民健康素养促进行动。

(2) 对青少年、妇女、老年人、残疾人、0～6 岁儿童家长、农民工等人群进行健康教育。

(3) 开展合理膳食、控制体重、适当运动、心理平衡、改善睡眠、限盐、控烟、限酒、控制药物依赖、戒毒等健康生活方式和可干预危险因素的健康教育。

(4) 开展高血压、糖尿病、冠心病、哮喘、乳腺癌和宫颈癌、结核病、肝炎、艾滋病、流感、手足口病和狂犬病等重点疾病健康教育。

(5) 开展食品安全、职业卫生、放射卫生、环境卫生、饮水卫生、计划生育、学校卫生等公共卫生问题健康教育。

(6) 开展应对突发公共卫生事件应急处置、防灾减灾、家庭急救等健康教育。

(7) 宣传普及医疗卫生法律法规及相关政策。

2) 社区健康教育服务形式

(1) 提供健康教育资料：①发放印刷资料；②播放音像资料。

(2) 设置健康教育宣传栏。

(3) 开展公众健康咨询活动。

(4) 举办健康知识讲座。

(5) 开展个体化健康教育。

二、健康相关行为

(一) 健康相关行为总述

健康相关行为是指个体或团体的与健康和疾病有关的行为，涉及人们生活、工作的各个方面，内容广泛，如充足的睡眠、合理的营养、适宜的运动等。健康教育与健康促进的核心就是改变人们的健康相关行为。按照行为对行为者自身和他人健康状况的影响，可分为以下两类。

1. 促进健康行为 指个体或群体表现出的、客观上有益于自身和他人健康的一组行为。可分为以下六大类。

(1) 基本健康行为：指日常生活中一系列有益于健康的基本行为，如适当的身体活动、适量睡眠等。

(2) 戒除不良嗜好：指自觉戒除和抵制对健康有害的个人偏好，如戒除酗酒、戒除滥用药物、戒除网络成瘾等。

(3) 预警行为：指对可能发生的危害健康的事件预先采取预防措施及能正确处置已发生事故的行为，如驾车时系好安全带，给孩子配置儿童安全座椅，发生火灾后可自救或救人等。

(4) 避免有害环境行为：指主动地以回避、调适或应对方式处理自然环境及社会环境对人体健康带来各种危害的行为。如刚装修完的房屋避免马上入住，采取措施减轻环境污染。

(5) 保健行为：指有效、合理地利用现有的卫生保健服务，以维护自身健康的行为，如患病后及时就诊、定期体检、预防接种等。

(6) 遵医行为:指个体在确诊患有疾病后,积极遵从医嘱检查、用药,配合治疗护理的一系列行为。

2. 危害健康行为 又称危险行为,指偏离个人、他人乃至社会的健康期望,客观上不利于健康的一组行为。可分为以下四类。

(1) 不良生活方式与习惯:一组习以为常的、对健康有害的行为习惯,包括能导致各种成年期慢性退行性病变的生活方式,如高钠盐饮食、偏食挑食、三餐无规律、长期熬夜等。

(2) 致病行为模式:是导致特异性疾病发生的行为模式。目前,国内外研究较多的是A型行为模式和C型行为模式。A型行为模式又称"冠心病易发性行为",其行为特征表现为雄心勃勃,争强好胜,对工作投入,有时间紧迫感,对人怀有潜在的敌意和戒心,具有攻击性;A型行为者的冠心病发病率、复发率和病死率均比正常人高出2～4倍。C型行为模式又称"肿瘤易发性行为",其行为特征表现为情绪过分压抑和自我克制,爱生闷气,表面谦和善忍内心却怒火中烧。研究数据表明,C型行为者食管癌、胃癌、结肠癌、宫颈癌及恶性黑色素瘤的发生率比正常人高3倍左右,并可使癌前病变恶化,促进癌的转移。

(3) 不良疾病行为:个体从感知到自身患病到疾病康复全过程中所表现出来的一系列行为,可发生在任一阶段。常见的行为表现形式有隐瞒、疑病、恐惧、讳疾忌医、自暴自弃、不及时就诊、不遵从医嘱、求神拜佛信偏方等。

(4) 违反社会法律、道德的危害健康行为:如吸毒贩毒、性乱、公共场所吸烟等,这些行为既直接危害个人健康,又严重影响他人健康和社会秩序。

知识链接

七项健康相关基本行为

美国学者布莱斯勒(Breslow)等依据对近7000人为期五年半的研究,发现了七项与人们的期望寿命和良好健康显著相关的简单而基本的行为。它们是:每日正常而规律的三餐、避免零食;每天吃早餐;每周2～3次的适量运动;适当的睡眠(每晚7～8 h);不吸烟;保持适当的体重;不饮酒或少饮酒。

(二) 健康相关行为转变的理论

健康相关行为的转变是一个复杂的过程,国内外专家学者提出了多种健康相关行为转变的理论,目前较为成熟、应用较多的理论模式有知信行模式、健康信念模式、行为转变阶段模式。

1. 知信行模式 "知信行"是知识、信念(态度)和行为的简称,是一个相对简单、相对成熟的理论模式(图2-6),在我国应用广泛。该理论将健康行为的改变分为获取知识—产生信念—行为改变三个连续过程,获得知识和信息是建立正确的信念与态度进而改变健康相关行为的基础,而信念(态度)则是行为改变的动力。

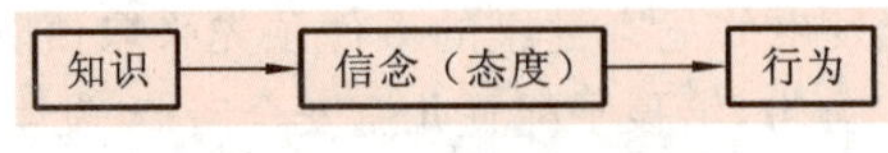

图2-6 知信行模式

知识、信念(态度)、行为之间存在着因果联系,但并不存在必然性。引导教育对象对知识进行积极的思考，对自己的行为职责产生强烈的责任感，从而逐步形成信念，当知识上升为信念，就有可能采取积极的态度去转变行为。例如，喜食腌制食物作为个体的一种危害健康的行为已存在多年，并形成了一定的行为定式，要改变这个不良的饮食习惯，需要先使其了解腌制食品中含有较多的硝酸盐和亚硝酸盐，可与肉中的二级胺合成亚硝酸胺，是致胃癌的直接原因，长期食用还会加重肾脏负担，增加患高血压的风险。了解了大量进食腌制食物危害健康的知识和信息后，个体才会进一步形成不能为了满足口感和口味而影响健康的信念，从而逐渐减少对腌制咸菜的摄入，改为多吃新鲜蔬菜，化知识为信念并付诸行动。

在促使人们健康行为形成的实践中会遇到很多"知而不行"的情况，如：明知吸烟有害健康，但却无法戒除；明知毒品的危害，却按捺不住自己的好奇心去吸食。要使知识转化为行为改变，仍然是一个非常漫长而复杂的过程，多种因素可影响知识到行为的顺利转化。此外，该模式无法指导社区护理人员深入分析教育对象的影响因素，缺少对其需求、行为条件及场景的考虑，有一定的局限性。

2. 健康信念模式　由美国社会心理学家霍克巴姆提出，用于解释人们的预防保健行为，特别是分析哪些因素影响人们的遵医行为。该模式不仅用于解释健康行为的变化和维持，也成为指导行为干预和促进健康行为形成的重要理论框架，如它被成功应用于汽车安全带的使用、探索各种长期和短期健康行为问题，包括性危险行为与艾滋病的传播等(图 2-7)。

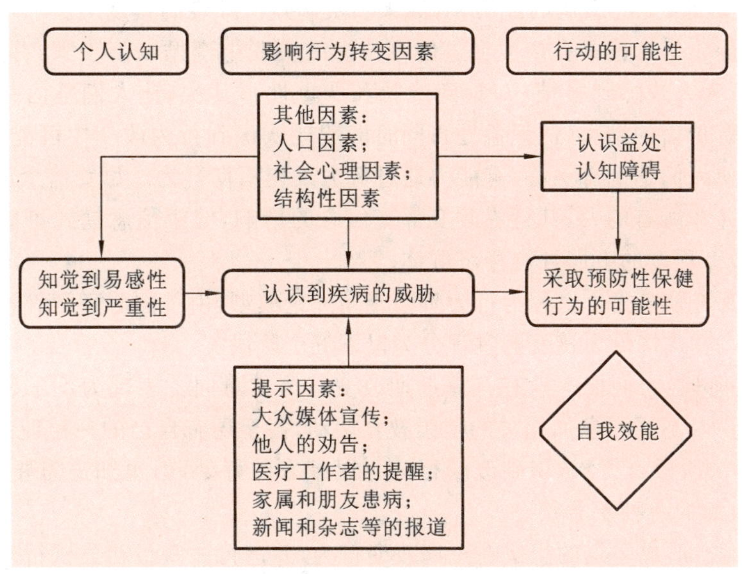

图 2-7　健康信念模式

该模式是基于信念可以改变行为的逻辑推理，如果人们相信毒品有害于健康，就不会去接触；如果知道日本核辐射海鲜有害于健康，人们就不会去购买。健康信念的形成受到以下几方面因素的影响。

1）对疾病或危险因素的威胁及严重性的认知

(1) 知觉到易感性：个体对罹患某种疾病可能性的个人评估，其尺度取决于个人对健康和疾病的主观知觉。某些疾病发病率高，流行范围广，易感性就高，如 H7N9 型禽流感流行期间，人们认识到该病易传播感染，从而采取避免接触疫禽、吃煮熟鸡蛋等主动预防行为；而发生相对较遥远、可能性不大的危害则关注度较低，如年轻人认为吸烟致肺癌要到六七十岁才会发生，便很难将戒烟付诸行动。

(2) 知觉到严重性：个体对罹患某种疾病严重性的认识，例如那些相信肥胖会危害健康的人可能会有控制体重的动机。

2) 对健康行为或戒除某种行为的障碍和益处的认知

(1) 认知障碍：人们对采纳或放弃促进健康行为所遇困难的认识，是使行为巩固持久的必要前提，如时间花费的长短、投入费用的高低、带来痛苦的程度、造成的不便等。

. (2) 认识益处：个体相信采纳某些健康行为确有好处，可以减少疾病的发生或减轻疾病的严重程度，如糖尿病患者在知晓锻炼身体能帮助降低血糖后开始坚持适量运动。

(3) 自我效能：个体对自己有能力执行某一特定行为并达到预期结果的评价和判断，如成功地执行一个可导致期望结果(如戒除酗酒)的行为。

(4) 提示因素：诱发健康行为产生的因素，包括大众媒体的宣传、新闻杂志的报道、周围人群的劝告、医疗工作者的提醒、家属和朋友的患病等。如："医生说我再吸烟，心脏支架也不能救命。""艾滋病太可怕了，我的朋友发现患病后不到一年就去世了。"

3) 其他相关因素

(1) 人口因素：性别、年龄、种族、民族、籍贯等。

(2) 社会心理因素：性格、社会阶层、来自朋友同事及他人的影响等。

(3) 结构性因素：此前患病的经历、对健康和疾病知识知晓的程度等。

综上所述，健康信念模式在产生促进健康行为的实践中遵循以下步骤：首先，充分让人们对他们目前的行为方式感到害怕(知觉到威胁和严重性)；其次，让人们坚信一旦改变不良行为，会得到非常有价值的结果(认识益处)；同时清醒地认识到行为改变中可能出现的困难(认知障碍)；最后，使人们感到有信心、有能力通过努力改变不良行为。尽管信念可以影响行为的改变，但实际上并非所有的人，其行为改变都受信念的影响，健康信念模式可能更适用于拥有平均水平以上教育程度的上层社会经济群体。

3. 行为转变阶段模式 也称为行为阶段转变理论模型，由美国心理学教授普罗察斯卡于1983年提出。该模式将行为转变的过程分为以下五个阶段。

(1) 无准备阶段：人们根本没有打算近期改变行为的意向。表现为不乐意谈论或考虑自己现存的危害行为，不愿意参加相关的健康教育活动，甚至还有自己的一套理论来抵制。

(2) 犹豫不决阶段：已经认识到改变行为可以带来的好处，但也知道需要付出代价，在收益与障碍之间权衡的一种矛盾状态。

(3) 准备阶段：形成坚定的想法在近期改变行为，并进行一些最初尝试行动。如向医护人员咨询、了解疾病的相关知识、制定行动计划、摸索自我改变方法等。

(4) 行动阶段：开始采取行动改变危害健康行为，如戒烟应为完全戒除。此阶段存在较大反复风险，最需要专业人员和家人的鼓励支持。

(5) 维持阶段：采取行动改变行为已坚持了最低限度的期限(6个月以上)。这一阶段需要不断巩固强化、维持，减少诱惑及增加信心等有利于保持这一状态。

行为转变阶段模式目前发展迅速，在诸多成瘾性行为的矫正、慢性非传染性疾病不良习惯的干预中具有较强说服力，对行为干预有着良好的指导作用，发展应用前景广阔。

三、社区健康教育程序

为使健康教育活动更好地开展，可按照护理程序逐步实施，具体可分以下五个步骤。

（一）社区健康教育评估

学习要点

社区健康教育程序的五个步骤

社区健康教育评估，又称需求评估，是进行社区健康教育工作的第一步，评估小可至个人，大可至整个社区。采用多种方法收集资料，详细了解受教育对象，有的放矢地开展社区需求评估，从而为计划的制定提供必要的资料、可靠的数据与依据。

1. 评估方法 社区护士针对不同的对象应采取不同的评估方式，如召开座谈会集中讨论、进行家庭访视与社区居民面对面交谈、分析文献资料、流行病学调查等。但不管采用哪种评估方法，都需要评估对象或家属参与到评估过程中来，护理人员协助其认识自身存在的问题。

2. 评估内容 实际评估工作中，可以从生理状况、心理状况、生活方式、学习能力、生活社会环境、医疗卫生服务等方面收集相关资料。收集来的资料要全面，并能反映真实情况。

（二）社区健康教育诊断

社区健康教育诊断是确定健康问题的过程，指对评估所收集资料进行分析和判断，找出与健康教育相关的问题，分析导致各种问题的主要原因、影响健康的行为因素。社区个体及群体存在的健康问题是多方面、多层次的，在社区资源、人力有限的情况下，优先解决最为迫切、重要的问题。确定顺序的依据可按健康问题的严重性、迫切性、普遍性、可干预性、有效性、可接受性、经济性等原则确定。

（三）制定社区健康教育计划

社区健康教育计划在整个教育活动中起着目标、内容、方法、步骤及其发展方向的控制作用。在计划制定过程中，应注重以社区居民为中心，利用可行的资源，鼓励教育对象参与其中，科学地制定项目计划。

1. 确定健康教育目标 社区护理人员结合教育对象的实际情况确定健康教育目标，所制定目标必须是明确、具体和可被测量的，它是健康教育活动的指南，也是效果评价的标尺。可将目标分为长期目标和短期目标。

(1) 长期目标：亦可称总目标或最终目标，是宏观、远期、较为系统的指标，例如通过开展"无烟社区"活动，营造有益于健康的生活环境，提高社区居民的健康水平。

(2) 短期目标：又称为具体目标，为实现总目标所要达到的具体结果，是具体、可测量、可实现、可行、有时间性的指标。在短期目标的表述中应包含以下六种要素："4W"和"2H"，即 who——对谁？what——实现什么样的目标？when——多长时间内？where——在哪里或什么范围内？how much——变化程度有多大？how to measure it——如何测量这种变化？例如"无烟社区"活动开展一年后，德宽社区医疗机构内男性医务人员戒烟率达到 35%以上。

2. 确定健康教育目标人群 目标人群即计划干预的对象或特定群体。一般可将目标人群分为三类：一级目标人群，是项目将直接干预的存在问题的人群，例如推广母乳喂养健康教育项目中的一级目标人群是社区内的孕产妇；二级目标人群，与一级目标人群关系密切或对其有重要影响的人，例如患者的家人、病友、医护人员等；三级目标人群，对一级目标人群的知识、信念、行为有间接影响的人群，如领导、行政决策者、经济支持者和权威人士、专家等。

3. 确定健康教育内容 教育内容应根据受教育对象的具体情况决定，确保其针对性。

4. 确定健康教育形式 开展健康教育的形式可多样化，可选择语言教育、文字教育、形象化教育、电化教育、案例教育等方法。具体可以组织糖尿病病友知音会、抗癌明星事迹介绍、专家讲座、发放宣传册、示范新生儿脐带护理方法等。

5. 确定健康教育场所、日程 根据受教育对象的特点，选择适宜的场所，安排好具体时间和日程。如瘫痪的患者应在其家中进行，指导健身活动时可在户外、广场等地开展。

6. 确定健康教育活动预算 合理分配、节约资源，使效益最大化。

7. 确定健康教育评价方案 评价贯穿健康教育活动始终，计划中制定好评价方案。

（四）实施健康教育计划

实施教育计划，就是将科学的计划落实为具体操作的过程。这是一个连续、动态的过程，可包括以下四个执行步骤。

1. 培训工作人员 通过系统的培训和学习增强实施工作人员的专业知识和技能水平、协调联络能力、激发工作热情。

2. 制定时间表 具体说明计划执行日程、工作内容或任务完成的日期及负责人，在时间和空间上将措施、活动进程等进行整合。

3. 广泛宣传动员 计划的成效在很大程度上取决于宣传动员的力度，动员前努力取得社会各界特别是决策层、新闻界的支持，引起受教育对象的重视，协调社会各界的力量。

4. 实施完善的计划监测和质量控制 在健康教育计划执行过程中及时发现问题，及时协调沟通，监督和保障计划按进度和质量进行。

（五）社区健康教育评价

社区健康教育评价是指社区护理人员对照计划进行的检查和总结。根据评价内容、指标和方法的不同，可将其分为两大类。

1. 过程评价 对计划的全过程进行的评价，始于健康教育开始执行之时，贯穿于整个计划实施的始终。通过过程评价可及时发现计划执行中存在的问题，有针对性地对计划进行修订，监督计划执行的质量，保证健康教育目标的实现。常用的指标有干预活动覆盖率、健康教育材料拥有率、干预活动参与率等。

2. 效果评价 针对健康教育项目活动的作用和效果进行评估。根据干预变化的时效性，可分为近期、中期和远期效果评价。近期和中期评价又称效应评价，远期评价又称为结局评价。

（1）近期效果评价：针对知识、信念、态度的变化进行评估。如卫生知识知晓率、卫生知识合格率、健康信念形成率等。

（2）中期效果评价：对目标人群的行为改变进行评估。如行为改变率、健康行为形成率等。

（3）远期效果评价：对计划实施后目标人群健康状况、生活质量变化的评价。评价的指标有两类：一类是反映健康状况的指标，包括生理健康指标（如体重、血压等）、心理健康指标（如人格测量指标、智力测验指标等）、疾病与死亡指标（如发病率、死亡率等）；二是反映生活质量的指标，包括生活质量指数、功能状态量表、生活满意度指数等。

直通护考

一、单项选择题

1. 第一届全球健康促进大会发表《渥太华宪章》是在（　　）。

A. 1948 年　　B. 1968 年　　C. 1975 年　　D. 1986 年　　E. 1996 年

2. 知信行模式中强调的关键步骤是（　　）。

A. 知识的传播 B. 知识的吸收 C. 信念的形成 D. 行为的养成 E. 技能的掌握

3. 儿童定期进行预防接种属于促进健康行为中的(　　)。

A. 预警行为　　B. 保健行为　　C. 避免有害环境行为

D. 遵医行为　　E. 基本健康行为

4. 下列健康教育计划目标中符合 4W 和 2H 的是(　　)。

A. 通过本活动,本社区产妇基本掌握母乳喂养方法

B. 通过实施爱婴健康教育 3 年计划,有效保护和促进母婴健康

C. 母乳喂养推广计划实施 2 年后,黄山市住院产妇母乳喂养率由 50%提高到 85%

D. 计划实施 3 年后,血糖水平降至正常

E. 通过本次活动,使社区高血压患者掌握如何自我测量血压

二、思考题

1. 社区护理人员在人民路小学为 300 名学生进行体检,体检结果中有 82 名同学视力异常,经调查发现暑假中有 83%孩子在家中每天看电视、玩电脑手机的时间持续 4 h 以上,家长与儿童对眼睛保护相关知识均了解不多。针对以上情况,社区护士可以选取的健康教育方法有哪些?有哪些内容?如何开展?

2. 刘嘉,男,46 岁,已婚,研究生文化,专栏作家。因高血压病入院,入院后病情稳定,现已出院回家。该患者体型肥胖,平日喜食红烧肉,较少吃蔬菜水果;经常吸烟喝酒,因工作关系久坐熬夜运动少;性格外向,易激动。其父亲因冠心病于两年前去世。请为该患者设计一份完整的健康教育计划。

(汪婷婷)

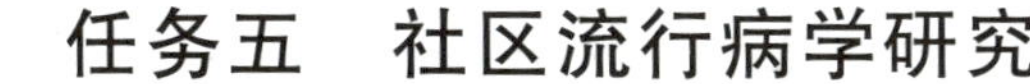

任务五　社区流行病学研究

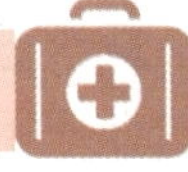

情景描述

社区护理以社区人群为工作和服务对象,既要了解社区人群的健康和疾病状况,还要找出人群疾病或健康问题的发生原因及规律,提出相应的预防、治疗和护理措施,并正确评价这些措施的效果。流行病学通过对人群健康和疾病状况的观察记录,研究分析疾病发生、发展的原因和分布规律,并研究疾病的防治及促进健康的策略和措施。因此,在社区护理实践中运用流行病学知识可以提高社区护理工作质量,更好地实现社区护理的目标,提高社区居民健康水平。问题:

1. 流行病学的研究范围和用途是什么?常用的研究方法有哪些?

2. 社区流行病学常用的统计指标有哪些?

一、流行病学概述

（一）流行病学的定义

流行病学(epidemiology)是研究疾病和健康状态的分布及影响因素，以及制定和评价预防、控制和消灭疾病及促进健康的策略与措施的科学。它是预防医学的一个重要学科，是在人类预防疾病和促进健康的过程中发展起来的。

早期流行病学被认为是研究传染病流行的科学。1931 年，英国 Stallybrass 提出："流行病学是研究传染病的主要原因、传播蔓延及预防的学科。"20 世纪 50 年代以来，人类健康状况发生了转变，流行病学的定义从传染病扩大至非传染病。1970 年，Mac Mahon 提出："流行病学是研究人群疾病频率的分布及其影响因素的科学"。20 世纪 80 年代，随着医学模式的转变，流行病学的研究目标由衡量疾病的发生转向探索和评价危险因素、控制疾病、促进群体健康。1995 年，JM Last 将流行病学定义为："研究特定人群中疾病和健康状态的分布及其决定因素，以及防治疾病和促进健康的策略和措施的科学。"在长期实践的基础上，我国学者也给出了科学的定义："流行病学是研究疾病和健康状况在人群中的分布及其影响因素，并研究制定和评价预防、控制和消灭疾病以及促进健康的策略和措施的科学。"

根据流行病学定义的认识发展过程，可归纳出四个基本内涵：①流行病学的研究已由单纯性的传染病扩大至非传染病，并从疾病扩大引申到健康和与健康相关的事件；②研究内容的重点是研究疾病和健康状态的分布及影响因素；③研究的目的是为控制、消灭疾病和促进人类健康提供科学的决策依据；④流行病学是从群体水平研究疾病和健康状况(这是区别于其他医学学科最显著的特点)。

学习要点

流行病学的定义，流行病学的研究范围、用途和常用研究方法

（二）流行病学的研究范围和用途

1. 描述疾病或健康状况的分布 可以用流行病学研究来描述在不同地区、不同时间及不同人群中疾病或健康状况的分布状况，为某些病因或流行因素提供线索，为制定卫生策略提供基本资料和科学依据。

2. 探讨病因及影响因素 可以用流行病学研究探讨疾病的病因，建立、检验及验证病因假设，探讨疾病的相关因素。

3. 临床诊断、治疗方法的评价及预后估计 可以用流行病学的原理和方法科学地评价临床诊断的效果，提高临床医师的诊断水平。严格的流行病学实验，有助于临床的合理用药及治疗方案的选择。流行病学方法还可以用来估计疾病的预后，预测疾病的结局。

4. 疾病的预防和控制 通过对疾病的病因、分布和流行因素进行调查研究，可以达到预防控制疾病的目的，其中疾病监测是预防疾病的重要手段。

5. 疾病防制的效果评价 疾病防制和健康促进的效果评价，以及医疗、卫生及保健政策和策略的制定，均需要以人群研究的结果为依据，建立在科学的流行病学研究的基础之上，这是流行病学的特殊功能。

（三）社区流行病学的定义及用途

1. 社区流行病学的定义 社区流行病学(community epidemiology)是用流行病学的方法来研究社区人群的健康。它是通过对社区人群中疾病和健康状况的分布及其自然环境、机体

和社会影响因素的研究，探索疾病病因、开展疾病防治、改善人群健康、建立和评价疾病的防治策略和措施的一门学科。因此社区流行病学是在社区群体水平上预防、控制和消灭疾病的重要方法学。

社区流行病学已深入到社区医药卫生和公共卫生事业的各个领域。它既涉及疾病又涉及健康，既解决实际问题又深入研究，既考核措施效果又评价卫生决策。

2. 社区流行病学的用途

(1) 了解社区居民的健康状况、进行社区诊断：运用社区流行病学方法可以了解社区居民的健康状况、疾病谱，从而找出危害社区居民健康和生命的疾病和问题，以便确定社区防病工作重点和重点人群。同时，通过流行病学的研究可以早期发现患者，以便早诊断、早治疗。

(2) 社区疾病监测：疾病监测是贯彻预防为主方针的重要措施。社区疾病监测可以发现与疾病有关的高危人群，并且它是考察社区流行病学工作的一个动态过程，是一项主动的工作，一旦疾病暴发，便于及时采取行动。

(3) 研究疾病的影响因素及进行社区干预：通过社区流行病学的调查研究，可以发现社区中影响居民健康的主要疾病及相关病因线索，并可探索疾病与病因之间的因果关系及联系强度，同时可以利用社区干预试验方法对社区卫生问题进行干预。

(4) 制定社区卫生计划、进行社区卫生需求评估和社区健康项目评价：采用社区流行病学的调查方法获取社区疾病或健康状况资料可以为制定社区卫生计划、进行社区卫生需求评估等提供依据。此外，对社区健康项目检测和评价各阶段的进展情况、干预效果等也需要应用流行病学的方法来完成。

(四) 流行病学常用的研究方法

流行病学的首要任务是探讨疾病或健康状况在人群中的分布及影响因素，为制定疾病预防和健康促进的策略措施提供依据。为完成这一任务，流行病学形成了独特的研究方法体系，这些研究方法可分为三大类：观察法、实验法及理论流行病学研究。

1. 观察法　观察法就是在自然状态下对研究对象进行观察，将研究对象的情况如实地记录描述出来。它分为描述性研究(descriptive study)和分析性研究(analytical study)，前者仅对疾病的“三间”分布或可疑病因的分布进行描述，以提示防治的重点或提供病因线索，常用的方法有现况调查、筛检等；后者是进一步在选择的人群中对所假设的病因或流行因素进行探讨，验证所提出的假说，它有两种主要方法：①病例对照研究，是指从疾病(结果)开始去探讨原因(病因)的方法，由于时间上是回顾性的，所以又叫回顾性研究；②队列(或群组、定群)研究，是指从有无可疑原因(病因)开始去观察是否发生结果(疾病)的研究方法，从时间上是前瞻性的，所以又称前瞻性研究。观察法仅“旁观”研究对象，不加以任何干预措施。

2. 实验法　又称流行病学实验，是对研究者直接控制下的群体的实验研究。根据研究对象的不同，可分为临床实验、现场实验和社区干预实验。它与观察法最根本的区别在于研究者对研究对象施加了实验因素(即干预措施)，并由研究者控制实验条件，以观察实验因素对疾病或健康的影响。它不同于一般医学基础学科的实验，它的研究对象是人群。

3. 理论流行病学研究　又称为数理性研究，是将流行病学调查所得的资料和数据，建立有关的数学模型或用计算机仿真，以此对将来的发展趋势进行预测，同时从理论上探讨不同防制措施的效果，它是对现有流行病学方法的不断补充、改进和完善。

二、疾病的分布与流行强度

（一）疾病的分布

疾病的分布(distribution of disease)是指疾病在不同人群、不同时间、不同地区中的频率与分布的现象，简称三间分布。它是流行病学研究的起点和基础。

疾病的分布是变化的动态过程，它可受到自然环境和社会环境的影响而变化。每种疾病都具有特异的有一定规律的分布特征。

知识链接

流行病学研究的开端

1854 年，伦敦爆发霍乱，10 天内夺去了 500 多人的生命。根据当时流行的观点，霍乱是经空气传播的。但是约翰·斯诺(John Snow)医师并不相信这种说法，他用标点地图的方法研究了当地水井分布和霍乱患者分布之间的关系，发现在宽街(Broad Street，或译作布劳德大街)的一口水井供水范围内霍乱罹患率明显较高，最终凭此线索找到该次霍乱爆发的原因：一个被污染的水泵，明确霍乱是经水传播的。人们把水泵的把手卸掉后不久，霍乱的发病明显下降。约翰·斯诺在这次事件中的工作被认为是流行病学研究的开端。

（二）疾病的流行强度

学习要点

疾病的三间分布和流行强度

疾病的流行强度是指疾病在某地某人群中一定时期内发病数量的变化及其病例间联系的程度。描述疾病流行强度的术语有散发、流行和暴发。

1. 散发 散发(sporadic)是指某病在一定地区的发病率呈现历年来的一般水平，且各病例间无明显联系。确定是否散发一般与同一疾病、同一地区前三年的发病率水平相比较，如当年的发病率未明显超过历年的一般发病率水平时为散发。

形成散发的原因：①某病在当地常年流行，居民有一定的免疫力或因疫苗接种维持人群一定的免疫水平；②以隐性感染为主的传染病；③传播机制难以实现的传染病；④潜伏期长的传染病。

2. 流行 流行(epidemic)是指某地区某病发病率明显超过历年的散发发病率水平。明显超过一般是指超过 3～10 倍。流行与散发是相对的，只能用于同一地区、不同时间、同一种疾病历年发病率之间的比较。有时某病的流行在短期内跨越省界波及全国甚至超出国界、洲界，形成大流行。

3. 暴发 暴发(outbreak)是指在一个局部地区或集体单位的人群中，短时间内突然发生许多临床症状相似的病例的现象。暴发的患者大多具有共同的传染源、传播途径或致病源，大多数患者常出现在该病的最长潜伏期内。

（三）疾病的分布形式

在广泛收集资料的基础上，应用相关的流行病学指标对疾病的分布进行系统的描述，可以认识疾病的分布规律，并可分析造成这种分布的原因，从而为病因及流行因素的进一步研究指明方向，为疾病的治疗及预防提供依据。

1. 人群分布　疾病的分布常因人群的社会特征不同而呈现不同的分布状态。在不同年龄、性别、职业、种族、阶层、婚姻状况、家庭情况和行为特征的人群中，疾病的发病率常有显著差别。研究疾病在不同社会特征人群中的分布有助于确定危险人群及探讨病因和流行因素。

(1) 年龄：年龄是人群分布中最重要的因素，几乎各种疾病的发病率或死亡率都与此变量有关。一般来说，慢性病有随年龄增长而发病率增加的趋势，而传染病则有随年龄增长而发病率减少的趋势。引起年龄分布差异的因素主要如下：①免疫水平差异；②暴露于病原因子的机会和水平不同；③预防接种或某些防治措施的作用。

(2) 性别：多数疾病的发病率都有一定的性别分布差异。由于暴露机会不同造成传染病发病率的性别差异，如男性常因下田劳动接触疫水机会较多，造成钩端螺旋体病和血吸虫病感染率高于女性。另外，除乳腺癌和宫颈癌外，大多数癌症的死亡率都是男性高于女性，如膀胱癌、胃癌、肝癌、肺癌及食管癌等。地方病如克山病和地方性甲状腺肿等的发病表现为女性高于男性，这可能与女性妊娠、哺乳及其他特殊生理活动有关。

(3) 职业：许多疾病的发生与职业有密切联系，其原因主要与暴露于某些职业性有害因素有关。如从事碎石作业暴露于二氧化硅(SiO_2)的工人易患矽肺、间皮瘤；暴露于石棉作业的工人易患肺癌；生产联苯胺的工人易患膀胱癌等。一些传染病的发生也与职业密切相关，如皮毛厂的工人易患炭疽；北方森林伐木工人易患森林脑炎等。此外，不同职业人群的体力劳动强度和精神紧张度也与疾病发生有关，如脑力劳动者的冠心病和高血压病发病率高，而汽车司机和飞行员则易患高血压病和消化性溃疡病。

(4) 民族与种族：不同民族和种族之间的疾病发病频率和死亡频率有明显差异。如我国食管癌具有显著的民族分布特点，哈萨克族发病率最高，苗族最低；美国宫颈癌在黑人中显著多发，乳腺癌在白人中多发。造成疾病种族和民族差异的主要原因是：①遗传因素；②生活和风俗习惯；③民族定居点所处的自然环境和社会环境。

(5) 婚姻和家庭：婚姻状况对人的健康有很大影响，家庭成员的数量、年龄、性别、免疫水平、文化水平、风俗习惯、嗜好等对疾病分布也会产生影响。

(6) 流动人口：流动人口是传染病暴发流行的高危人群，对疾病的暴发流行起着加剧的作用，是疫区和非疫区间传染病的传播纽带，对传播疾病起着不可忽视的作用。流动人口对落实儿童计划免疫增加了难度，为疾病的防治提出了一个亟待解决的新问题。

(7) 行为不良：目前已公认不良行为生活方式可导致多种疾病的发病率升高。最常见的不良行为有吸烟、酗酒、吸毒、不当性行为、静坐生活方式等。如吸烟与慢性支气管炎及肺癌的发病密切相关，也是心血管疾病的高危因素。

2. 时间分布　疾病是随时间而不断变化的动态过程，其变化形式包括短期波动、季节性、周期性和长期变异。探究疾病的时间分布及其影响因素，有助于探索病因和流行因素及对疾病的流行进行预测、预防和控制。

(1) 短期波动：短期波动(rapid fluctuation)是指某病在短时间内的患者数突然大量增多的现象。主要是因为短时间内大量人员接触同一致病因子所致，表现为暴发或时点流行。

(2) 季节性：季节性(seasonality)是指疾病在一定的季节内呈现发病率升高的现象。如细菌性肠道传染病，在夏秋季节发病率升高；出血性脑卒中及冠状动脉性猝死在冬季发病率升高。

(3) 周期性：周期性(periodicity)是指疾病依规律性的时间间隔发生流行。呈周期性流行的疾病多为呼吸道传染病，并以流行性感冒为主。如甲型流行性感冒 10～15 年发生一次世界大流行。

(4) 长期变异：长期变异是指疾病在长时间内(通常为几年或几十年)其发病率、死亡率、感染类型、病原体种类、临床表现等发生显著变化的现象，又称长期趋势。

3. 地区分布 疾病的地区分布受自然环境和社会条件的影响，其分布特点反映了致病因子地区作用的差异性。研究疾病的地区分布常可为病因学研究、流行因素的研究提供线索，为制定防治对策提供科学依据。

(1) 疾病在国家间的分布：疾病在世界各地的分布是不同的。有些疾病只存在于某一地区，如黄热病只见于非洲、南美洲，与埃及伊蚊的分布相一致。大多数疾病全球各地均可见，但分布不均衡，如亚洲、非洲的肝癌死亡率较高，美洲、北欧和西欧的乳腺癌发病率较高。

(2) 疾病在国家内的分布：疾病在一个国家内的分布也有差别。如我国高血压的发病率从南到北依次增高，这可能与从南到北依次增高的日食盐摄入量有关。

(3) 疾病的城乡分布：许多疾病都表现出城乡差异。因城市人口稠密、流动人口多、环境污染严重等，导致呼吸道传染病城市高于农村。而农村因人口稀疏、交通不便、卫生条件相对较差等，其肠道传染病、寄生虫病及农药中毒等发病率显著高于城市。

(4) 疾病的地方性：地方性(endemic)是指由于自然环境和社会因素的影响，导致某些疾病在某地区的发病率较高或只在该地区存在的现象。包括以下三种。

①自然地方性：某疾病的地方性与该地的自然环境密切相关。如血吸虫病、疟疾、地方性甲状腺肿、地方性氟中毒等。

②自然疫源性：某些疾病的病原体在自然界的野生动物中延绵繁殖，能在一定条件下传染给人致病的现象。如鼠疫、森林脑炎及恙虫病等具有自然疫源性。

③统计地方性：由于生活习惯、卫生条件或宗教信仰等因素导致疾病分布的地方性，这种情况与当地的自然条件无关。如由于某地的卫生条件差、卫生习惯及饮水不佳，导致痢疾等肠道传染病经常在该地流行。

三、社区常用流行病学研究方法

(一) 现况调查

现况调查(prevalence survey)又称现患调查或横断面调查，是在特定时间内调查特定范围内人群中的某病或健康状况的分布，并研究有关变量与疾病或健康的关系。

1. 现况调查的目的和用途

> **学习要点**
>
> 现况调查的用途、种类，抽样的方法，病例对照研究与队列研究的概念、特点及优缺点

(1) 属于观察法的描述性研究，可描述在特定时间、地区和人群中疾病或健康状况的分布特点，为疾病防治提供依据。

(2) 提供疾病致病因素的线索。

(3) 进行疾病监测，为评价防制措施及其效果提供有价值的信息。

(4) 确定高危人群，以达到早期发现、早期诊断和早期治疗的目的。

(5) 确定各项生理指标和正常参考值范围。

2. 现况调查的种类

1) 普查　普查(census)是指在特定时间内对特定范围内人群中的每一成员进行的全面

调查或检查。按照研究目的可分为以了解人群中某病的患病率或健康状况为目的和以早期发现患者为目的(筛检)两种。普查应答率一般要求在85%以上。普查适用于有下列特点的疾病:①患病率高;②有简便诊断方法;③有切实的治疗方法。

(1) 普查的优点:①能提供疾病分布情况和流行因素或病因线索;②能起到普及医学科学知识的作用;③能发现人群中的全部病例,使其得到及时治疗。

(2) 普查的缺点:①工作量大,难免有遗漏;②需要大量人力、物力,成本高;③一般不能获得发病率资料。

2) 抽样调查　抽样调查(sampling study)是指只调查某人群中有代表性的人(样本),再依据调查结果估计出人群中某病的患病率或某特征的情况,即以样本推论总体的调查方法。

(1) 抽样调查的原则:要从某人群中抽取具有代表性的样本,就必须遵循随机化原则和样本大小适当的原则。随机化原则是指整个研究人群中每一个单位被选入样本的概率相等。样本大小适当的原则是指样本应达到一定数量,样本过小时所抽出样本的代表性不够,样本过大时浪费人力、物力等。

(2) 抽样的方法:主要有以下几种。

①单纯随机抽样:单纯随机抽样(simple random sampling)是指按一定方法从总体中抽取部分单位组成样本。常用的是利用随机数字表。如果抽样范围小,也可以用抽签、抓阄的方法。

单纯随机抽样的优点是简便易行,缺点是在抽样范围较大时,工作量太大,难以采用,而抽样比例较小、样本含量较小时,所得样本代表性较差,所以其不适用于抽样范围大、抽样比例小及样本小的情况。

②系统抽样:系统抽样(systematic sampling)又称机械抽样、等间隔抽样,它是先将总体按照一定的顺序编号,再每隔若干个观察单位机械地抽取一个观察单位组成样本的抽样方法。

系统抽样优点是简便易行,样本的观察单位在总体中分布均匀,抽样的代表性较好。缺点是如果总体观察单位的排列顺序有周期性,则抽取的样本可能有偏倚。

③分层抽样:分层抽样(stratified sampling)是将调查的总体按照不同的特征,如年龄、性别、居住条件、文化水平等分成若干层,然后在每层中进行随机抽样的方法。分层抽样要求各层层内差异尽量小,层间差异尽量大,以保证分层抽样后的样本量更具代表性,从而提高每层的精确度,便于层间进行比较。

④整群抽样:整群抽样(cluster sampling)是指从要调查的总体中随机抽取若干群体作为抽样单位的抽样方法。这些群体必须是从相同类型的群体中随机抽取,被抽到单位的所有成员都是研究对象。

整群抽样的优点是简便易行,节约人力、物力,多用于大规模调查。缺点是抽样误差较大,分析工作量也较大。

⑤两级或多级抽样:两级或多级抽样(two-stage or multi-stage sampling)是大型调查时常用的一种抽样方法。从总体中先抽取范围较大的单元,称为一级抽样单元(例如县、市),再从抽中的一级单元中抽取范围较小的二级单元(如区、街道),这就是两级抽样。还可依次再抽取范围更小的单元,即为多级抽样。

3) 抽样调查的样本含量估计　如果是抽样调查,就应确定合适的样本含量。因为样本太大会造成不必要的人力、物力、财力及时间的浪费,且工作不易细致,难以保证研究质量;样本太小则抽样误差过大,使样本失去代表性。样本含量可以根据资料的类型及抽样方法的不同选择具体的公式进行估计计算。

3. 现况调查的设计与实施 现况调查的设计和实施分为四个阶段，依次为准备阶段、调查阶段、分析阶段和总结阶段。

1）准备阶段：可依据以下步骤进行。

(1) 确定研究目的：首先必须明确本次调查的目的。本次调查目的是为了描述疾病的三间分布，探索病因或危险因素，还是为了确定高危人群，进行疾病的三早预防；是为了进行疾病监测，还是为了评价疾病防治措施的效果等。为使本次研究具有科学性、创新性和可行性，并能产生一定的经济效益和(或)社会效益，需要充分查阅文献资料，研究目前该项目的国内外现状、最新进展、亟待解决的问题等。

(2) 确定研究对象：根据研究目的，确定研究对象。如果研究目的是为获得某疾病的三间分布资料，则要选择有代表性的人群；如果是为进行“三早”预防，则应选择高危人群。

(3) 确定研究类型和方法：研究类型的确定也依据于研究的目的。如果研究目的是为了“三早”预防，则可以选择对其高危人群进行普查；如果只是为了解某地区或社区人群的健康状况，则可以采用随机抽样调查。

根据研究目的和调查对象的情况确定调查方法。调查方法包括问卷调查、面访、信访、电话访问等。有时还要同时进行体格检查和有关的实验室检查。

(4) 抽样调查的设计：①根据调查研究的具体情况，应选择合适的抽样方法以保证样本具有良好的代表性；②根据研究资料类型，选择合适的样本量计算公式来确定样本含量。

(5) 确定研究变量：现况调查的研究变量一般可分为三类：一类是人口学资料，如姓名、年龄、性别、职业、民族、文化程度、地址等；另一类是疾病指标，如生活质量、死亡、发病、现患、疾病负担等；最后是相关因素变量，它主要是指某些可能与研究疾病相关的特征，如吸烟、饮酒、身高、体重、饮食习惯等。

(6) 设计调查表：又称问卷(questionnaire)，是流行病学研究的主要工具。调查表内容的繁简、提问或回答的方式应服从于调查的目的和整理、分析资料的要求。研究人员应根据本次调查的目的，在自己实践和他人经验的基础上，设计拟定调查表。调查表的内容一般由以下三部分组成，如公民吸烟调查表(表 2-7)。

第一部分，一般性项目，即人口学资料内容，其主要是为了确保分析项目填写完整、正确，便于核查、补填或更正，大部分不直接用于分析。

第二部分，即调查研究项目，包括疾病指标和相关因素变量的内容，这是调查研究的实质部分。其设计原则有：①措词要准确、简练、通俗易懂、易于回答，尽可能不用专业术语，避免引起被调查者的误解或不同理解；②与本次调查有关的项目一项也不能缺，而与本次调查无关的项目一项也不应有；③问题应按心理反应和逻辑顺序排列，先易后难，先一般后隐私，不能遗漏可能的答案；④尽量获取客观和定量的指标，如询问“你吸烟是经常、偶尔或从不”，不如问“你每周吸烟多少支？100 支以上，50～99 支，10～49 支，或 10 支以下”。

第三部分，即调查者部分，列出“调查者”和“调查日期”，有助于查询和明确责任。

(7) 制定本次调查研究总体规划，确定研究进程。

2）调查阶段

(1) 挑选和培训调查员：具有实事求是的科学态度和高度的责任心是对调查员的最基本要求。要对调查员要进行统一的培训和考核，要求使用统一的标准进行调查和测量。

表 2-7　公民吸烟调查表

公民吸烟调查表

【填表说明：十分感谢您填写此表，请选择适当答案填写。此调查意在了解各位对吸烟和戒烟的看法和立场，调查结果提供的信息作为在校大学生社会调查重要参考，相关信息将为您保密。多谢您的合作!】

一、基本资料

1. 性别：①男□　②女□　　年龄：　岁

2. 文化程度：①高中/中专/职高及以下□　②大专□　③本科□　④硕士□　⑤博士□

3. 婚姻状况：①未婚□　②已婚□　③其他□

4. 职业：①农民□　②企业员工□　③干部□　④学生□

二、控烟知识与行为(选择题，您认为是对的请打"√"，可多选)

1. 您认为吸烟与下列哪些疾病有关：

□胃溃疡　□肺癌　□慢支　□肺气肿　□冠心病　□与以上疾病无关

2. 被动吸烟的观点哪些是正确的：

□被动吸烟者受害比主动吸烟者深

□被动吸烟婴儿、小孩受害更深，易患多种呼吸系统疾病，影响生长发育

□被动吸烟孕妇容易引起流产、早产，胎儿、新生儿死亡升高

□妇女吸烟包括被动吸烟可引起月经紊乱，易引发宫颈癌

3. 您对吸烟所持态度：□无所谓　□不文明　□不健康　□反感

4. 您认为控制吸烟可行有效的措施：□加强控烟宣传教育　□立法禁止吸烟

5. 您的烟龄：□10 年以下　□10～15 年　□16～20 年　□21～30 年　□30 年以上

6. 您吸烟的原因：□闲时无聊　□心情不好　□提神　□显示风度　□社交、工作需要　□习惯烟瘾
□缓解紧张情绪　□同伴、同事影响

7. 您吸烟每月的开支：□不花钱　□100～300 元　□301～500 元　□500 元以上

8. 戒烟未成功的原因：□烟瘾长　□别人常递烟　□意志不坚　□社交环境　□其他

9. 您对青少年吸烟的观点：□吸烟形象不佳　□吸烟有害健康　□吸烟会上瘾

10. 您对现代人吸烟的看法是：□是个人选择他人不应干涉　□给人递烟更容易接近他人
□不吸烟是一种新时尚　□吸烟可以使人放松　□其他

11. 关于吸烟吐出的烟雾中的有害物质，您知道多少：

□尼古丁　□一氧化碳　□烟焦油　□苯并芘、放射性物质　□都不知道

12. 你觉得吸烟引起的火灾是违法的吗：□违法　□不违法

13. 你知道二手烟的危害么：□知道　□不知道

14. 你认为应不应该在公共场所吸烟：□不应该，会熏着别人　□想吸就吸，别人管不着

15. 您是否支持国家出台禁止在公共场所吸烟方面的法律：

□强烈支持　□支持　□反对　□不知道

调查者：________

调查日期：________

(2) 实施调查：为尽早发现调查中存在的问题和进一步完善调查表，正式调查前要先进行预调查。通过发放问卷、填写表格、座谈访问等，收集资料。

(3) 质量控制：质量控制应贯穿于调查的始终。如遵循随机化抽样原则，统一培训调查员，制定统一的调查方法，正式调查前应进行预调查等，尽可能提高调查的应答率。

3) 分析阶段

(1) 资料的整理和分析：正确的研究来自于准确而全面的资料，因此在分析之前必须先对

原始资料进行检查与核对，在准确无误的基础上才能录入计算机，然后运用卫生统计学软件对各变量及其之间的关系进行统计分析，描述其分布特征及变量间的关联强度等。

(2) 结果解释：首先应解释研究对象的来源，说明样本的代表性。然后分析调查中有无偏倚，偏倚的大小、方向、控制方法。最后说明此次调查的三间分布规律和因素分析。注意，现况调查资料因果同存，不能确定因果关系。

4) 总结阶段：撰写调查报告，提出研究结论、建议及解决的实际问题，阐述研究产生的经济效益和(或)社会效益。

(二) 病例对照研究

1. 病例对照研究概念

病例对照研究(case control study)是选择患有和未患有某特定疾病的人群分别作为病例组和对照组，调查各组人群过去暴露于某种或某些可疑危险因素的比例或水平，通过比较各组之间暴露比例或水平的差异，判断暴露因素是否与研究的疾病有关联及其关联程度大小的一种观察性研究方法。

2. 病例对照研究的基本原理(图 2-8)

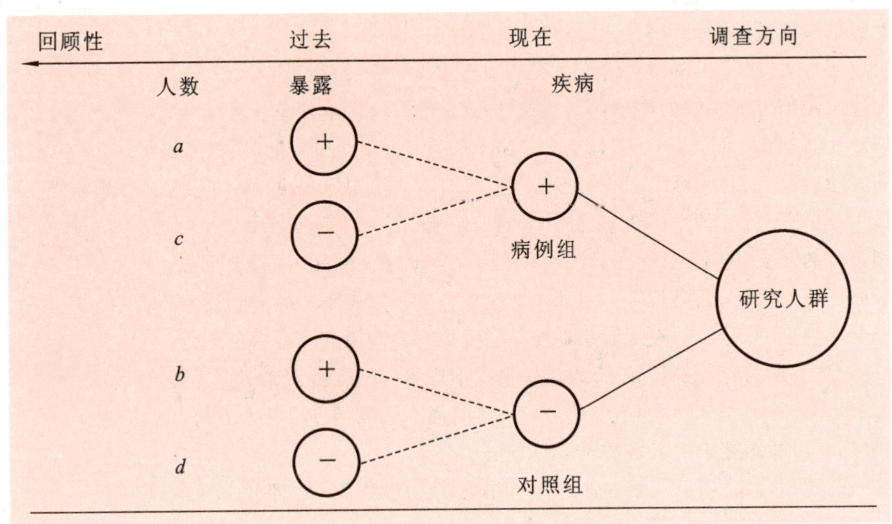

图 2-8　病例对照研究基本原理示意图

通过对病例组与对照组暴露比例 $a/(a+c)$ 和 $b/(b+d)$ 的比较，了解该因素与疾病有无联系。

若 $a/(a+c)>b/(b+d)$，则认为暴露因素为该病的危险因素。

$a/(a+c)=b/(b+d)$，则认为暴露因素与该病无关。

$a/(a+c)<b/(b+d)$，则认为暴露因素为该病的保护因素。

暴露(exposure)是指曾经接触过某种研究因素或具备某种特征。

危险因素是指能影响人群发病率上升的内外环境因素。

保护因素是指能影响人群发病率降低的内外环境因素。

3. 病例对照研究的特点

(1) 属于观察法：只是客观地收集研究对象的暴露情况，而不给予任何干预措施。

(2) 观察方向由“果”及“因”：病例对照研究在研究疾病与暴露因素的先后关系时，是先有结果，即已知对象患某病或未患某病，再追溯其可能与疾病相关的原因。研究方向是纵向的，回顾性的，是由"果"至"因"。

(3) 设立对照组：对照组由未患所研究疾病的人群组成，是供病例组比较的基础。

(4) 不能确实证明暴露与疾病的因果关系：本方法受到回顾性的限制，不能观察到由"因"至"果"的发展过程并证实其因果关系，只能推测判断暴露与疾病是否有统计学上的关联。

4. 病例对照研究的类型　根据病例组与对照组的匹配方式，可分为不匹配的病例对照研究和匹配的病例对照研究两种主要类型。

1) 不匹配的病例对照研究　在病例和对照人群中，分别随机抽取一定的数量作为研究对象，一般要求对照组人数等于或大于病例组人数，除此之外无其他限制和规定，一般较少用。

2) 匹配的病例对照研究　匹配(matching)就是要求在某些因素或特征上，对照组和病例组保持相同，目的是两组进行比较时排除匹配因素的混杂作用。如以年龄作为匹配因素，则在分析比较两组资料时，可排除由年龄因素造成的对发病率影响，故可准确地描述暴露与疾病的关系。较常使用的类型有频率匹配和个体匹配。

(1) 频率匹配：也称成组匹配，指在选取对照组时，要求所匹配的因素与病例组中所占比例一致。如病例组中男女各占 1/2，55 岁以上者占 1/4，则对照组也要如此要求。

(2) 个体匹配：指以每一病例为单位，选择在某些特征或变量与病例相同的一个或几个对照，组成计数和分析的单位。一个病例匹配一个对照(即 1∶1)称为配对。通常不使用超过 1∶4的匹配，且最常用的是 1∶1 的匹配形式。

5. 病例和对照的来源与选择

(1) 病例：来源有两种，一是以医院为基础的病例对照研究，即收集一个或多个医院在某时期内就诊或住院的某种疾病的所有病例或从中随机抽取一部分作为研究对象；二是以人群为基础的病例对照研究，即以地区(如社区)为基础，收集某时期内常规登记或普查所获得的某种疾病的全部病例或从中随机抽取一部分作为研究对象。

对所研究疾病应有明确而具体的诊断标准，尽量采用国际通用或国内统一的诊断标准，并将其写成文字作为研究的附件内容。

(2) 对照：在病例对照研究中，设立对照的目的在于提供比较的基准，对照选择是否恰当是病例对照研究成败的关键。被选为对照的个体，不但要求不患某病，而且要求暴露某个研究因素的可能性和病例相似。对照最好是从发生病例人群中的全体非病例人群中随机选择。

对照的来源主要有以下几种：①病例源人群的非该病病例或健康人群；②同一或多个医院同一时期就诊或住院的其他病例；③病例邻居或同一社区、住宅区内健康人或非该病患者；④社会团体人群中的健康人群或非该病病例；⑤病例的配偶、同胞、亲戚、同学或同事等。

6. 病例对照研究的优缺点

1) 病例对照研究的优点

(1) 特别适用于罕见疾病的研究：因为不需要太多的研究对象。

(2) 省力、省时省钱，易于组织实施。

(3) 可以同时调查多个因素与某疾病的联系，特别适合于探索性病因研究。

(4) 不仅用于病因的探索，而且广泛用于许多方面。

(5) 可以较快地得到研究结果。

2) 病例对照研究的缺点

(1) 不适用于人群暴露比例很低的因素。

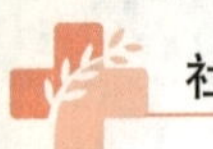

(2) 选择研究对象时,难以避免选择性偏倚。

(3) 不能计算发病率,故不能直接计算相对危险度。

(4) 在时间关系上因果倒置,故不能判断因果联系。

(5) 信息的真实性难以保证,暴露于疾病的先后常难以判断。

(三) 队列研究

1. 队列研究的概念 队列研究(cohort study)是将未患所研究疾病的人群按照暴露与未暴露于某种因素分为暴露组和未暴露组,追踪观察一段时间,比较两组该病(或多种疾病)的发病率或死亡率,从而分析暴露因素与疾病的联系及联系大小的分析流行病学研究方法。

2. 队列研究的基本原理(图 2-9) 通过暴露组与非暴露组发病率 $a/(a+c)$ 和 $b/(b+d)$ 的比较,了解该因素与疾病有无联系。

$a/(a+b)>c/(c+d)$,则暴露因素为该病的病因。

$a/(a+b)=c/(c+d)$,则暴露因素与该病无关。

$a/(a+b)<c/(c+d)$,则暴露因素为该病的保护因素。

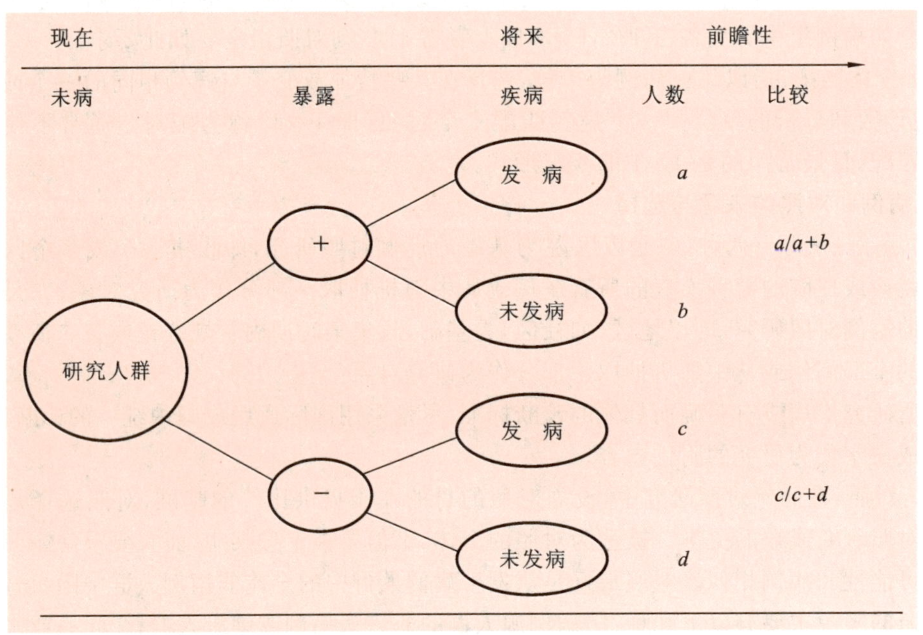

图 2-9 队列研究基本原理示意图

3. 队列研究的特点

(1) 属于观察法:暴露是客观存在的,不是人为给予的。

(2) 设立对照组:此点与病例对照研究相同。对照组和暴露组的研究对象可以来自不同人群,也可来自同一人群。

(3) 由因到果:探求暴露与疾病的先后关系上是先知其因,再纵向前瞻观察其果。

(4) 能确证暴露与结局的因果关系:因知其因(暴露)在先,而果(疾病)在后,从时间关系上符合因果关系的一般规律。

4. 队列研究的类型 根据研究中观察时间的不同,可分为以下三类。

(1) 前瞻性队列研究:开始观察的时间是现在,开始观察时,暴露组与非暴露组均未出病例，通过追踪观察一定时间后，才能得结果（发病或死亡）。它是队列研究的基本形式，其最大的优点是直接获取第一手资料，且偏倚较小，结果可靠，但观察时间较长、花费大。

（2）历史性队列研究：研究开始的时间是过去某一刻，研究开始时，研究对象中已经发生病例或死亡的结果；根据过去的记录资料，调查研究对象以往的暴露史，再分为暴露组与非暴露组。此种研究省时、省力，可快速获得结果，适宜于潜伏期较长的疾病，也常用于具有特殊暴露的职业人群。

（3）双向性队列研究：即在历史性队列研究之后，再进行前瞻性队列研究。

5. 队列研究的研究对象选择

1）研究对象的两种基本选择方式

（1）按确定的暴露因素选择暴露人群组和非暴露人群组，非暴露组即是对照组。

（2）选择一个暴露因素分布不均匀的人群，将其分成暴露组和非暴露组。

2）暴露人群的选择

（1）职业人群：队列研究的首选对象。职业中常存在特殊暴露因子，其在职业人群中引起疾病的发病率或死亡率比一般人群高，利于证实暴露因素与疾病的联系。

（2）特殊暴露人群：如选择原子弹爆炸等灾害性事件的受害者，研究射线与白血病的关系。

（3）一般人群：即某地区的全体人群。选择其作为研究对象主要有两种情况：一是着眼于某种疾病在一般人群的防治，二是所研究暴露因素和疾病都是一般人群的常见病，没必要寻找特殊人群。

（4）有组织的人群团体：一般人群的特殊形式，选择原因主要是利用其组织系统，便于更有效地收集随访资料。

3）对照人群的选择　选择对照人群即非暴露人群的原则是，其他因素或人群特征应尽可能与暴露组相同。

（1）内对照：非暴露组和暴露组来自同一人群，通常在把职业人群或一般人群作为研究对象时使用。

（2）外对照：非暴露组和暴露组来自不同人群，常选择一个与暴露组在年龄、性别等方面相似的非暴露人群，作为与暴露人群比较的基准。

（3）总人口对照：将暴露组与全人群进行比较，它是利用整个地区人群某病的现有发病或死亡的统计资料作为对照。其优点是对比资料易得，缺点是资料较粗糙。

（4）多重对照：用上述两种或两种以上的形式同时作为对照。

6. 队列研究的优缺点

1）队列研究的优点

（1）可计算暴露组和非暴露组的死亡率和发病率等指标。

（2）由于病因发生在前，疾病发生在后，因果关系发生的时间顺序合理，故可得出因果联系的结论。

（3）暴露因素可以分等级，便于计算“剂量—反应关系”。

2）队列研究的缺点

（1）不适用于发病率很低的疾病病因研究，因为队列研究需要的研究对象样本量很大，发病率很低的疾病难以达到。

（2）与病例对照研究相比，需要的研究时间较长，人力、物力较大。

(3) 由于观察时间长,故易产生失访。

(4) 研究的设计、资料收集和分析较复杂。

四、社区常用流行病学统计指标

人群生命统计指标是反映社区卫生服务的重要指标,社区护士在进行社区护理评估、制定社区护理计划和评价社区护理效果时,需要经常使用各种生命统计指标,下面主要介绍社区护理工作中常用的生命统计指标及计算方法。

(一) 率、构成比和相对比

学习要点

流行病学常用统计指标及计算方法

1. 率 率(rate)是指人群中某事件发生的频率或强度,常用百分率、千分率或万分率表示,计算公式如下:

$$率=\frac{实际发生某事件的人群数}{可能发生某事件的人群总数}\times K$$

公式中的 K 为比例基数,如 100%,1000/1000,10000/10000,或 100000/100000 等。医学中常用的强度相对数有患病率、发病率、感染率、病死率和死亡率等。

2. 构成比 构成比(constituent ratio)是指事物内部各组成部分在整体中所占的比重或分布。其计算公式如下:

$$构成比=\frac{事物内部某一组成部分的观察单位数}{事物内部各组成部分的观察单位总数}\times 100\%$$

虽然构成比与率都是相对数,但两者概念和意义完全不同,应用时要特别注意。

3. 相对比 相对比(relative ratio)是指两个相关指标之比,说明两个指标的相对水平,多用倍数或百分比表示。其计算公式如下:

$$相对比=\frac{甲指标}{乙指标}(或\times 100\%)$$

计算相对比时,两指标的性质可相同或不同,如人口调查中使用的男女性别比、医院管理中常使用的医护人员与病床数之比等。

(二) 反映疾病发生、发展及流行强度的指标

1. 发病率 发病率(incidence rate)是指在一定期间内(一般为 1 年)某人群中某病新病例出现的频率。

$$发病率=\frac{一定时期内某人群中某病新病例数}{同时期暴露人口数}\times K$$

公式中,分子是一定时期内的新发病例数,即在观察时间内新发生某病的病例;分母中暴露人口是指可能会发生该病的人群,不应包括正在患病、已患病或因预防接种等不会患病的人。观察的时间单位通常以年为单位。

2. 罹患率 罹患率(attack rate)也是衡量人群新发病例频率的指标。与发病率相比,其区别在于罹患率常用来衡量人群中在较短时间内新发病例的频率。观察的时间以日、周、旬、月为单位,使用比较灵活,常用于疾病的暴发或流行时病因的调查。

$$罹患率=\frac{观察期间内的新病例数}{同期的暴露人口数}\times K$$

3. 患病率 患病率(prevalence rate)又称现患率,是指某特定时间内总人口中某病新旧

病例所占的比值。

$$\text{患病率}=\frac{\text{某观察期间一定人群中现患某病的新旧病例数}}{\text{同期平均人口数}}\times K$$

由于计算患病率的特定时间长短不同，可将患病率分为时点患病率(point prevalence)和期间患病率(period prevalence)。时点患病率要求调查时间尽可能短，一般在1个月以内；调查时间超过1个月时用期间患病率。

4. 感染率　感染率(infection rate)是指被检查人群中某病现有感染人数所占的比例。感染率的性质与患病率相似，主要用于隐性感染率较高的疾病的研究。

$$\text{感染率}=\frac{\text{受检者中阳性人数}}{\text{受检人数}}\times 100\%$$

感染率常用于研究某些传染病或寄生虫病的感染情况、估计某病的流行形式和防治工作的效果。感染率是评价社区人群健康状况常用的指标，特别是对那些隐性感染、病原携带及轻型和不典型病例的调查较为常用。

5. 续发率　续发率(secondary attack rate，SAR)指在某些传染病最短潜伏期到最长潜伏期之间，易感接触者中发病的人数占所有易感接触者总数的百分率。即在一个家庭内、病房、集体宿舍等第一个病例发生后，在该病最短与最长潜伏期之间出现的病例称续发病例，也称二代病例。在计算续发率时，须将原发病例从分子及分母中去除。

$$\text{续发率}=\frac{\text{易感接触者中发病的人数}}{\text{易感接触者总数}}\times 100\%$$

续发率是反映传染病传染力强弱的指标，可用于分析社区传染病流行因素，包括不同因素对传染病传播的影响(如年龄、性别、家庭中儿童数、家庭人口数、经济条件等)及评价卫生防疫措施效果等。

6. 死亡率　死亡率(mortality rate)是指某人群在一定期间内(通常为1年)的总死亡数与该人群同期平均人口数之比。

$$\text{死亡率}=\frac{\text{某时期内一定人群中死亡总数}}{\text{同期平均人口数}}\times K$$

一般用年中人口数或年初人口数加年终人口数除以2作为年平均人口数。

死亡率可以反映一个人群总的死亡水平，是衡量人群因病伤死亡危险大小的指标，是一个国家或地区卫生、经济和文化水平的综合反映，可以为该地区卫生保健工作的需求和规划提供科学依据。

7. 病死率　病死率(fatality rate)表示一定时间内患某病的人群中因该病而死亡者的比例。

$$\text{病死率}=\frac{\text{某时期因某病死亡人数}}{\text{同期患某病人数}}\times 100\%$$

病死率表示确诊疾病的死亡概率，它可反映疾病的严重程度，也可反映医疗水平和诊断能力，通常多用于急性传染病，较少用于慢性病。

(三) 反映疾病防治效果的常用指标

1. 治愈率　治愈率(cure rate)是指经治疗的某病患者中治愈的频率。治愈率主要用于反映急性病危害或防治效果的评价。

$$\text{治愈率}=\frac{\text{治愈人数}}{\text{治疗总患者数}}\times 100\%$$

2. 有效率 有效率(efficiency rate)是指某病经过治疗有效的人数占接受治疗总人数的百分比。有效率也用于反映急性病危害或防治效果的评价。

$$有效率=\frac{治疗有效的人数}{接受治疗的总人数}\times 100\%$$

3. 生存率 生存率(survival rate)又称存活率，是指在随访期末仍存活的病例数与随访病例的总数之比。n 年生存率是评价慢性、病死率高的疾病远期疗效的重要指标。

$$n\text{年生存率}=\frac{随访满\ n\ 年后存活的病例数}{随访满\ n\ 年的病例数}\times 100\%$$

生存率反映了疾病对生命的危害程度。研究生存率必须有随访制度。首先确定起算时间和结算时间。一般以确诊日期、手术日期、住院日期为起算时间，结算时间通常以 5 年计算，即 5 年生存率。也可以 10 年计算，即 10 年生存率。总之，结算时间注明即可。

直通护考

一、单项选择题

1. 关于流行病学定义的内涵，下列说法错误的是(　　)。

A. 研究内容已由传染病扩大至非传染病

B. 重点研究疾病和健康状态的分布及影响因素

C. 研究目的是为控制、消灭疾病和促进人类健康提供科学的决策依据

D. 是群体水平研究疾病和健康状况

E. 区别于其他学科的显著特点是流行病学可以进行临床诊断

2. 某地区某病发病率是历年的发病率的 5 倍，此现象属于(　　)。

A. 散发　B. 流行　C. 暴发　D. 大流行　E. 以上都不是

3. 下列与职业无显著关系的疾病是(　　)。

A. 矽肺　B. 肺癌　C. 膀胱癌　D. 高血压　E. 乳腺癌

4. 下列不属于反映疾病发生、发展及流行强度的指标的是(　　)。

A. 患病率　B. 传染率　C. 治愈率　D. 死亡率　E. 续发率

二、思考题

1. 社区常用的流行病学调查方法有哪些?

2. 某社区居民近几年的体检资料显示，糖尿病的发病率呈上升趋势，作为社区护士针对此现象制定适合该社区人群的干预措施。问题：

(1) 如何获得某年该社区糖尿病的发病率和患病率?

(2) 调查发现，该社区人群的吸烟率升高，要研究不同的吸烟水平与糖尿病发病率之间的关系，可以选择那些研究方法?

(聂雪丽)

项目三　社区居民生活环境与健康

学习目标

1. 说出环境、生态系统、生态平衡、环境污染、公害、食品污染、食物中毒的概念。
2. 简述大气的物理性状及其卫生学意义。
3. 叙述大气污染对健康的危害，室外和室内大气污染的来源及防治。
4. 说出水资源的种类和卫生学特征，生活饮用水的卫生要求和水质标准。
5. 叙述生活饮用水的净化与消毒方法，说出影响氯化消毒效果的因素。
6. 简述食品污染的来源和预防措施。
7. 说出常见食物中毒的中毒食物和主要预防措施。

任务一　环境与健康

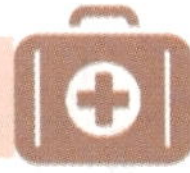

情景描述

小孙和女友准备结婚，最近计划买房。由于工作单位附近有几家工厂，他们选择离单位远一些的社区。他们希望将来入住的社区远离环境污染，有好的学校，交通便利，购物、就医等都方便，还考虑到将来装修要选用环保材料。问题：

1. 什么是环境？环境的构成要素有哪些？
2. 环境污染的主要来源？环境污染对人群健康的影响？

一、环境

（一）环境的概念

环境（environment）是客观存在于人类机体以外的各种条件的总称，包括一切与人类生存和发展有关的自然条件和社会条件，是人类生存和从事各种活动的基础。世界卫生组织认为：

环境是指在特定时间由物理、化学、生物和社会各因素所构成的整体状态，它能对生命机体和人类活动直接或间接的产生现实或深远的影响。

（二）环境的分类

学习要点

环境的概念和分类

以个体为主体，我们可以将环境分为内环境和外环境。所有有生命的系统都包含一个内环境和围绕在其周围的外环境。内环境能够和外环境交换维持生命所需要的物质，并帮助生物体适应外环境的改变。因此，维持内环境平衡是延续生命的必备条件，而外环境对生物体的生活质量具有重要意义。

1. 内环境 包括个体生理环境和心理环境。

2. 外环境 包括所有对生物体有影响的外界事物，按其要素属性可分为自然环境和社会环境。

（1）自然环境：指人类生存和发展所依赖的各种自然条件的总和，包括各种存在于人类周围的物理、化学和生物因素。根据自然环境与人类活动的关系，又将其分为原生环境和次生环境。

原生环境是天然形成的环境条件，没有或很少受人类活动的影响，存在着很多对人类健康有利的因素，如清洁并含有正常成分的空气、水和土壤，优质的植被和充足的阳光等；而自然界本身的变异，如太阳辐射变化产生的台风、干旱、暴雨，地球热力和动力作用产生的火山、地震等会危害人类生命健康和物质财产；地球表面化学元素分布不均匀导致局部地区某种化学元素含量过剩或不足，会引起各种类型的生物地球化学性疾病。

次生环境是指由于人类生产、生活和社会交往等活动对自然环境的影响，引起自然环境的物理、化学和生物因素发生了改变，这种改变对人类产生有利或有害的影响。如：修建大堤、控制河水泛滥；在地方性硒中毒地区采取排灌措施，施加石膏、硫酸钙等改变土壤，降低植物对硒的吸收，预防地方性硒中毒。人类在改造自然环境及开发利用自然资源的过程中，一方面为人类的生存和健康提供了良好的物质条件，但另一方面也带来了环境污染等一系列问题。

（2）社会环境：指人类生存及活动范围内的社会物质、精神条件的总和，包括社会交往、风俗习惯、经济、法律、政治、文化、教育和宗教等。

（三）环境对健康的影响

1. 自然环境因素对健康的影响

（1）气候对健康的影响：异常的气候现象如洪水、台风、干旱、沙尘暴等可对生态系统造成破坏，给人体健康带来威胁；风寒、燥热、潮湿等气候与某些疾病的发生有密切关系，如持续高温导致人中暑。

（2）地形地质对健康的影响：地形地质不同，地壳的成分不同，化学元素含量的多少对人类健康有不同程度的影响。如环境中碘含量过低会导致地方性甲状腺肿；氟含量过高会导致地方性氟中毒。

（3）自然环境因素失衡对健康的影响：随着科学技术的发展，人类利用和控制环境的能力不断提高，但同时也给环境带来了巨大影响，大量的工业与生活废弃物的排放、人工合成的化学物质与日俱增，导致了自然环境破坏和污染。如空气污染、水污染、土壤污染、噪声污染和辐射等。

2. 社会环境因素对健康的影响

(1) 社会经济与文化：社会经济因素对健康的影响涉及人类的衣、食、住、行、医疗保障等方面。人群的健康水平与社会经济发展水平有密切关系：一方面，社会经济的发展是提高人群健康水平的根本保证；另一方面，社会经济的发展也必须以促进人群健康水平的提高为先决条件，因此，人群健康与经济发展相互促进。文化是人类在社会历史发展过程中所创造的物质和精神财富的总和，文化的发展促使社会更适宜人群的生存，同时也影响人群的健康状况及疾病的模式。与健康相关的文化因素包括：对症状的感知，对治疗方式的偏爱，对生活方式的选择等。

(2) 社会阶层：社会阶层反映人们所处的社会环境，包括经济收入、教育程度、价值观念、卫生服务的利用、生活习惯及环境等。随着我国改革开放的不断深入，社会更加趋于多样化，不同社会群体经济与生活方式的差别逐渐扩大，健康状况的差异也随之更加明显。

(3) 社会支持：人们所处的社会网络中，家庭、朋友、同事、邻里等社会群体之间的相互关系与相互支持会影响到人们的健康。

(4) 生活方式：生活方式是人们长期受一定文化、经济、社会、民族、风俗、规范等影响而形成的一系列生活习惯、生活制度和生活意识。不良生活方式如吸烟、酗酒、缺少运动等已经成为影响健康的重要因素。

(5) 卫生服务体系：卫生服务体系面向个人和社区提供广泛的促进健康、预防疾病、医疗、护理和康复服务，保护和改善人群的健康。

二、生态系统与生态平衡

> **学习要点**
>
> 生态系统、生态平衡的概念，生态系统的构成要素

(一) 生态系统

生态系统(ecosystem)是指在自然界的一定的空间内，生物群落及其环境构成的统一整体，在这个统一整体中，生物与环境之间相互影响、相互制约，并在一定时期内处于相对稳定的动态平衡状态。生态系统具有以下特征：

1. 整体性 任何一个生态系统都是多种成分结合而成的统一体，范围可大可小，相互交错。

2. 开放性 为了维系自身的稳定，生态系统需要不断输入能量，并将代谢产生的物质排向环境。

3. 自调性 生态系统通过自身的运动不断地调整其内在组成和结构，以保持自身的稳定性，增强对外界变化的适应性和忍耐性。

4. 持续性 生态系统由非生物物质、生产者、多级消费者和分解者组成。生产者利用太阳光能以简单的无机物制造有机物；消费者依赖生产者而生存，并起着对初级生产者加工、再生产的作用；分解者在生态系统中把复杂的有机物分解，使死亡的生物体以无机物的形式回归到自然环境中，这些无机物又可作为生产者的生产原料，如此形成生态系统的物质循环。

(二) 生态平衡

生态平衡(ecological equilibrium)是指在一定时间内生态系统中的生物和环境之间、生物各个种群之间，通过能量流动、物质循环和信息传递，使它们相互之间达到高度适应、协调和统一的状态。当生态系统处于平衡状态时，系统内各组成成分之间保持一定的比例关系，能量、物质的输入与输出在较长时间内趋于相等，结构和功能处于相对稳定状态，在受到外来干扰

时,能通过自我调节恢复到初始的稳定状态。在生态系统内部,生产者、消费者、分解者和非生物环境之间,在一定时间内保持能量与物质输入、输出动态的相对稳定状态。

三、环境污染与健康

(一)环境污染

1. 环境污染的概念 环境污染(environment pollution)是由于人为或自然的原因,导致环境内部的构成或状态发生变化,打破了原有的生态平衡和改变了人类生存的条件,直接或间接地影响人群健康的现象。严重的环境污染称为公害。因公害而引起的地区性疾病称为公害病。

学习要点

环境污染、环境污染物的分类

2. 环境污染物及其来源 进入环境并引起污染的有害物质称为环境污染物。从污染源直接进入环境,其物理和化学性状未发生改变的污染物称为一次污染物;一次污染物在理化因素或生物因素的作用下发生变化或与环境中的其他物质发生反应形成的新污染物,称为二次污染物。环境污染物按其性质可分为以下三大类。

(1)化学性污染物:包括有害气体、重金属、各种有机和无机化合物、农药等。

(2)物理性污染物:如噪音、振动、电离辐射、热污染等。

(3)生物性污染物:如细菌、病毒、寄生虫、有害昆虫等。

环境污染物的主要来源是人为污染,包括生产性污染(主要是工业"三废")、生活性污染(生活垃圾、粪便、污水等)以及其他(如交通工具产生的尾气、噪声,电磁辐射等)。

3. 环境污染的作用特点

(1)联合作用:环境中常同时存在多种毒物或污染物,可以联合作用于人体。

(2)转化和蓄积:环境中的污染物可通过生物或理化作用而发生转化,其结果可能降低或消除污染物的毒性,也可能增加其毒性。污染物还可能通过食物链在植物或动物体内蓄积,达到较高的浓度,增加其毒性作用。

(3)多途径综合作用:同一种污染物可同时存在于空气、水、土壤或食物中,并通过人体呼吸道、消化道、皮肤途径综合作用于人体。

(4)作用对象广泛:环境污染物对其作用对象没有选择性,所有人都会受其影响。

四、环境污染对人群健康的影响

环境污染对人体健康的损害可分为特异性损害和非特异性损害。

(一)特异性损害

学习要点

环境污染对健康危害的表现

1. 急性危害 由于环境污染物短时间大量进入环境,使局部区域污染物浓度急剧升高,使得暴露人群在短时间内出现不良反应、急性中毒甚至死亡。往往具备以下条件:①污染物的排放急剧增加是引起急性危害的首要因素;②不利于污染物在环境中扩散的气象条件或特殊的地形条件;③易感人群。

主要有以下几方面原因。

（1）大气污染引起的烟雾事件：如英国伦敦煤烟型烟雾事件、美国洛杉矶光化学烟雾事件和日本四日市哮喘事件等。烟雾事件发生时，受影响最大的人群是呼吸系统和心血管系统疾病患者，其病情迅速加重，严重者可致死亡。老人和儿童抵抗力较低，极易受到伤害。

（2）事故引发的污染事件：如苏联切尔诺贝利核电站发生的爆炸事件。

（3）生物性污染引发的急性危害：最常见的是以水源为传播途径的致病微生物和寄生虫污染饮用水源，可能导致腹泻、伤寒、霍乱、甲型肝炎等肠道传染病的暴发流行。

知识链接

印度博帕尔公害事件

1984年12月3日，坐落在印度博帕尔市郊的“联合碳化杀虫剂厂”，一座存贮45 t异氰酸甲酯的贮槽保安阀出现泄漏。1 h后，毒烟雾袭向这个城市，形成了一个方圆40 km的毒雾笼罩区。首先是近邻的两个小镇上，有数百人在睡梦中死亡。一周后，约有2500人死于这场污染事故，3000多人病入膏肓。事件发生4天后，受害患者还以每分钟1人的速度增加。这次事件共使20多万人受到严重伤害，67万余人健康受损。

2. 慢性危害　环境污染物长时间反复作用于机体所产生的危害称为慢性危害，是环境污染对人体健康危害的最主要形式。慢性危害是由于污染物对机体微小损害的积累（机能积累）或污染物本身在体内的蓄积（物质蓄积）所致。常见的慢性危害有如下几种：慢性职业性损害，如长期吸入生产性粉尘引起的矽肺，长期接触铅、汞等引起的职业中毒等；公害病，如发生在日本的水俣病、痛痛病等。

3. 远期危害　主要是指对人体产生的致癌、致畸、致突变的作用，称为“三致”作用。

（二）非特异性损害

在环境污染物的长时间作用下，机体生理功能、免疫功能、抵抗力可明显减弱，对生物感染的敏感性增加，一些多发病、常见病的发病率增加。空气污染物长期反复刺激呼吸道黏膜，使支气管炎、支气管哮喘、肺气肿等疾病的发病率和死亡率增加。环境污染还可影响微小气候和太阳辐射，影响人们的居住环境条件，从而降低人们对疾病的抵抗力。

五、环境污染的防治

环境污染是一个从量变到质变的过程，环境污染的防治是一个复杂和广泛的课题，防治工作应针对具体情况提出具体措施。总体上应注意以下几点。

1. 减少或控制污染物的排放　控制污染物的来源是控制大气污染的关键。根据污染源和污染物的特性，采取不同的具体措施，如改变能源结构、进行技术革新、改进生产工艺等，将污染控制到最低限度。

2. 合理区域规划和工业布局，完善城市功能　遵循生态规律，合理确定城市与农村规模和发展方向，调整城市产业结构和空间布局，加快环境基础设施建设，改善城市与农村的生态环境。近些年来，农村环境污染问题也越来越受到重视。

3. 治理污染

（1）保护饮用水源，改善水质：采用截污、治污、清淤、保证城市河湖用水、加快水体交换、维护城市湿地等措施，使城市地表水按功能达标。综合运用价格、行政、科技和工程措施，推行节水、污水处理及其资源化。

(2) 治理大气污染：提高清洁能源比例，改善能源结构，大中城市要建设高污染燃料禁燃区，在人口稠密的市区逐步取消直接燃用原煤。促进西气东输沿线城市积极利用天然气。加快城市供热、供气能力建设。加强建筑施工及道路运输环境管理，有效控制城市扬尘。建立城市空气质量日报和重点城市空气质量预报制度。

(3) 治理垃圾污染：加快生活垃圾处理及综合利用、危险废物安全处置等环保基础设施建设。建立垃圾分类收集、储运和处理系统，在优先进行垃圾、固体废物的减量化和资源化的基础上，推行垃圾无害化与危险废弃物集中安全处置。建立废旧电池回收处理体系。

(4) 治理噪声污染：加强对建筑施工、工业生产和社会生活噪声的监督管理。限制机动车市区鸣笛，对造成敏感建筑物声环境超标的交通重负荷路段，采取降噪措施，控制交通噪声污染等。

4. 做好环境保护工作 进一步建立健全环境保护法律法规，全面提高群众环境保护意识。加大环境综合整治力度。完善公众、社区和媒体参与环境管理的机制，建立环境污染应急响应系统。

知识链接

世界环境日

1972 年 6 月 5 日，在瑞典首都斯德哥尔摩召开了联合国人类环境会议，会议通过了著名的《人类环境宣言》及保护全球环境的“行动计划”，规定了人类对全球环境的权利与义务的共同原则，并提出了“为了这一代和将来世世代代保护和改善环境”的口号。同年 10 月，第 27 届联合国大会通过决议将每年的 6 月 5 日定为“世界环境日”。

世界环境日的确立，反映了世界各国人民对环境问题的认识和态度，表达了人类对美好环境的向往和追求，联合国系统和各国政府都在每年的这一天开展各项活动，宣传与强调保护和改善人类环境的重要性。

直通护考

一、单项选择题

1. 下列不属于自然环境因素对健康影响的是(　　)。

A. 地方性甲状腺肿　　B. 中暑　　C. 网络综合征
D. 沙尘肺综合征　　E. 过敏性鼻炎

2. 下列不属于环境污染急性危害的是(　　)。

A. 英国伦敦的烟雾事件　　B. 印度博帕尔事件
C. 切尔诺贝利核电站爆炸事件　　D. 光化学烟雾事件
E. 水俣病

3. 人们使用人工合成的塑料制品后直接弃入环境的行为违背了生态系统的哪项自然特

征？（　　）

A. 整体性　　B. 开放性　　C. 自调性　　D. 可持续性　　E. 平衡性

二、思考题

观察自己生活的社区是否存在环境污染？如存在环境污染，试分析其主要来源并提出相应的防治措施。

（田云霞）

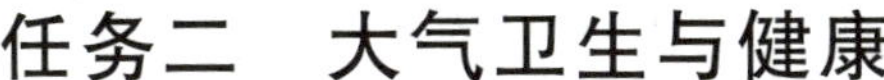

任务二　大气卫生与健康

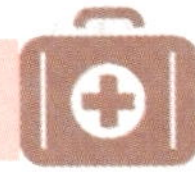

情景描述

2013年，“雾霾”成为我国年度关键词。1月份，4次雾霾过程笼罩30个省（市、区），在北京仅有5天不是雾霾天。有报告显示，中国500个大城市中，只有不到1%的城市达到世界卫生组织推荐的空气质量标准，世界上污染最严重的10个城市有7个在中国。问题：

1. 雾霾是如何形成的？对人体有什么危害？
2. 如何防治雾霾？

地球的外部圈层可分为大气圈、水圈、生物圈和岩石圈，它们各自形成了一个围绕地表自行封闭的圈层体系，它们之间相互关联、相互影响、相互渗透、相互作用，共同促进地球外部环境的演化。

大气圈（atmosphere）是因地球引力而聚集在地表周围的气体圈层，是地球最外部的一个圈层，是人类和生物赖以生存必不可少的物质条件，它是使地表保持恒温和水分的保护层，也是促进地表形态变化的重要动力和媒介。

“大气”和“空气”在一般用语上没有区别，但在环境科学中则有所不同。一般用于小范围的（如车间、居室）称空气；用于大范围的（如地区、城市）称大气。大气是人类赖以生存的重要环境因素之一，机体与外界环境不断地进行着气体交换、热能交换等，以保持机体的正常生理活动。大气的组成成分、物理、化学特性与人类的健康和疾病密切相关。

一、大气的组成

自然状态下的大气是多种气体的混合物，另外还含有少量的悬浮固体微粒和液体微粒。

1. 干洁空气　大气中除去水汽、液体和固体杂质外的混合气体称为干洁空气，其主要成分为氮、氧、氩三种气体，占大气总量的99.97%（表3-1）。二氧化碳和臭氧的含量不稳定，随空间和时间变化较大。

表 3-1 近地表干洁空气的主要组分

组分	体积比/10^{-6}	组分	体积比/10^{-6}
氮	780900	甲烷	1.2
氧	209500	氪	1.1
氩	9340	氢	0.5
二氧化碳	330	氙	0.08
氖	18	臭氧	0.01～0.04
氦	5.2		

大气圈中的主要成分氮、氧与生命活动有密切的关系。氮气不易与其他物质起化合作用，通过特殊的固氮菌以及闪电作用析出氮，但其能从大气中分离出来并储存于地表，然后通过生物的燃烧以及脱氮作用回到大气中。氧气易与其他元素化合，氧气与二氧化碳都可通过光合作用以及呼吸作用实现在大气及生命中的交换。在过去 300 年间，二氧化碳的含量增加了 25%，主要源于燃料燃烧、森林砍伐以及土地利用形势的改变。一些科学家认为大气中二氧化碳的增加使温室效应增强，从而导致全球变暖。

甲烷是一种非常重要的温室气体，1750 年以来，大气圈中的甲烷浓度已经增加了 140%，主要源于稻田作物、家庭动物圈养、白蚁、垃圾填埋场、煤矿、石油天然气开采等。

臭氧是由氧分子分解为氧原子后再和另外的氧分子结合而成的气体。大气中的臭氧主要是在太阳紫外线辐射作用下形成的，有机物的氧化和雷雨闪电作用也能形成臭氧。臭氧层主要位于平流层内，能强烈吸收太阳辐射中 UV-C(200～280 nm)的辐射，对于能破坏人体细胞 DNA、致癌作用最强的 UV-B 波段也很灵敏。臭氧层耗损可直接引起到达地表的 UV-B 辐射增强，增加其引发和加剧眼部疾病、皮肤癌、呼吸道疾病和传染性疾病的潜在危险。

2. 水汽 大气中的水汽主要来自地球上的水面，如海洋、江河、湖泊和其他潮湿物体表面的蒸发以及植物的蒸腾作用。大气中的水汽含量变化很大，其所占的体积比的变化范围在0～4%之间，并随高度的增加而减少。大气中的水蒸气浓度随地理位置的不同而变化，靠近赤道的海面及热带雨林上空水蒸气的浓度最大，而在寒冷的极地及亚热带的沙漠地区水蒸气的浓度可接近零。水蒸气有如下几种重要的功能。

(1) 通过“潜能”能量交换，使地球的能量重新分配。

(2) 水蒸气通过凝结产生降水，为地球的动植物提供淡水。

(3) 通过温室效应温暖大气圈。

3. 固体颗粒物 悬浮于大气中的固体杂质包括烟粒、尘埃、盐粒等，它们的半径一般在 10^{-2}～10^{-8} cm，多分布在底层大气中。

二、大气的结构

按气温的垂直变化特点，可将大气层自下而上分为五层。

1. 对流层 大气圈中最靠近地表而且密度最大的一层，平均厚度为 12 km，集中了占大气总质量 75%的空气和几乎全部的水蒸气量。该层有如下特点：①气温随着高度的增加而降低；②空气具有强烈的对流运动；③由于太阳辐射和大气环流的影响形成各种气象现象。对流层与人类生命活动关系最密切，人类活动排出的大气污染物也绝大多数聚集在对流层。

2. 平流层　从对流层顶至55 km高度左右为平流层，在该层内，气温随高度的增加变化很小。到25 km以上时，由于臭氧含量多，吸收了大量的紫外线，因此这里升温很快，并大致在50 km高空形成一个暖区。平流层内水汽和尘埃含量很少，没有对流层内出现的天气现象，该层内气流运动相当平稳，并以水平运动为主。

3. 中间层　从平流层顶至85 km高度是中间层。该层内以氮气和氧气为主，臭氧很稀少，氢、氧等气体能直接吸收的波长更短的太阳辐射，大部分已经被上层大气吸收，因而该层大气的气温随高度的增加而迅速下降。此层内水汽极少，仍有垂直对流运动。

4. 电离层　从中间层顶到800 km高空属于电离层。该层大气的气温随高度的增加而急剧升高，也称为热成层或暖层。在宇宙射线和太阳紫外线的作用下，大气中的氧和氢分解为离子，使大气处于高度电离状态。该层能反射电磁波，对地球上的无线电通讯具有重要意义。

5. 散逸层　电离层顶以上即800 km高度以上为散逸层，是大气圈与星际空间的过渡地带，其气温随高度的增加而升高。由于空气十分稀薄，受地球引力作用较少，一些高速运动的大气质点能散逸到星际空间。

三、大气的物理性状及卫生学意义

以太阳辐射、空气离子化及气象因素与人类健康的关系最为密切。

（一）太阳辐射

当太阳辐射通过大气层时，由于大气层中灰尘、雾、水汽等能吸收太阳辐射，因此，一般来讲仅有40%左右的能量到达地面。太阳光谱由红外线（波长760～30000 nm）、可见光线（波长400～760 nm）、紫外线（波长4～400 nm）组成。其中波长小于290 nm的紫外线，在大气圈平流层几乎被臭氧层全部吸收。

1. 紫外线　紫外线根据波长分为三段：A段（UV-A）波长320～400 nm，又称长波紫外线；B段（UV-B）波长275～320 nm，又称中波紫外线；C段（UV-C）波长200～275 nm，又称短波紫外线。紫外线的生物效应主要有以下几点。

> **学习要点**
>
> 紫外线的生物学作用、空气离子化

（1）色素沉着作用：这是人体对光线刺激的一种防御反应。UV-A可以使人皮肤细胞中的黑色素原通过氧化酶的作用，转变成黑色素而沉着于其中，它可防止短波紫外线深透皮肤，保护皮肤使其不致过热。

（2）红斑作用：皮肤被紫外线照射后，局部出现皮肤潮红现象，称为红斑作用。这是人体对UV-B段紫外线的特异反应。

（3）抗佝偻病作用：因皮肤和皮下组织中的麦角固醇和7-脱氢胆固醇在UV-B段紫外线作用下可形成维生素D_2和D_3，以维持人体正常钙磷代谢和骨骼的正常生长发育，所以适量紫外线的照能起到预防佝偻病的作用。

（4）杀菌作用：UV-C段紫外线能使蛋白质分子产生光化学分解，具有极强的杀菌作用，但对细胞的损伤也是极严重的。

紫外线虽对人体健康具有促进作用，但过强的照射可引起光照性皮炎、眼炎、雪盲甚至皮肤癌等疾病。

2. 可视线　波长为400～760 nm，为七色光谱，被机体的视觉分析器感觉为白色，该段光谱综合作用于机体的高级神经系统，能提高视觉功能和代谢功能，平衡兴奋和镇静作用，提高情绪水平和工作效率，是生物生存不可缺少的条件之一。

3. 红外线 波长 760 nm～1 mm 的电磁波是红外线，红外线对机体的作用主要是热效应，过量照射后，可引起皮肤烧伤、体温升高，还可引起热射病、日射病、红外线白内障、红外线视网膜灼伤等。

（二）空气离子化

空气离子是指空气中带有阳电荷或阴电荷的离子。在宇宙射线、紫外线的作用下，或在雷电、瀑布、海浪冲击等情况下，组成空气的各种气体的分子或原子失去外层电子，成为带有正电荷的正离子（阳离子）；与此同时，游离的电子则与另一个中性分子相结合，成为带负电荷的负离子（阴离子）。使空气形成正、负离子的过程，称空气离子化。

空气粒子的形成是阴、阳离子成对出现的。一部分离子相互中和，成为中性气体分子。一部分离子则可将周围多个中性气体分子吸附到一起，形成质量较轻、直径较大的离子，称为轻离子。一部分轻离子与空气中的灰尘、烟雾等结合，形成重离子。空气中的离子浓度及重、轻离子的比值可作为衡量空气清洁程度的指标。空气污染越严重，轻离子数目越少，重离子数目越多。天然环境中，重、轻离子总数的比值不应大于 50，若大于 50，则说明空气污浊。

空气中的阴离子可对机体产生镇静、镇痛、催眠、止痒、增进食欲、降低血压、振奋精神，提高工作效率等有益的作用；而空气中的阳离子则可抑制气管纤毛运动、促进 5-羟色胺的释放，对机体产生某些不利的作用。如果空气离子浓度超过 106 个/cm^3 时，则无论阳离子或阴离子，均对机体产生不良影响。人们在海滨、森林公园、瀑布处，感到空气新鲜，有舒适感；夏季雷雨之后空气特别清新令人舒爽，产生这种现象的原因可能与空气中阴离子增多有关。而在城市的闹市区或拥挤的公共场所，人们容易感到胸闷、头昏、头痛等，则与空气中的阳离子及重离子增多有关。

（三）气象因素

气温、气流、气湿和气压等气象因素，对机体的冷热感觉、体温调节、心脑血管功能、神经系统功能、免疫功能等多种生理活动起着综合调节的作用，尤其对心脑血管疾病患者和 65 岁以上老年人的影响最为明显。此外，气象因素对大气污染物的扩散也具有极为重要的作用。

四、大气污染物种类及来源

（一）大气污染的概念

大气污染（air pollution）是指大气中增添了各种污染物，造成大气成分和性状发生改变，超过了大气本身的净化能力，从而对人类生活和健康、动植物的生存活动带来直接或间接危害的现象。

（二）大气污染物的来源

大气污染可由自然界的自身原因引起，如火山爆发、森林火灾等，更多是由人类的生产和生活活动引起，如燃煤、机动车船排放、建筑与运输扬尘、制药、矿产开采、养殖、施肥、农药喷洒、排放油烟、燃烧烟花爆竹等。人类活动中较为重要的空气污染源主要有以下几个方面。

1. 工业 工业生产是大气污染的主要来源。污染源主要有电力、冶金、化工、造纸、建材等行业。排放的工业污染物主要有：烟尘、二氧化硫、氮氧化物、一氧化碳、二氧化碳、烃类及金属氧化物等。

2. 交通运输业 交通运输工具的主要燃料为汽油、柴油，均为石油制品。部分发动机燃油不完全，大量排出废气。汽车尾气成分复杂，主要包括：一氧化碳、氮氧化物、二氧化硫及多种多环芳烃化合物。

3. 炉灶与采暖锅炉　炉灶与采暖锅炉主要使用煤作为燃料，居住区燃点分散、燃料设备效率低、燃烧不完全、烟囱低矮或无烟囱，大量燃烧产物低空排放，成为居住区主要的大气污染源，冬季尤为严重。

4. 其他　地面灰尘与垃圾随风将化学性污染物和生物性污染物带入大气；火葬场、垃圾焚烧排放的废气均可影响大气质量；水体与土壤中的挥发性化合物也易进入大气；火灾、战争、工厂爆炸等一旦发生更会严重危害大气质量。

（三）常见的大气污染物

大气污染对健康的影响取决于大气中有害物质的种类、性质、浓度和持续时间，也取决于个体的敏感性。成年人肺泡总面积为 55～70 m^2，且布满毛细血管，毒物可很快被肺泡吸收并由血液输送至全身，所以毒物由呼吸道进入机体的危害最大。影响人类健康的大气污染物主要有以下几种。

1. 二氧化硫　二氧化硫（SO_2）为刺激性气体，易溶于水，易吸附于呼吸道黏膜，对呼吸道有强烈的刺激作用，在潮湿的空气中能与水分子结合形成刺激性更强的亚硫酸和硫酸。长期吸入 SO_2 浓度 10 mg/m^3 以上的空气，可使呼吸道黏膜的分泌功能和纤毛运动受抑制，引起慢性支气管炎、慢性鼻炎；SO_2 在空气中的浓度达到 20 mg/m^3 可引起眼结膜炎、急性支气管炎；SO_2 浓度达到 30 mg/m^3 时，每日吸入 8 h，可使肺组织受损，浓度达到 400～500 mg/m^3 时可立即危及生命。此外，烟尘与 SO_2 同时存在时能增加其毒性；空气中的 SO_2 遇雨水形成酸雨，还会影响水质和土壤。

我国规定居住区大气中 SO_2 一次最高容许浓度为 0.50 mg/m^3，日平均最高容许浓度为 0.15 mg/m^3。

2. 飘尘　直径小于 10 μm 的可吸入颗粒物，其危害与其粒径大小和成分有关。直径大于 5 μm 的飘尘常被阻留在上呼吸道，对黏膜产生刺激和腐蚀作用，引发慢性鼻咽炎和支气管炎。直径小于 5 μm 的飘尘 80%～90%能进入小支气管和肺泡，可与 NO_2 协同损害支气管黏膜和肺泡，引起慢性支气管、肺炎和肺组织纤维增生症等病症。飘尘成分复杂，含有铁、锰、铅等重金属成分及其化合物，也有苯并芘等致癌化合物等。我国规定居住区大气中飘尘一次性最高容许浓度为 0.50 mg/m^3，日平均最高容许浓度为 0.15 mg/m^3。

3. 氮氧化合物　造成大气污染的氮氧化合物（NO_x）主要是 NO 和 NO_2。NO 吸入后可吸收入血液，与血红蛋白结合形成氧氮血红蛋白，导致机体慢性缺氧。NO_2 可与肺泡表面的液体合成亚硝酸和硝酸，对肺组织产生强烈的刺激和腐蚀作用。

4. 多环芳烃　大气中的多环芳烃主要来源于各种含碳有机物的热解和不完全燃烧，如煤、木柴、烟草、石油产品的燃烧，以及烹饪油烟及各种有机废物的焚烧等。多环芳烃来源广泛，大气中的多环芳烃多吸附在颗粒物表面。多环芳烃具有致癌作用，具有免疫毒性、生殖和发育毒性。

五、大气污染对健康的危害

学习要点

煤烟型烟雾事件和光化学烟雾事件

（一）大气污染对健康的直接危害

1. 急性危害　当大气污染物的浓度在短期内急

剧增高，使周围人群大量吸入污染物时可造成急性危害。烟雾事件是大气污染造成急性中毒的主要类型。

(1) 煤烟型烟雾事件：主要是由于煤烟和工业废气大量排入大气且得不到充分扩散而引起的，主要污染物为 SO_2 和烟尘。受害者最早出现呼吸道刺激症状，如咳嗽、胸痛、呼吸困难，严重者可导致死亡。对老年人、婴幼儿、患有慢性呼吸道疾病和心血管疾病等人群影响尤为严重。19 世纪末以来，全世界先后发生过 20 多起烟雾事件，其中英国伦敦烟雾事件 12 次，最严重的一次发生在 1952 年 12 月，几天内非正常死亡人数达 4000 人。

(2) 光化学烟雾事件：光化学烟雾由汽车尾气中的氮氧化物、碳氢化物在强烈紫外线作用下发生光化学反应，形成的一种浅蓝色烟雾，属二次污染物，主要有臭氧、甲醛、丙烯醛等刺激性很强的光化学氧化剂。其危害主要是刺激眼睛及呼吸道黏膜，引起眼睛红肿、流泪、急性咽喉炎、气管炎等，患有心脏病和肺部疾病的人群受害最为严重。美国洛杉矶多次发生过光化学烟雾事件，最严重的一次发生在 1955 年。此外，美国的纽约、日本的东京、澳大利亚的悉尼、印度的孟买等城市也发生过光化学烟雾事件。

2. 慢性危害 大气污染物的长期刺激作用可致眼部和呼吸系统慢性炎症，如结膜炎、咽喉炎、气管炎等，严重的引起慢性阻塞性肺部疾病，可导致肺心病。大气污染可引起机体免疫功能下降，在大气污染严重的地区，居民唾液溶菌酶和分泌型 IgA 的含量均明显下降，其他免疫指标也有所下降。

大气污染物如甲醛、某些石油制品的分解产物等具有致敏作用，使机体发生变态反应；大气污染物中含有砷、石棉等致癌物，大量调查资料显示，大气污染是肺癌发生的重要原因之一。

(二) 大气污染对健康的间接危害

1. 影响太阳辐射和微小气候 大气污染物中的烟尘能促使云雾形成，吸收太阳的直射光和散射光，减弱太阳辐射强度和紫外线辐射，降低能见度。在大气污染严重的地区，儿童佝偻病患病率升高，某些通过空气传播的疾病易流行。大量颗粒物飘浮在大气中还能吸收太阳能而使气温明显降低，造成“冷化效应”。

2. 产生温室效应 地球表面大气中 CO_2 和 CH_4、N_2O、O_3 等含量增加时，可导致气温升高，称为温室效应。温室效应使南北极冰川融化，海平面升高，不仅会淹没沿海低洼地带，侵蚀海滩，改变海洋水文特征，减少陆地面积，而且还会增加洪涝灾害和风暴潮的发生概率。气候变暖有利于病原体和传染病媒介生物的迅速繁殖，促使传染病、寄生虫病、生物性地方病发病率上升。

3. 破坏臭氧层 由于人类生产、生活活动，大量使用氯氟烃、溴氟烃等消耗臭氧层物质，导致了臭氧层的破坏。臭氧层破坏形成空洞后，对紫外线的遮挡吸收减弱，当地球表面短波紫外线辐射增强到一定程度时，就会对人体健康产生不良影响，人群皮肤癌和白内障等疾病的发病率上升。过量的紫外线辐射还可使农作物叶片受损，抑制其光合作用，导致减产或改变细胞基因和再生能力，使农产品质量劣化。

> **学习要点**
>
> 大气污染的危害及防治

4. 形成酸雨 空气中二氧化硫和氮氧化物等污染物引起的 pH 值小于 5.6 的酸性降水称为酸雨。出现酸雨时，空气中酸雾增多，可对人体健康造成直接或间接的危害。主要包括：①使土壤酸化，促使汞、铅等重金属进入农作物体内，进入人体后诱发癌症和老年痴呆；②酸雾侵入肺部，诱发肺气肿甚至导致死亡；③长期生活在含酸沉降物的环境中，诱使产生过氧化物，导致动脉硬化、心肌梗死等疾病的发生概率增加。

六、大气污染的防治

大气污染的主要防护措施如下。

1. 减少或控制大气污染物的排放　控制大气污染物的来源是控制大气污染的关键。

2. 使用清洁能源，大力节约耗能　发展清洁汽车，控制机动车尾气污染，推进清洁能源与绿色交通，从源头上减少大气污染的发生。

3. 合理的城市规划和工业布局　从环境保护的角度出发，在城市规划和布局上应该考虑以下几点。

(1) 地理因素：不宜把工业区建在一些易形成逆温层的谷地和盆地地区。

(2) 风向：城市工厂应布置在盛行风的下风向，居民区应建在上风向。

(3) 工业区：工业区不宜集中，污染物排放量过大将影响其被稀释和扩散的速度。

4. 改进生产工艺，加强末端治理，减少废气排放　对于已经产生的污染，如烟尘、硫氧化物和氮氧化物等主要大气污染物需进行末端治理，如应用机械除尘器、静电除尘器、湿式洗涤除尘器和过滤式除尘器等除尘装置去除烟尘；大型工业企业使用燃料脱硫和安装烟气脱硫设施去除二氧化硫；通过吸收法、催化还原法等去除氮氧化物等。

5. 利用环境自净，完善绿化系统　植树绿化不仅可以美化环境，还可以吸收、过滤各种毒气，截留粉尘，净化空气，起到保护大气环境的作用。

七、室内空气污染的来源及危害

室内环境是人们接触最频繁、最密切的外环境之一。人们有80%的时间是在室内度过的，室内空气质量的优劣直接关系到每个人的健康。根据各种污染物形成的原因和进入途径，可将室内空气污染源分为室外来源和室内来源。

（一）室外来源

污染物可以经门、窗、管道等通过机械通风系统和自然通风进入室内，主要来自室外空气、住宅建筑物材料、生活用水污染、人为带入物等。

（二）室内来源

> **学习要点**
>
> 室内空气污染的来源

1. 人体排出物　人体内大量的代谢废弃物主要通过呼出气、大小便、汗液等排出体外，主要有二氧化碳、水蒸气及氨类化合物。呼吸道传染病患者和携带者咳嗽、喷嚏、谈话时，病原体随飞沫喷出污染室内空气。

2. 室内燃烧或加热　主要指各种燃料的燃烧、烹调时食用油和食物加热后的产物、吸烟过程中烟草的燃烧产物。

随着人们生活水平的提高，家用燃料的消耗量、食用油的使用量、烹调的时间和数量都在不断增加。家用燃料产生的室内空气污染物在室内扩散和积累，一部分通过室内外空气的交换排到室外，使大气污染加重，一部分则弥散在居室空间造成室内空气污染。

吸烟是导致癌症、心血管疾病、慢性支气管炎、肺气肿和胃溃疡等多种疾病的主要危险因素。烟草中含有的尼古丁对人的神经细胞和中枢神经系统有兴奋和抑制作用，毒性很大，是致病的主要物质之一。吸烟者吸入人体内的主流烟雾仅占整个烟气的10%,90%的烟雾则弥漫在空气中危及周围的人造成被动吸烟。

3. 室内建筑装饰材料及化工产品释放物 油漆、涂料、胶合板、刨花板、泡沫材料、塑料贴面等材料中均含有甲醛、苯、甲苯、乙醇、氯仿等挥发性有机物。建筑用砖和石板含有镭、钍等氡的母元素时,室内氡的浓度也会明显增高。此外,室内使用化妆品、空气清新剂、蚊香、美容美发喷雾等也可以不同程度地造成室内空气的污染,这些污染物的致癌性越来越多地引起关注。

4. 室内生物性污染 真菌和尘螨易于在温湿度较高、密闭性较好的室内孳生。这些生物性变态反应原不仅可引起人的过敏性反应,还能作用于生物性材料,促使其在微生物作用下产生很多有害气体如氨、硫化氢等。

5. 家用电器产生的室内污染 电视机、电脑、空调、电热毯、微波炉等电器可产生空气污染、噪声污染、电磁波和静电干扰,影响人的健康。

(三)室内空气污染的防治

1. 室内空气净化、通风和采光 厨房应采用通风良好的抽油烟机、浴室安装排风装置,阳台保持敞开式以保证良好的通风和充足的采光,减少污染物和有害微生物对人体的危害。

2. 合理绿化 合理养殖花卉可起到净化空气、除尘、杀菌和吸收有害气体的作用,如吊兰可吸收甲醛,茉莉芳香可杀菌,仙人掌、芦荟可净化空气等。

3. 绿色装饰 采用无味、无毒、无害的符合国家标准的环保型装饰材料及家具是降低室内有毒、有害污染物的最有效措施。

4. 污染治理 对于严重的室内污染,应进行专业、合理、集中、长期的治理。可利用活性炭吸附等物理方法治理,也可采用光触媒等化学方法治理。

知识链接

中华人民共和国大气污染防治法

《中华人民共和国大气污染防治法》是为保护和改善环境,防治大气污染,保障公众健康,推进生态文明建设,促进经济社会可持续发展而制定的。由全国人民代表大会常务委员会于1987年9月5日发布的自1988年6月1日起实施的法律。2015年8月29日,由中华人民共和国第十二届全国人民代表大会常务委员会第十六次会议修订通过,修订后的《中华人民共和国大气污染防治法》自2016年1月1日起施行。

直通护考

一、单项选择题

1. 下列可能对健康造成危害的室内常见污染源是(　　)。

A. 冶金　B. 电力　C. 化工　D. 造纸　E. 尘螨

2. 下列不具有致癌性的污染物是(　　)。

A. 甲醛　B. 臭氧　C. 一氧化碳、二氧化碳

D. 苯并芘　E. 氡

3. 下列对呼吸道不具有刺激作用的是(　　)。

A. 苯　　B. 二氧化硫　　C. 臭氧　　D. 烟碱　　E. 氨

二、思考题

1. 在教室或学生宿舍内是否存在空气污染？这些污染对健康的影响有哪些？如何控制？

2. 有些人在搬入新装修的住宅或写字楼后，出现头痛、头晕、恶心、咽喉疼痛等症状，有的还会出现皮肤病的表现。出现这些症状的原因是什么？作为社区护士如何进行有关指导？

（田云霞）

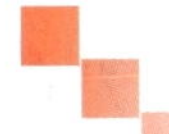

任务三　生活饮用水与健康

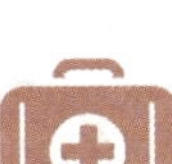

情景描述

水是构成机体的重要组成部分，成人体内含水量约占体重的65%，儿童达80%左右。水参与人体的一切生命活动，如物质代谢、体温调节、营养物质输送等。水对保持个人卫生、改善环境卫生、绿化环境、调节气候等有非常重要的作用。水质的好坏直接关系到人体的健康。问题：

1. 生活饮用水的卫生要求有哪些？
2. 如何才能保证安全的生活饮用水？

一、水资源状况

地球表面70%被水覆盖，但大多是海水，淡水仅占地球总水量的3%，而能够被人类开发利用的淡水资源所占比例不到总水量的0.2%。我国淡水资源总量占世界第4位，人均占有量却排到世界第82位，是全球人均水资源最贫乏的国家之一。我国淡水资源的分布严重不均，82%的地面水和70%的地下水主要集中在长江流域以南地区。主要河流90%以上又受到不同程度的污染，加剧了水资源的缺乏。我国600多个城市中有一半以上存在不同程度的缺水，直接影响到人们的生产和生活。因此，控制水污染，保证供给优质量足的饮用水，对促进我们的健康越来越重要。

水资源分为降水、地面水和地下水。

学习要点

水资源的种类和卫生学特征

1. 降水　雨水和雪水。降水在降落过程中可以吸收空气中的成分和污染物，所以降水的化学组成不同地区有明显差异，而且水量没有保证。

2. 地面水　暴露在地表面的天然水资源，包括江河、湖泊、水库、池塘里的水。易受工业废水、生活污水等污染，水源保护的难度大。地面水含盐量和硬度低、水量充足、取用方便，成为工业用水和日常生活用水的主要来源。

3. 地下水 由降水和地面水经土壤和地层的渗透的水，分为浅层地下水、深层地下水和泉水。水质比较清洁，但硬度高。深层地下水距地表较深，水质较好、水量稳定，是最好的饮用水水源。但地下水溶解氧含量低，一旦被污染，自净能力差。

二、水质不良对健康的危害

如果不合理开发利用水资源，或者在生产和生活过程中不注意保护水源，水体会受到严重污染，使水的生态遭到严重破坏，直接威胁人类的健康。我国的饮用水卫生现状是饮水的生物性污染和化学性污染并存，以生物性污染为主。

（一）介水传染病

介水传染病（water borne infections disease）是指病原体污染水源，通过饮用水传播或者食用被这种水污染的食物而导致的疾病。主要的病原体是细菌、病毒、原虫等。发生的原因如下：①水源受污染后，未经净化消毒或净化消毒不彻底，直接供居民饮用；②处理后的饮用水重新被病原体污染，如管网系统漏水，产生负压造成污染；输水或二次配水过程中受污染。

介水传染病一旦发生，危害较大。如1956年印度新德里由于集中式供水水源受污染，引起97000例戊型肝炎暴发。我国上海市1988年甲肝大流行，造成31万多人感染，原因是毛蚶生长的浅海水区域受到粪便污染，人们食用了被甲肝病毒污染的毛蚶引起的感染。

（二）化学性中毒

1. 氰化物

（1）污染来源：氰化物在工业上应用很广，如炼焦、电镀、选矿、染料、化工、医药和合成纤维等工业上中均用到氰化物，其废水可导致水污染。

（2）作用机制及危害：氰化物经口摄入后，在胃酸作用下，分解成氰氢酸进入血液。游离的氰离子与细胞色素氧化酶的含铁辅基结合，形成氧化高铁细胞色素氧化酶，使细胞内窒息死亡。各种氰化物毒性主要取决于它们在体内析出的氰离子。

氰化物急性中毒的表现主要为中枢神经缺氧症状和体征，慢性中毒的主要表现是神经衰弱综合征、运动肌的酸痛和运动障碍。

2. 铬

（1）污染来源：铬及其化合物在工业上应用较为广泛，电镀、制革、颜料、冶金、机电化工制药等生产中均有含铬废水和废渣排出。

（2）作用机制及危害：工业排入环境中的以三价和六价铬化合物为主，三价铬在胃肠道内的吸收率较低，而六价铬较易吸收，六价铬的毒性较三价铬大，铬中毒大多由六价铬引起。进入体内的铬主要随尿和粪排出，可蓄积在肝、肾等组织中。使血红蛋白转变为高铁血红蛋白，造成缺氧；铬能抑制某些酶的活性，干扰体内氧化、还原、水解过程；铬可使蛋白质变性以及核酸、核蛋白沉淀。饮用含铬量高的水时，对消化道有刺激和腐蚀作用，主要表现为恶心、呕吐、腹痛、腹泻、口腔炎、胃肠道烧灼，并可伴有头痛、头晕、呼吸急促、口唇指甲青紫，严重者出现少尿或无尿等症状。

（三）饮用水的其他健康问题

饮用水对健康的不良影响，除了水质被污染外，还有其他原因。

1. 生物地球化学性疾病 在我国某些地区，天然水环境中某些元素含量过高或过少可导致生物地球化学性疾病的发生，如地方性氟中毒、地方性砷中毒和碘缺乏病等。

2. 水体富营养化　受含氮、磷的生活污水污染，我国湖泊水体富营养氧化现象比较严重，使藻类大量繁殖，产生藻毒素，微囊藻毒素已证实对肝脏有致癌作用。可引起饮用水感官性状的恶化，还可导致饮水氯化消毒副产物生成量增加。

3. 饮水氯化消毒副产物与健康危害　氯化消毒是我国沿用多年且仍然普遍采用的自来水消毒方法。近 20 年来人们发现，在氯化消毒的同时，会生成一系列消毒副产物，其中大部分对人体健康构成潜在的威胁。

（1）氯化消毒副产物的种类：氯化消毒副产物是指在氯化消毒过程中氯与水中的有机物反应所产生的卤化烃类化合物，通常将其分为两大类。①挥发性卤代有机物：主要有三卤甲烷类，包括氯仿、一溴二氯甲烷、二溴一氯甲烷和溴仿。②非挥发性卤代有机物：主要有卤代乙酸类，如氯乙酸、二氯乙酸、三氯乙酸，溴乙酸等；还有卤代醛、卤代酚、卤代腈、卤代酮等。

（2）饮水氯化消毒副产物与肿瘤：许多氯化副产物在动物实验中证明具有致突变性或致癌性，有的还有致畸性或神经毒性作用。如三卤甲烷类的氯仿、二溴一氯甲烷和溴仿均对实验动物有致癌性，可引起肝、肾和肠道肿瘤。

4. 高层建筑二次供水污染与健康问题　高层建筑二次供水又称加压供水。高层建筑发展迅速，高层建筑二次供水随之增加，水质污染事故时有发生。二次供水水质污染对健康的影响取决于污染的来源及污染物的性质。可使饮用者感到恶心、呕吐、腹胀，严重者发生介水肠道传染病或者慢性危害。

造成二次供水污染的原因：①二次供水卫生管理缺乏系统操作性强的有关法律法规；②日常性卫生监督不到位；③供水单位忽视对供水管网的维护；④集中式供水加氯消毒不够。

三、生活饮用水水质标准

学习要点

生活饮用水的卫生要求，水质标准中的细菌学指标

（一）生活饮用水的基本卫生要求

1. 流行病学安全　不能含有病原微生物，防止肠道传染病和寄生虫病的发生。

2. 化学组成对人体有益无害　应该含有适量的对人体有益的矿物质，对人体有害的物质应控制在安全限值以内。不能引起急慢性中毒，不能产生远期危害。

3. 水的感官性状良好　饮用水清澈、透明、无色、无味，不能含有任何肉眼可见物，人们乐于饮用。

4. 经济上可行　选择指标，确定标准限量时，要经济、合理。

（二）生活饮用水水质标准

生活饮用水水质标准是保证饮用水安全的标准，是卫生部门开展饮水卫生工作、监测评价饮用水水质的依据。

我国《生活饮用水卫生标准》（GB 5749—2006）分为水质常规指标、饮用水消毒剂常规指标和水质非常规指标三大类共 106 项水质标准。其中水质常规指标分为四类，感官性状和一般化学指标、毒理学指标、细菌学指标和放射性指标。其中细菌学指标四项，是为了保证水质在流行病学上安全而制定的。

1. 细菌总数　评价水质清洁和净化效果的一项指标，是指 1 mL 水在普通琼脂培养基中经过 37 ℃、24 h 培养所生长的细菌菌落总数。饮用水细菌总数应小于 100 个/mL。人工培养

条件下生长的细菌总数，不能表示水中所有的细菌数，更不能说明有无致病菌的存在，故只能作为水被生物性污染的间接指标。

2. 总大肠菌群 大肠菌群是指需氧及兼性厌氧菌在 37 ℃培养生长时能使乳糖发酵，24 h 产酸、产气的革兰阴性无芽孢杆菌菌群。总大肠菌群不仅来自人和温血动物的粪便，还可能来自植物和土壤。标准规定，任意 100 mL 水样中不得检出总大肠菌群。

3. 粪大肠菌群 在 44.5 ℃水浴内能生长繁殖、发酵乳糖而产酸、产气的大肠菌群称为粪大肠菌群。它是判断水被粪便污染的重要指标。规定 100 mL 水样中不得检出粪大肠菌群。

4. 游离性余氯 氯化消毒剂与水接触 30 min 后，水中应含有一定的游离性余氯，以保持持续消毒的作用。标准规定出厂水中游离性余氯≥0.3 mg/L，管网末梢水中游离性余氯≥0.05 mg/L。

知识链接

水质处理器的卫生问题

水质处理器是以市政自来水或其他集中式供水为原水，经处理后使水质改善的水处理装置，可以在一定程度上去除自来水中的色度、浊度、悬浮物、异味、有机物和微生物。水质处理器的种类较多，主要有以活性炭为主的介质过滤法，约占 56%；以微滤、超滤、纳滤、反渗透为主的膜过滤，占 38%；以软化、电解、离子交换为主的调节法，占 6%。目前市场上一些仅具有加热或制冷功能的饮水机并不属于水质处理器。

目前市场上销售的家用水质处理器(俗称净水器)大多仅能把水中的部分杂质过滤掉，并不能有效地消灭水中的细菌。合格的水质处理器能够去除自来水中的微生物、杂质及氯味等，并使水的硬度变软，补充一些对身体有益的矿物质和微量元素。不合格的水质处理器不仅不能保证产品的安全性，而且经过这种产品过滤后的水质好坏难以保证。建议人们在购买水质处理器时，一定要查看一下产品的卫生许可文件。

四、水源的选择和卫生防护

(一) 水源选择的原则

1. 水量充足 应能满足城镇或居民点的设计总用水量，并考虑到近期和远期的发展。选用地面水时，要求枯水季节应有 90%～97%保证率大于设计总用水量。一般来说，城市越大，要求保证率越高。

2. 水质良好 水源水质经水厂净化消毒处理后能全面符合生活饮用水水质卫生标准。

3. 便于防护 目的是保证水源水水质不受污染，优先考虑地下水。选用地面水时，应将取水点设在城镇和工业企业的上游。

4. 技术经济上合理 几种水源都同时满足前三项要求的情况下，通过比较，选择最经济的工程方案。大城市应采用多个水源作为集中式给水水源，保证供给优质安全的水。

(二) 水源卫生防护

1. 采用地面水为水源时 应设置卫生防护带。具体要求在取水点周围 100 m 范围内，不得从事一切可能污染水源的活动。在取水点上游 1000 m 至下游 100 m 的范围内不得有污水排放口，上游 1000 m 以外的水域也应严格限制污染物的排放。

2. 采用地下水为水源时　规定工业废水和生活污水严禁排入渗坑或渗井；水井周围30 m范围内不得有任何污染源，不能从事破坏深层地层的活动。

五、生活饮用水的净化与消毒

一般水源水往往不能满足饮用水标准的要求，因为水中含有悬浮物质、胶体物质和各种盐类、重金属、病原微生物等，特别是丰水期或发生洪水时污染严重。因此，水质必须进行净化和消毒处理方可饮用。

水的净化包括混凝沉淀和过滤。其目的是降低水中的悬浮物质和胶体颗粒，使水的浑浊度和色度符合饮用水水质卫生标准，并消除水中可能存在的原虫包囊以及大量降低水中微生物的含量。消毒的目的是杀灭水中病原体，防止介水传染病的发生和传播。有时还需要特殊处理，包括除臭、除氟、除铁、除锰、苦咸水的淡化、有机物污染的处理、重金属处理(用活性炭或生物活性炭等吸附)等。

(一) 混凝沉淀

天然水中的细小悬浮物，特别是胶体微粒是使水浑浊的主要根源。颗粒较小、质量较轻的颗粒物，难以用自然沉淀法加以消除。因此，需要加入混凝剂使之与水中的悬浮物发生反应，生产较大的絮状物(又称为矾花)，能吸附水中的悬浮物和细菌，加速沉淀过程，提高沉淀效果，这种方法称为混凝沉淀。

(二) 过滤

水通过滤料(如粗砂、活性炭、石棉板等)时，水中的悬浮颗粒、微生物等被阻留在滤料上，从而使水得到净化的过程称为过滤。

学习要点

生活饮用水的净化，消毒的方法、原理以及影响消毒效果的因素

(三) 消毒

饮用水一般经过净化后不能保证除去全部的致病微生物，为了使饮用水水质符合细菌学标准的要求，必须对水进行消毒。某些地下水可不需要净化处理，但通常仍需要消毒处理。

饮用水消毒方法有物理消毒法(包括煮沸、紫外线、微波、超声波等)和化学消毒法(包括氯化消毒、臭氧消毒、高锰酸钾、碘消毒等)。

饮用水消毒剂的选择，应该考虑以下因素：①杀灭病原体的效果；②控制和监测的难易程度；③剩余消毒剂的有无；④对水的感官形状的影响；⑤产品的副产物对健康的影响以及预防或消除的可能；⑥经济技术上的可行性。目前我国应用最广的是氯化消毒法。

1. 氯化消毒的原理　含氯化合物中氯的化合价大于－1 者具有杀菌能力，称为有效氯。氯化消毒剂加入水中后，迅速水解生成次氯酸。次氯酸是电中性的小分子，易于穿过细胞壁，同时次氯酸还是一种强氧化剂，能损害细胞膜，使细胞内的蛋白质、DNA、RNA 等物质释出，并干扰多种酶系统，致细菌死亡。

2. 影响氯化消毒效果的因素

(1) 加氯量和接触时间：加氯量越大，接触时间越长，消毒效果越好。

(2) 水温：水温高时杀菌效果好，水温低时要适当延长消毒时间。

(3) 水的 pH 值：次氯酸在水中会离解成次氯酸根，使杀菌力减弱，降低水的 pH 值可减少

次氯酸的离解，提高消毒效果。

（4）水的浑浊度：水浑浊时，水中所含的无机物、有机物等会消耗一定量的氯，而且悬浮物内部包藏的细菌不易被杀灭。所以，水消毒前一定要先净化处理，降低水的浑浊度。

（5）水中微生物的种类和数量：肠道病毒、原虫包囊等对氯消毒剂的耐受性高于肠道细菌；水中微生物的数量过多时，消毒效果难以达到水质标准的要求。

（四）饮用水的深度净化

深度净化是指为提高饮用水水质，在原有常规净化的基础上，对水质再进行净化处理。目的是获得优质的饮用水。

深度净化的原因：①由于原水污染日趋严重，用常规处理工艺，很难使出厂水的某些指标达到饮用水水质标准要求；②对水质的要求提高。

常用的深度净化处理方法：①活性炭吸附法；②臭氧-生物活性炭法；③膜过滤法。

（五）配水管网的卫生要求

原水经净化消毒后，通过输水管送入配水管网，再由配水管网送至给水站和用户。配水管网的布置可分为树枝状和环状两大类，配水管材料有金属和非金属两类。配水管网的防护材料、机械部件均应符合卫生要求，无论何种管道均要求接口严密不渗水。

管道的埋设应尽量避免穿过垃圾堆和毒物污染区，否则需加强防护。给水管与污水管管道交叉时，给水管应设在上面；给水管与污水管平行埋设时，要有一定的间距；给水管埋设深度应在当地冻结线以下，以防水冻结。生活饮用水的管网不应同非饮用水管网连接。

直通护考

一、单项选择题

1. 饮用水进行氯化消毒时，适宜的加氯量是（　　）。

A. 需氯量减去余氯　　B. 需氯量与余氯之和　　C. 余氯量
D. 有效氯含量　　E. 需氯量

2. 水俣病与下列哪项物质有关？（　　）

A. 铬　　B. 铅　　C. 甲基汞
D. 砷　　E. 镉

3. 细菌总数指标可反映水体（　　）。

A. 有无病原体存在　　B. 受有害毒物污染的程度　　C. 水质的清洁程度
D. 受粪便污染的程度　　E. 自净效果

4. 不属于水质检验细菌学指标的是（　　）。

A. 细菌总数　　B. 总大肠菌群　　C. 粪大肠菌群
D. 链球菌总数　　E. 游离性余氯

二、思考题

1. 生活饮用水的基本卫生要求有哪些？
2. 影响氯化消毒效果的因素有哪些？

（陶　宁）

任务四　食品卫生与健康

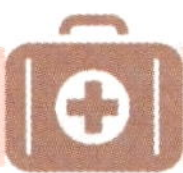

情景描述

“民以食为天”“食以安为先”，食物能供给我们所需要的各种营养素和热能，但食品在相关环节可能受到污染、发生腐败变质甚至食用后引起食物中毒等食源性疾病，危及人的生命和健康。在21世纪的今天，食品安全对人类健康的影响已成为各国政府和人民共同关注的焦点。保证食品安全，减少食源性疾病的发生是社区卫生服务工作的重要内容。问题：

1. 什么是食品污染？食品污染的来源有哪些？
2. 如何预防食物中毒的发生？

一、食品污染

食品污染（food contamination）是指食品从生产、加工、运输、储存、销售、烹调到食用的各个环节，混入、残留或产生了有害物质，改变或降低了食品的营养价值，对人的健康产生直接或间接危害的现象。

（一）食品污染的种类和来源

> **学习要点**
>
> 食品污染的来源和预防措施

1. 生物性污染　包括微生物、寄生虫及其虫卵和昆虫对食品的污染等。以微生物污染范围最广泛、危害最大，其中致病菌可以引起食物中毒、人畜共患传染病等食源性疾病，非致病菌可以导致食品的腐败变质。

2. 化学性污染　主要是生产生活环境中的污染物；食品容器、包装材料、运输工具等接触食品时溶入其中的有害物质；滥用食品添加剂等。

3. 物理性污染　主要有来自食品生产、储存、运输等过程中的污染杂物，食品掺杂使假，以及放射性物质和放射性废气、废水、固体废弃物的排放引起的放射性污染。

（二）食品污染的危害

1. 食源性疾病　以食物作为来源或媒介传播的疾病，包括食物中毒、肠道传染病或寄生虫病等。如细菌性食物中毒、甲型病毒性肝炎等。

2. 慢性中毒　长期小剂量摄入食品污染物时，可造成慢性中毒。如慢性铅中毒、痛痛病等。

3. 远期危害　有些食品污染物还具有致癌、致畸、致突变的作用。如甲基汞中毒可引起婴儿先天畸形(水俣病)、黄曲霉毒素可引起原发性肝癌等。

（三）食品污染的预防措施

(1) 进行防止食品污染的教育，经常组织食品企业从业人员进行卫生知识讲座，使他们懂得食品污染的危害，自觉做好防止食品污染的工作。

(2) 根据国家颁布的食品卫生法，有关部门应对食品企业、饮食行业、公共食堂等进行卫生管理与监督，凡不符合卫生标准的食品，应找出原因及时进行处理。

(3) 加强对“三废”的管理，凡不符合排放标准的不得任意排放，杜绝“三废”对食品的污染。

(4) 加强对食品包装材料及容器的卫生管理，执行食品运输和储存的卫生管理条例，确保食品在运输和储存过程中不受污染或变质。

(5) 卫生检疫部门做好肉品检验工作，严禁病死畜禽进入市场，发现病畜禽及肉品应立即进行处理。

(6) 采用高效、低毒、低残留的化学农药或其他防治方法，取代高毒高残留的农药，减少对环境的污染和在生物体内的潴留。

（四）食品腐败变质

食品腐败变质是指食品在以微生物作用为主的各种因素的综合作用下，引起食品成分和感官性状发生改变，降低或失去食用价值的一种变化。如肉、鱼、蛋、奶的发臭，粮食的霉变，水果蔬菜的腐烂等。

1. 食品腐败变质的鉴定 一般从感官、物理、化学和微生物等四个方面进行评价。蛋白质含量丰富的食品，以感观鉴定为主，极轻微的腐败变质可以通过嗅觉判定。有关物理指标，包括食品浸出物量、浸出液电导度、折光率、冰点下降、黏度上升及 pH 值等指标。

2. 食品腐败变质的控制措施

(1) 低温防腐：低温可以抑制微生物的繁殖，降低酶的活性和食品内化学反应的速度。但低温防腐一般只能抑制微生物生长繁殖和酶的活动，食品质量变化并未完全停止。

(2) 高温灭菌防腐：食品经高温处理，可杀灭其中绝大部分微生物，并可破坏食品中的酶类。主要有高温灭菌法和巴氏消毒法两类。

(3) 脱水与干燥防腐：将食品水分含量降至一定限度以下，微生物则不易生长繁殖，酶的活性也受到抑制，从而可以防止食品腐败变质。脱水采用日晒、阴干、加热蒸发、减压蒸发或冰冻干燥等方法。

(4) 提高渗透压防腐：常用的有盐腌法和糖渍法。

(5) 提高氢离子浓度防腐：提高氢离子浓度的方法有醋渍和酸发酵等。

(6) 添加化学防腐剂：其作用是抑制或杀灭食品中引起腐败变质的微生物。

(7) 辐照保藏防腐：一种新的保藏技术，主要利用 ^{60}Co、^{137}Cs 产生的 γ 射线及电子加速器产生的电子束作用于食品进行灭菌、杀虫、抑制发芽，从而达到食品保鲜并延长食品保存期限的目的。

二、食物中毒

> 学习要点
>
> 食物中毒的概念、特征、主要表现和预防措施

食物中毒(food poisoning)是指食用了被生物性、化学性有毒有害物质污染的食品或者食用了含

有毒、有害物质的食品后出现的急性、亚急性食源性疾病。

食物中毒不包括食入非可食状态(未成熟水果等)食物、暴饮暴食所引起的急性胃肠炎;因摄入食物而感染的传染病、寄生虫病、人畜共患传染病等食源性疾病;摄食者本身有胃肠道疾病、过敏体质者食入某食物后发生的疾病。一次大量或者长期连续摄入"有毒食物"引起慢性毒害为主要特征的中毒也不是食物中毒。

(一) 食物中毒的特征

1. 潜伏期短而发病集中　食入"有毒食物"后于短时间内可能有很多人同时发病,来势凶猛,很快形成高峰,呈爆发流行。

2. 患者临床表现相似　多以恶心、呕吐、腹泻、腹痛等急性胃肠道症状为主。

3. 有共同的致病食物　患者在近期同一段时间内都食用过同一种"有毒食物",发病范围与食物分布呈一致性,不食者不发病,停止食用该种食物后很快不再有新病例。

4. 无传染性　患者与健康人之间无传染性。

5. 有明显的季节性　夏秋季多发生细菌性和有毒动植物食物中毒;冬春季多发生肉毒中毒和亚硝酸盐中毒。

(二) 常见食物中毒的防治

1. 细菌性食物中毒　摄入含有细菌或细菌毒素的食品而引起的食物中毒称为细菌性食物中毒,是最常见的食物中毒类型,一年四季都有发生,夏秋季节高发。一方面是因为细菌在温度较高时繁殖快,另一方面,人们在气温高时进食较多的生冷食品,并且高温使人抵抗力降低,易于发病。常见的细菌性食物中毒如下。

1) 沙门氏菌食物中毒　常见中毒食物:主要是动物性食品,尤其是各种熟肉制品如肉皮冻、熟内脏、猪头肉、剔骨肉、酱卤肉等。多由于对带菌食物加热不够或运输贮藏时再次被污染,食前又未加热灭菌而造成的沙门氏菌食物中毒。

中毒表现:以胃肠炎型较常见。发病初期有恶心、头晕、头痛、全身无力、食欲不振、出冷汗等,继而出现呕吐、腹泻、腹痛、体温在 38～39 ℃等,一日腹泻数次至 10 余次,粪便主要为恶臭、可带有黏液或血的黄绿色水样便,重症患者可出现嗜睡、惊厥、抽搐、休克甚至昏迷。

主要预防措施:

(1) 生熟食品的用具和容器分开使用。

(2) 食品低温冷藏 5 ℃以下可使该菌受到抑制。

(3) 食用市售熟肉制品之前最好再高温处理一次,杀灭可能污染的细菌。

(4) 禽蛋在食用前必需彻底煮沸 8 min 以上。

2) 副溶血弧菌食物中毒　常见中毒食物:主要是海产品以及蛋类食品(卤腌蛋)、肉类食品(盐水肝等)、卤腌菜及凉拌菜等。

中毒表现:腹痛、腹泻,多为洗肉水样便,有些可出现脓血便,里急后重不明显。恶心、呕吐不甚剧烈,且多出现在腹泻之后。患者发冷、发热、体温多在 38～39 ℃之间,同时伴有头晕、头疼、腓肠肌压痛,严重者甚至出现痉挛、脱水、休克和昏迷。

主要预防措施:

(1) 不生吃水产品:生食海蜇等水产品宜用 40%盐水浸渍保藏,食前再用清水反复冲洗,外加食醋或蒜泥拌等。隔餐过夜的饭菜,食前要回锅加工。

(2) 食品要烧熟煮透,肉块要小,防止外熟里生。

(3) 生熟炊具要分开,注意洗刷、消毒,防止生熟食物交叉污染。

3) 金黄色葡萄球菌肠毒素食物中毒　常见中毒食物:剩米饭、糯米凉糕、牛奶、奶油糕点、冰激凌、熟肉冷荤、家畜内脏、鱼类制品、油煎鸡蛋及油脂较高的罐头等。

中毒表现:恶心、呕吐,有些甚至吐出胆汁或黏液血性物质,腹泻较轻,但也有少数人出现频繁腹泻,多为水样便或黏液便,少数有血便,吐泻严重者可引起脱水和循环衰竭。儿童对葡萄球菌肠毒素较敏感,中毒症状较成人重。

主要预防措施:此类中毒常由于化脓性皮肤病患者污染食物或牛患乳腺炎后污染了牛乳,大量细菌繁殖产生肠毒素,该肠毒素耐热性强,虽经一般高温处理,仍不能破坏其毒性所致,因此,应以防止污染为主要措施,对有化脓性皮肤病的患者应暂时脱离炊事工作。剩饭应在饭前饭后两次加热灭菌。

4) 肉毒毒素食物中毒

(1) 常见中毒食物:多为家庭自制发酵豆类谷类制品,其次为肉类和罐头食品等。

(2) 中毒表现:头晕、乏力、视物模糊、眼睑下垂、复视、口干、咀嚼困难、舌硬、四肢麻木、肌肉麻痹等。患者恢复缓慢,死亡率较高。

(3) 主要预防措施:

①家庭自制发酵豆谷类食品,应注意制作前的加热灭菌和制作中的防止污染。

②贮存较久或发酵后的食品,应回锅加热后食用。

2. 化学性食物中毒　常见的有亚硝酸盐中毒、有机磷农药中毒等。

亚硝酸盐在食品加工中可作为食品添加剂在肉制品中使用,主要作用是保持肉制品的亮红色泽,抑菌和增强风味,但有严格的使用范围和使用量。国家标准规定,肉制品加工中亚硝酸盐使用量不得超过 30 mg/kg。亚硝酸盐具有很强的毒性,中毒剂量为 0.2～0.5 g,剂量过大可中毒致死。

亚硝酸盐进入人体后,氧化血液中的血红蛋白为高铁血红蛋白,后者无携氧功能,导致组织缺氧,中毒的特征性表现为发绀,症状体征有皮肤青紫、头痛、头晕、乏力、胸闷、气短、心悸、恶心、呕吐、腹痛、腹泻等特征,尤以口唇青紫最为普遍。严重者意识模糊、烦躁不安、昏迷、呼吸衰竭、死亡。特效解毒药物是亚甲蓝。

主要预防措施:严格执行国家食品卫生标准,限制亚硝酸盐、硝酸盐的使用量;加强对亚硝酸盐的保管,防止误食、误用;保持蔬菜新鲜,不食用存放过久或新鲜腌制的蔬菜。

3. 动物性食物中毒　常见动物性食物中毒有河豚、织纹螺中毒等。河豚的有毒物质是河豚毒素,是一种神经毒。食用 0.5～3 h 后可出现口、唇、舌尖、手指轻微麻木等早期症状,随后出现呕吐、步行困难、言语困难、不能运动、不能弯曲、坐下而要横卧、骨骼肌肉完全松弛,进而出现血压迅速下降,呼吸困难,直至意识消失以及呼吸、心跳停止而死亡。目前没有特效治疗方法。开展宣传教育,使居民能识别河豚的形状,防止误食。我国《水产品卫生管理办法》明确规定"河豚有剧毒,不得流入市场"。

4. 植物性食物中毒　常见植物性食物中毒有毒蕈(蘑菇)中毒、黄花菜、四季豆中毒等。

毒蕈所含的毒素种类不同,有些毒素的毒性极高,可迅速致人死亡。根据毒蕈毒素成分及中毒症状,毒蕈中毒可分为四种类型:胃肠炎型、神经精神型、溶血型和脏器损害型。脏器损害型最为严重,病死率高,部分患者在假愈期后出现以肝、脑、心、肾等多脏器损害的表现,以肝脏损害最为严重。

主要预防措施:加强宣传教育,提高对毒蕈的识别能力,防止误采、误食。民间有各种鉴别毒蕈的方法并不可靠，所以不要自行采摘、食用无法区分是否有毒的野生蕈类。

（三）食物中毒的预防措施

1. 个人预防食物中毒措施　饭前便后要洗手；煮熟后放置 2 h 以上的食品，重新加热到 70 ℃以上再食用；瓜果洗净并去除外皮后才食用；不购食来路不明和超过保质期的食品；不购食无卫生许可证和营业执照的小店或路边摊点上的食品（尤其是没有密封包装的食品）；不吃已确认变质或怀疑可能变质的食品；不吃明知添加了防腐剂或色素而又不能肯定其添加量是否符合食品卫生安全标准的食品等。

2. 家庭预防食物中毒措施　除按照个人预防措施外，家庭所有成员还要做到如下几点。

(1) 使用过农药的蔬菜要在用药 15 天后才采食。

(2) 所有蔬菜先用清水浸泡 30 min 以上并反复冲洗后再食用。

(3) 家中不存放亚硝酸盐，以防不慎而误食；腌菜时选用新鲜菜、多放盐，至少腌 20 天以上再食用。

(4) 农药、化肥、柴（煤）油、灭蚊（蝇）剂等有毒、有害物品不放在粮食仓库里，而且要锁好，不让小孩接触到，以防造成意外污染食品而发生食物中毒。

(5) 食物加工用的器皿、刀具、抹布、案板需保持清洁干净；加工盛放生食与熟食的器具应分开使用。加工、贮存食物一定要做到生熟分开。

(6) 正确烹调加工食品。隔夜食品、动物性食品、生豆浆、豆角等必须充分加热煮熟方可食用。

(7) 冰箱等冷藏设备要定期清洁，冷冻的食品如果超过 3 个月最好不要食用。

(8) 不要采集、购买和食用来历不明的食物、死因不明的畜禽或水产品、不认识的蕈类、野菜和野果。

(9) 在外面吃饭，尽量不要到无证饮食场所。

(10) 家庭自办宴席时，主办者应了解厨师的健康状况，并临时隔离加工场地，避免闲杂人员进入。

（四）食物中毒报告及现场处理

1. 食物中毒报告　一旦发生食物中毒或疑似食物中毒，发生中毒单位及治疗患者单位应立即向当地食品卫生监督机构报告，报告内容包括：①发生中毒的地址、单位和时间；②中毒人数，危重人数及死亡人数，主要中毒表现；③可能引起中毒的食物等。

2. 食物中毒现场的处理

(1) 严禁继续食用、出售剩余可疑中毒食品，对可疑中毒食品要立即封存，未经卫生防疫部门同意不得随意处理。搜集可疑中毒食品及患者呕吐物、粪便、洗胃液等采样送验。

(2) 疑为细菌性食物中毒时，应对现场做消毒处理：剩余食物煮沸 20 min 后弃去；液体食品可与漂白粉混合消毒；餐具炊具容器等应使用碱水或肥皂水煮沸或用漂白粉溶液彻底消毒。患者的排泄物可用石灰乳或漂白粉溶液消毒。疑为化学毒物中毒时，待原因查明后进行适当处理。

(3) 对患者或带菌的食品生产经营人员，应暂时调离接触食品的工作，治疗痊愈后方能恢复工作。

知识链接

新修订《中华人民共和国食品安全法》(2015 版)

新修订的《中华人民共和国食品安全法》(简称《食品安全法》)已于 2015 年 10 月 1 日起正式施行,新法的施行为我们的食品安全提供了更严格的法律保障。

新修订的《食品安全法》包括总则、食品安全风险监测和评估、安全标准、生产经营、检验、进出口、安全事故处置、监督管理、法律责任和附则,共有十章。这部新法被各界称为"史上最严的食品安全法",新法从 104 条增加到 154 条,新增 50 条,对原有 70%的条文进行了实质性修改;法律文本从 1.5 万字增加到 3 万字,法律责任从 15 条增加到 28 条。该法对保健食品、网络食品交易、食品添加剂等当前食品监管中存在的难点问题都有涉及,让损害消费者利益的商家承担连带责任,这些都是新法修订的最大亮点。《食品安全法》的修订,坚持了科学立法、民主立法、开放立法的总要求,努力以四个坚持和四个追求来打造我国《食品安全法》的升级版。

直通护考

一、单项选择题

1. 以下哪种是由于食品污染引起的食物中毒?( )

A. 河豚中毒　　B. 木薯中毒　　C. 毒蕈中毒
D. 四季豆中毒　　E. 肉毒毒素中毒

2. 有关细菌性食物中毒的善后处理错误的是( )。

A. 患病的炊事员离开食堂治愈后方可工作
B. 追回已售出的中毒食物
C. 食物容器用热水洗刷干净后使用
D. 剩余食物煮沸 20 min 后销毁
E. 患者排泄物用 20%石灰乳消毒

3. 肉及肉制品发生腐败变质的最主要原因是( )。

A. 微生物污染　　B. 农药残留　　C. 使用亚硝酸盐
D. 加工方法粗糙　　E. 色素使用过量

4. 花生最易受到( )污染而出现食品卫生学问题。

A. 大肠菌　　B. 肠道致病菌　　C. 真菌
D. 酵母菌　　E. 亚硝酸盐过量

二、思考题

1. 观察自己生活社区的居民,是否有较特殊的饮食习惯会威胁到食品安全?

2. 社区所管辖范围内是否有蔬菜或肉制品加工等方面的可能引起集体食物中毒的危险因素?

(崔　蓉)

项目四　社区特殊人群保健

学习目标

1. 说出各年龄期儿童保健重点，正确描述儿童计划免疫程序。

2. 描述妇女各期的生理、心理特征以及保健指导要点，能够运用相关知识为社区妇女提供以生殖健康为核心的保健工作。

3. 说出中老年人的常见健康问题和影响因素。

4. 在社区卫生服务中能够运用相关知识为中、老年人进行健康保健指导。

任务一　社区儿童与青少年保健

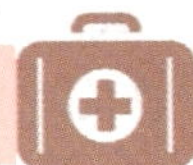

情景描述

小明，男，7个月20天，体重9 kg，已出牙2颗。其母亲到社区门诊咨询小明的发育是否正常。问题：

1. 社区护士应为小明做哪些生长发育指标的测量？

2. 小明应完成基础免疫中哪些疫苗的接种？

一、概述

（一）儿童保健的概念

做好儿童保健工作是确保儿童健康的关键。儿童保健是研究自胎儿至青少年期生长发育、营养指导、疾病防治与护理、健康管理和生命统计等的一门综合性学科。社区儿童保健（community child care）是对儿童进行整体、连续的健康管理，研究儿童各时期生长发育规律及其影响因素，采取有效措施，促进和保证儿童身心健康。

(二) 基本任务

世界卫生组织明确指出，儿童保健的目标是保障每一位儿童能在健康的环境中成长，有爱及安全感，能得到足够的营养，接受适当的健康管理及健全的生活方式的指导，并能得到合理有效的医疗卫生保健护理。

社区儿童保健的基本任务是面向全体儿童，对不同年龄阶段的儿童及其家庭进行预防保健指导、计划免疫和健康监测，以达到增强儿童体质、促进儿童身心各方面正常发展，降低小儿发病率和死亡率的目标。

二、社区儿童保健的工作内容

学习要点

社区儿童保健的概念、工作内容

(一) 儿童生长发育监测

生长发育又称为成长发展，是儿童机体的基本特点。生长发育过程非常复杂，不仅是指体格的生长，还包括情感、人格、认知、道德水平等心理社会方面的发展。一般生长发育遵循由上而下、由远到近、由粗到细、由低级到高级、由简单到复杂的规律，既有共性，也有个性。监测和促进儿童生长发育是社区卫生服务重要的工作内容。

1. 儿童体格的生长发育　这是一个连续的过程，呈阶段性的发展，而每一个阶段的发展均以前一阶段为基础。各系统的发育速度不一，神经系统发育领先，生殖系统发育较晚，淋巴系统则先快而后回缩。年幼时皮下脂肪发育较发达，肌肉组织的发育到学龄期才加速。

(1) 身长：身长的增长，年龄越小增长越快。新生儿出生时平均为 50 cm，6 个月时达 65 cm，1 周岁时达 75 cm，2 周岁时达 85 cm。2 岁以后平均每年增长 5～7.5 cm，2～12 岁可按下列公式推算：身高(cm)＝ 年龄×7＋70。

(2) 体重：体重为各器官、组织和体液的总重量，是评估小儿营养情况的重要指标。晨起空腹时，将尿排出后或平时于进食后 2 h 是测体重的最佳时间，测时应脱去衣裤、鞋袜后进行。新生儿平均出生体重为 3.1～3.4 kg。出生后一周内可有生理性体重下降，体重减轻 3%～9%，常于出生后 7～10 日内恢复到出生体重。以后体重增长很快，年龄越小，增长越快，且同年龄、同性别正常儿童的体重存在个体差异，一般在 10%左右。前半年每月一般增加 600～800 g，后半年每月一般增加 300～400 g，3～5 个月时体重为出生时的 2 倍，1 周岁时增至 3 倍，2 岁时增至 4 倍。2 岁后至 11、12 岁前平均每年增长 2 kg。12 岁后为青春期体重增加较快，女孩比男孩青春期大约早 2 年，10～13 岁时女孩体重可超过男孩，12～15 岁后男孩体重又超过女孩。

(3) 头围：头围反映脑和颅骨的发育程度。出生时平均为 34 cm，6 个月时 44 cm，1 岁时 46 cm，2 岁时 48 cm，5 岁时 50 cm，15 岁时 54～58 cm(接近成人)。

(4) 胸围：胸围反映胸廓、胸背肌肉、皮下脂肪及肺的发育程度。出生时平均 32 cm，1 岁时与头围大致相等，1 岁后胸围超过头围，差数(cm)约等于岁数减 1。

(5) 皮下脂肪：皮下脂肪的厚薄反映小儿营养状况的好坏。婴儿期脂肪组织较肌肉多，1～7岁皮下脂肪逐渐变薄。10 岁后，特别是青春期，女孩的脂肪组织两倍于男孩。

2. 运动功能的发育　新生儿期的运动多为无意识不协调的，此后随大脑的发育而逐渐完善。小儿动作发育遵循一定规律：动作的发育相对落后于感觉的发育，先有视、听等感觉的发展。动作从整体到分化、从不随意到随意、从不准确到准确。

3. 心理及性格的发育　性格及认知的发育依赖于身体、生理上的生长与成熟。根据心理各期的发展阶段可预测性格及认知，心理各期的划分及发展一般参考 Erikson 心理社会发展理论。

4. 系统的健康检查

1）定期体格检查　0～7 岁的儿童应做"421"体检，即 1 岁以内的婴儿分别在出生时、3 个月、5 个月、8 个月和 12 个月时做体格检查一次，1～3 岁期间每半年做一次检查，3～7 岁每年做一次检查。

2）生长发育监测　要求 1～6 个月的婴儿每月监测一次，7～12 个月的婴儿每 2 个月监测一次，1～2 岁之间监测 3 次，2～3 岁之间监测 2 次。

3）健康监测的内容

（1）一般情况：如发育情况、喂养情况、预防接种的种类和次数、是否患病等。

（2）体格发育的测量：测量指标包括身高、体重、头围、胸围、皮下脂肪厚度等。每次监测最好固定时间、测量用具和方法。

（3）全身的系统检查：如头部、胸部、腹部、外生殖器、脊柱和四肢等。

（4）智力筛查：每年一次，按其测验的目的可分为两大类，即筛查性测验和诊断性测验。常用丹佛智力检查，值得注意的是，丹佛智力检查或心理测验的结果只能反映被测者当时的情况，而不能预测将来的智力水平。

（5）化验检查：1 岁以内至少做一次血红蛋白检测，最佳检测时间为 6～8 个月。根据儿童具体情况选择性地做血钙、血磷和碱性磷酸酶等检查。

（6）心理及性格的发育。

（二）儿童计划免疫

> **学习要点**
>
> 儿童计划免疫程序、预防接种管理

儿童计划免疫是应用免疫学原理，根据儿童免疫特点和传染病发生的情况制定的免疫程序。有计划进行免疫制剂的接种，以提高儿童的免疫水平，有效地预防相应传染病的发生。

我国规定，婴儿必须在 1 岁内完成卡介苗、脊髓灰质炎三联疫苗、百白破混合制剂、麻疹减毒疫苗、乙型肝炎疫苗等 5 种疫苗的接种。此外，根据流行地区和季节进行乙型脑炎疫苗、流行性脑脊髓炎疫苗、风疹疫苗、流感疫苗、腮腺炎疫苗、甲型肝炎疫苗等的接种。

1. 常用的免疫制剂

（1）人工自动免疫制剂：包括菌苗、疫苗、类毒素。其中菌苗分为活菌苗及死菌苗，疫苗分为灭活疫苗及减毒疫苗。

（2）人工被动免疫制剂：包括抗毒素、抗毒血清、抗病毒血清及丙种球蛋白等。病毒免疫只能作为一种临时性的应急方法，因为此类制剂进入人体后，很快被排泄，预防时间只能持续 2～3 周。由于此类制品为异性蛋白，注射后易产生过敏，所以应慎用。

2. 预防接种管理

1）做好接种前的准备工作：包括环境、接种者、受种者、接种用物的准备。

（1）环境：接种环境光线充足，空气流通，室温适当。

（2）接种者：衣帽整齐，注意洗手，对家长或懂事的孩子做好解释工作，告知接种后可能出现的副作用；认真、细致地询问病史及传染性接触史等。

（3）受种者：注射部位应清洗干净、内衣清洁，必要时应沐浴，以防感染；接种时应由熟悉小儿情况的人陪伴，携带儿童免疫接种手册；注射后当日不洗澡，但应保持接种部位清洁；到第二天为止避免剧烈运动，如出现高热、痉挛，应及时与医务人员联系。

(4) 接种用物：接种所用的物品及急救物品放置在合适的位置，各种注射用具必须经严格消毒，并做到一人一用一废弃，防止交叉感染。

2）接种时应做的工作

(1) 严格执行操作规程：仔细核对儿童的姓名，详细询问儿童的健康情况；严格遵守各种接种制品的接种时间、间隔及次数，一般接种后需间隔 4 周方可接种其他疫苗；仔细检查菌苗、疫苗，包括标签、名称、批号、生产日期及生产厂家，并检查药物是否有变色、异物、凝块等情况，有异常者不能使用；在注射时严格掌握注射剂量。

(2) 接种活疫苗、菌苗时不能用碘酒消毒，只能用 75%的乙醇消毒局部皮肤。

(3) 严密观察受种者的反应。

(4) 注意菌苗在打开后应立即使用，否则放置时间在 2 h 左右会失去其活性。

3）接种后应做的工作

(1) 按操作规程整理用物。

(2) 疫苗的处理：未打开的疫苗放冰箱内冷藏室保存，并在规定的有效期内使用；已打开未用完的疫苗，焚烧处理。

(3) 密切观察受种者的反应，一般观察 15～20 min。

(4) 做好记录：在接种卡(接种证)上记录接种日期及疫苗名称等。

3. 禁忌证

1）一般禁忌证

(1) 有急性传染病接触史而未过检疫期者。

(2) 活动性肺结核、较重的心脏病、风湿病、高血压、肝肾疾病、慢性病急性发作。

(3) 有哮喘及过敏史者，或有严重的化脓性皮肤病者等。待症状消失或恢复健康后再接种。

2）特殊禁忌证

(1) 患自身免疫性疾病、免疫缺陷病者。

(2) 有明确过敏史者禁接种白喉类毒素、破伤风类毒素、麻疹疫苗(特别是鸡蛋过敏者)、脊髓灰质炎糖丸疫苗(牛奶或奶制品过敏)、乙肝疫苗(酵母过敏或疫苗中任何成分过敏)。

(3) 患有结核病、急性传染病、肾炎、心脏病、湿疹及其他皮肤病者不予接种卡介苗。

(4) 在接受免疫抑制剂治疗期间、发热(体温在 37.5 ℃以上者)、腹泻和急性传染病期忌服脊髓灰质炎疫苗。

(5) 因百日咳菌苗偶可产生神经系统严重并发症，故本人及家庭成员患癫痫、神经系统疾病有抽搐史者禁用百日咳菌苗。

4. 预防接种的反应及护理措施 预防接种对人体是一种外来的刺激，活菌苗、活疫苗的接种实际上是一种轻度感染，死菌苗、死疫苗对人体是一种异物刺激。因此，在接种后会有不同程度的全身或局部反应。

1）正常反应(一般反应)

(1) 全身反应：接种后 5～6 h 或 24 h 出现体温升高，持续 1～2 天，可能出现头晕、全身不适、疲倦、恶心、呕吐、腹痛、腹泻等反应。体温在 37.5 ℃左右为弱反应，体温在 37.5～38.5 ℃为中等反应，体温在 38.6 ℃以上为强反应；一般此类反应中等以下可以不作处理，注意休息，多饮水，或给予对症处理。中等以上或症状较重时，应去医院就诊。如为活疫苗则有一定的潜伏期后才出现体温升高。

(2) 局部反应：接种后数小时至 24 h 注射局部出现红、肿、热、痛等反应，有时会伴有局部淋巴结肿大。红肿直径在 2.5 cm 以下为弱反应，2.6～5 cm 为中等反应，5 cm 以上为强反应。一般持续 2～3 天，活疫苗接种后局部反应出现较晚，持续的时间也较长；个别儿童接种麻疹疫苗后 5～7 天出现皮疹反应；出现局部反应时，可以用干净毛巾热敷，并抬高患肢，反应较轻者可不作处理。

2) 异常反应

(1) 过敏性休克：在注射后数分钟或 0.5～2 h 后出现面色苍白、烦躁不安、呼吸困难、脉搏细弱、出冷汗、四肢冰凉、恶心呕吐、大小便失禁，甚至昏迷等过敏性休克的表现，如不及时抢救，会出现生命危险。需让其平卧，头部放低，立即皮下注射 1∶1000 肾上腺素 0.5～1 mL，保暖，吸氧，并采用其他抗过敏性休克的措施；病情稍稳定后尽快转至医院抢救。

(2) 晕针：儿童由于恐惧、精神紧张、疲劳、空腹等原因可在注射时或注射后数分钟发生头晕、心慌、面色苍白、出冷汗、手足冰凉、心跳加快等症状，严重者甚至丧失知觉、呼吸减慢。应立即使其平卧，饮少量的热水或糖水，并注意鉴别是否为过敏性休克。

(3) 过敏性皮疹：以荨麻疹最常见。一般接种后几小时至几天内出现，一般服用抗组织胺类药物即可痊愈。

(4) 全身感染：免疫系统缺陷或免疫防御功能不全时，接种活菌苗后则可扩散为全身感染，应根据受种者的临床表现，给予抗感染及对症治疗。

三、各年龄段儿童与青少年保健指导

(一) 新生儿期保健

1. 新生儿期特点　自胎儿娩出后脐带结扎至出生后满 28 天，称为新生儿期。其特点如下。

(1) 建立自己独立呼吸。

(2) 要适应比子宫内温度低的周围环境。

(3) 自己摄取各种营养素，保证生长发育需求。

(4) 机体各器官、系统解剖生理功能尚未发育成熟，免疫功能低下。

> **学习要点**
>
> 社区儿童各期保健的主要内容

2. 保健重点及措施　初生新生儿需经历一段时间的调整，才能适应子宫外环境，特别是出生后一周内的新生儿发病率和死亡率极高，故新生儿保健重点在出生后 1 周内。

(1) 加强新生儿家庭访视制度，定期进行访视：社区护士应根据孕妇保健卡掌握社区内新生儿的情况，并对新生儿进行登记注册，进行家庭访视。访视顺产新生儿应在产后 3、7、14 天和 28 天进行；访视剖宫产新生儿应在产后 7、14 天和 28 天进行。

(2) 对新生儿进行全面体格检查。

(3) 了解新生儿出生后的保暖、喂养、疾病等方面的情况。

(4) 指导母亲做好新生儿脐带、皮肤及其他方面的护理：居室应阳光充足、空气清新，室内温度宜保持在 22～24 ℃，相对湿度保持在 50%～60%；母婴同室便于母亲哺乳和照料婴儿；衣着(尿布)应选择浅色、柔软的纯棉织物，宽松而少接缝，以避免摩擦皮肤和便于穿、脱；襁褓不应包裹过紧，可让婴儿活动自如、保持双下肢屈曲姿势有利于髋关节的发育；冬季不宜穿得过多、过厚，以免影响四肢循环和活动。

(5) 指导并鼓励母乳喂养。

(6) 做好预防接种及定期体格检查的安排。

(7) 预防各种常见的新生儿疾病和意外。

(二) 婴儿期保健

1. 婴儿期特点 从出生后到满1周岁之前为婴儿期,又称乳儿期。

(1) 婴儿期是人体生长发育最迅速的时期。

(2) 由于生长发育快,加之各系统器官继续发育和完善对热量、各种营养素尤其是蛋白质的需要量特别高。如不能满足需求,易发生营养缺乏。

(3) 此时期消化和吸收功能尚未发育完善与摄入营养高的要求产生矛盾,易发生消化不良和营养紊乱。

(4) 从母体得到的免疫力逐渐消失,而后天获得的免疫力很弱,因此易患感染性疾病。

2. 保健重点及措施

(1) 指导合理喂养:提倡母乳喂养,母乳是婴儿最好的天然食品,含有丰富的营养成分和热量,易于消化、吸收,温度适宜、新鲜、清洁、经济、方便;母乳是最适合4～6个月内的婴儿生长所需要的天然营养,母乳喂养的婴儿,在4～6个月内较少患肠胃过敏、婴儿猝死症、新生儿低血钙性抽搐等疾病;而且乳量随小儿的生长而增加,乳汁成分中蛋白质、脂肪、糖类的比例也随着婴儿的生长发育而出现自然的同步调整,同时母乳喂养有利于提高婴儿的免疫力,减少疾病的发生,还可以增进母子间的情感交流,利于婴儿心理的健康发展。一般只有在母亲因多种原因确实不能采用母乳喂养时才选择混合喂养和人工喂养;混合喂养一般要求在母乳之后再给其他代乳品;人工喂养要正确选择奶方;随着婴儿的成长,及时添加辅助食品。添加原则为由少到多,由细到粗,由稀到稠,由单种到多种,使婴儿有一个适应过程。应在婴儿身体健康、消化功能良好时开始添加。添加辅食的时间及顺序以婴儿生长发育所需及消化功能的情况不同而添加不同的辅食。

(2) 及时进行生长发育监测及体格检查。

(3) 指导促进其感知发育。

(4) 完成基础计划免疫。

(5) 指导家长给婴儿最好穿连衣裤或背带裤,不用松紧腰裤,以利胸廓发育。

(6) 指导体育运动:2～6个月的婴儿可做婴儿被动操,6～12个月的婴儿可做婴儿主动操。

(7) 皮肤锻炼:可通过皮肤按摩、温水浴、擦浴、淋浴等锻炼进行。

(三) 幼儿期保健

1. 幼儿期特点 1周岁后到满3周岁之前为幼儿期。

(1) 生长发育速度较婴儿期减慢,神经精神发育迅速,语言和动作能力明显发展。

(2) 此期活动范围扩大,活动增加,无安全感,易发生意外事故。

(3) 饮食从流质逐渐转换为软饭、普通饭,若不注意膳食质量,仍可发生消化紊乱和营养缺乏,导致体重增长缓慢。

(4) 接触感染机会增多,自身免疫力仍低,传染病发病率增高。

2. 保健重点及措施 此期儿童心理活动明显增强。

(1) 供给丰富的营养:幼儿乳牙已逐渐长齐,但咀嚼功能仍然较差,故食物宜细、软、碎。

食物中的乳类应为每日 500 mL 左右，饮食的次数应为每日 4～6 次。

(2) 合理安排幼儿的生活并注意培养良好的生活及卫生习惯，如幼儿学会走路、会表达大小便意愿时最好不穿开裆裤。

(3) 预防各种意外事故及感染性疾病。

(4) 促进亲子间的情感联结。

(5) 指导体育运动：可做幼儿体操。

(6) 皮肤锻炼：可通过游泳等锻炼进行，注意应有成人在旁照顾。

(四) 学龄前期保健

1. 学龄前期特点　3 周岁后到 6～7 岁入小学前为学龄前期。

(1) 体格生长发育速度减慢。

(2) 大脑功能发育渐趋成熟，理解能力增强，求知欲旺盛，模仿性强，能用语言和简单文字进行学习。

(3) 活动和体育锻炼增多，体质增强，感染性疾病发病减少。但接触病原体及受伤的机会增多，免疫性疾病有增多趋势，此外应注意寄生虫病的预防工作。

(4) 5～6 岁乳牙开始松动脱落，恒牙依次萌出，如不注意口腔卫生易发生龋齿。

2. 保健重点及措施　学龄前期儿童智力发展快、独立活动范围扩大，是性格形成的关键时期。

(1) 注意早期教育，培养其学习习惯、想象与思维能力，使之具有良好的心理素质。

(2) 学习遵守规则和与人交往。

(3) 定期进行生长发育监测，及时矫正问题。

(4) 加强传染病的防治。

(5) 预防意外事故的发生。

(6) 指导体育运动：可做儿童体操，年长儿可进行游戏或用球类锻炼。

(7) 合理营养：学龄前期的儿童营养需要基本接近成人，但应避免过于油腻、辛辣、刺激性较大的食品，膳食的安排力求多样化，荤素搭配，粗细交替，以供给学龄前儿童所需的平衡膳食。

(五) 学龄期保健

1. 学龄期特点　从 6～7 岁入小学起至 12～14 岁进入青春期为止称学龄期。

(1) 小儿体格生长发育稳步增长，除生殖系统外，身体各器官系统都已逐渐发育成熟，6 岁起开始换牙。

(2) 儿童患病率死亡率均低。脊柱弯曲、神经衰弱等疾病，这些疾病将影响他们的健康。疾病防治的重点在于加强健康教育，采取综合措施，增强青少年自我保健的意识和能力。每年定期进行健康检查，达到普查普治、早查早治的目的。

2. 保健重点及措施　此期儿童求知欲强，体格发育迅速。

(1) 培养良好的心理素质、道德品质、生活卫生习惯及学习习惯。

(2) 预防各种常见病。

(3) 保证营养：学龄期儿童身心发育加速，体力活动增加，对营养的需要比成人多。膳食安排要营养充足、比例恰当，既要有充足的主食，也要有富含优质蛋白质的鱼、肉、蛋、乳、豆类，且要有大量的绿色蔬菜及新鲜水果；食物的品种要多，粗细比例合适，荤素搭配；一日三餐的比例要恰当，一般能量的分配比例为早餐 20%～25%，午餐 35%，点心 10%～15%，晚餐 30%。

(4) 保证充足的睡眠及休息。

(5) 定期进行健康检查。

(6) 指导体育运动：可利用器械进行游戏、田径与球类锻炼进行。

(六) 青春期保健

1. 青春期特点 从第二性征出现到生殖功能基本发育成熟、身高停止增长的时期称青春期，是儿童过渡到成年的时期。

(1) 随着大脑及身体各器官的发育成熟，生活体验加深，不安和好奇心相互交织，心理极不安定。

(2) 生长发育迅速。

2. 保健重点及措施

(1) 进行青春期心理卫生指导。

(2) 保证体格快速增长所需的营养。

(3) 预防吸食毒品、酗酒、吸烟等不良嗜好的发生。

(七) 儿童常见健康问题及护理干预

1. 儿童感染性疾病

(1) 急性呼吸道感染：如气管炎、支气管炎、肺炎等，这些疾病的致病因素及诱发因素较为复杂，很难用单一的方法预防及控制其发生。因此社区护士应采取综合性的预防方法，如对家长广泛开展健康教育，对儿童增强体质锻炼指导，早发现、早治疗等来预防及控制这些疾病的发病率，降低其死亡率。

(2) 消化道感染：如婴幼儿腹泻、急性胃肠炎等，是威胁儿童健康的主要原因之一，主要由于儿童的消化道功能尚不完善、机体免疫功能未完全成熟所致。因此，社区护士应采取综合性的预防措施，如提倡母乳喂养，指导父母及时为儿童添加辅食，进行有关营养、饮水及卫生方面的宣传，以控制其发生。

(3) 传染性疾病：预防传染性疾病主要通过计划免疫并在日常生活中注意环境卫生、个人卫生、加强营养、加强体质锻炼等；控制传染性疾病主要在传染病流行期间，加强对环境及生活用物的消毒、灭菌，采取措施切断感染链。

2. 肥胖问题 儿童肥胖不仅影响自尊与活动，且成年后易导致与肥胖有关的疾病如高血压、糖尿病、动脉硬化等，多与热量过剩及缺乏运动有关。社区护士应定期进行儿童肥胖的筛查，加强儿童营养指导，倡导积极的生活方式，使儿童坚持体育锻炼，以预防肥胖的发生。如体重超过标准或有肥胖倾向时，应尽早告诉家长有关情况，必要时提供饮食及运动等控制体重的方法。

3. 营养不良 目前我国儿童的营养不良主要是由于膳食结构不合理，偏食、挑食及零食过多引起的，社区护士应教育家长和儿童注意预防纠正。

4. 口腔卫生不良问题 主要是由于不重视口腔卫生引起的，社区护士应加强口腔卫生的宣传教育，辅导儿童正确的刷牙方法，教育儿童养成良好的口腔卫生习惯，摄入均衡营养，特别是维生素 C、维生素 D 及钙质的摄入等，加强体育锻炼，全面提高身体素质。

5. 视力问题 目前我国儿童的视力问题主要是近视、弱视，与儿童用眼时间长及光线、姿势等有关。社区护士应注重预防儿童视力问题的发生，重点在于培养儿童保护视力的观念和规律地开展眼保健活动，如：在家庭访视时评估儿童桌椅的高度是否适宜、室内光线情况以及儿童在阅读时是否有姿势不良的现象，并根据具体情况进行指导；指导家长合理安排儿童的作息时间，注意劳逸结合；学校应减轻学生的作业负担，避免作业时间过长造成儿童视力疲劳。加强保护视力的宣传教育，定期进行视力检查，及时治疗近视。

6. 心理问题　目前我国儿童的心理问题主要是自卑、自闭、多动、逆反、恐惧、厌学、享乐、自大、嫉妒、孤独心理等，据不完全统计，我国至少有3000万到5000万的儿童存在严重的心理问题，有的孩子临近考试就犯病，有的孩子见生人就躲闪，有的孩子找各种理由逃学，有的孩子经受不起任何一点挫折，有的孩子结交不良朋友甚至走上犯罪的道路，有的孩子由于精神压抑而选择了自杀等。因此，社区护士应进行正确引导、教育，使儿童具有乐观、豁达、积极向上、勇于克服困难和适应社会的良好素质。

7. 意外事故的预防　儿童好奇心重，模仿欲较强，对危险的认知能力较差，缺乏自我保护能力，容易发生意外事故。社区护士应建议父母加强监护力度，根据儿童的发育特点加以防范。

(1) 窒息与异物吸入：3个月以内的婴儿应注意防止因被褥遮盖、母亲的身体挤压、吐奶等造成的窒息；较大婴幼儿应防止食物、果核、纽扣、硬币等异物吸入气管。

(2) 中毒：药物应放置在儿童拿不到的地方；内、外用药应分开放置，防止误服外用药造成的伤害；避免食用有毒的食物。

(3) 外伤：婴幼儿居室的窗户、楼梯、阳台、睡床等都应置有栏杆，防止坠床与从高处跌落；妥善存放易燃品、易伤品；远离厨房，避免开水、油、热汤等烫伤；教育年长儿不可随意玩打火机等危险物品；室内电器、电源应有防止触电的安全装置。

(4) 溺水与交通事故：教育儿童不可独自与小朋友去无安全措施的江河、池塘玩水，严格遵守交通规则。

直通护考

一、单项选择题

1. 社区特殊人群不包括(　　)。

A. 老人　B. 儿童　C. 妇女　D. 残疾人　E. 成年人

2. 下列哪项不是儿童自闭症的特点？(　　)

A. 表情淡漠　B. 对言语、拥抱无反应　C. 对分离无害怕反应
D. 智商高　E. 2岁后专注重复古怪动作

3. 接种疫苗后出现发热等全身反应时，不应采取的措施是(　　)。

A. 休息　B. 多饮水
C. 出现高热时适当服用退热药物　D. 保暖
E. 适当服用抗生素

4. 儿童发生意外伤害的有关因素不是(　　)。

A. 生活环境中有安全隐患　B. 儿童日常活动较多　C. 家长缺少责任心
D. 缺少识别危险的能力　E. 缺少安全意识

5. 被动免疫的持续时间为(　　)。

A. 1～2周　B. 2～3周　C. 3～4周　D. 4～5周　E. 5～6周

二、思考题

豆豆，女，足月剖宫产儿，7天，出生体重为3.2 kg，身长为50 cm。社区护士小王要进行家庭访视。请问：

（1）新生儿家庭访视的主要内容是什么？

（2）新生儿时期常见的健康问题有哪些？社区护士应如何对家长进行保健指导？

（常丽霞）

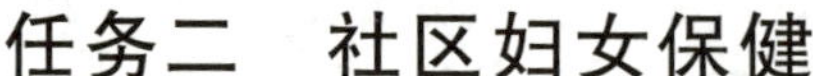

任务二　社区妇女保健

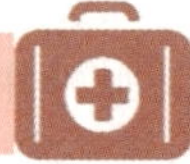

情景描述

建国60多年来，女童和妇女的健康有很大改善，但是妇女健康依然面临非常严峻的问题和挑战。相关报告显示，有24.7%的女性曾遭受过配偶不同形式的家庭暴力，45岁以上女性体检出高血压、高脂血症、心血管疾病、脂肪肝异常的比率上升，而“七零”后、“八零”后女性则是乳腺异常的高发人群，乳腺异常2009年体检检出率为25.85%，2015年体检检出率已升至60.93%，在7年间增长了近2.4倍。由于不良生活方式和来自各方面的压力，焦虑，头痛、月经无规律、贫血、抑郁症、不孕不育等问题困扰着诸多女性。世界卫生组织在《妇女和健康：今天的证据，未来的议程》中指出：处理妇女健康问题是加强整个卫生系统的一个必要且有效的途径——这一行动会使人人获益。改善妇女健康状况对于妇女、其家人、社区以及整个社会都很重要。问题：

1. 什么是社区妇女保健？
2. 如何为社区妇女开展有针对性的保健指导？

一、概述

（一）社区妇女保健的概念

社区妇女保健是以预防为主，防治结合，以保健为中心，以社区妇女群体为对象，以维护和促进妇女健康为目的，开展以生殖健康为核心的保健服务。

> **学习要点**
>
> 社区妇女保健的概念

社区妇女保健在预防为主的卫生工作方针的指导下，通过定期对妇女常见病、多发病的普查、预防保健、监护和治疗措施，开展以维护生殖健康为核心的贯穿妇女青春期、围婚期、围生期和围绝经期的各项保健工作，降低孕产妇及围生儿死亡率，减少患病率和伤残率，控制性传播疾病的发生，增强妇女的自我保健意识，提高自我保健能力，从而促进妇女身心健康。

（二）我国妇女保健的基本情况

我国已基本形成以妇幼保健机构为核心，以基层医疗卫生机构为基础，以大中型医疗机构和相关科研教学机构为技术支撑，覆盖城乡的妇幼保健服务网络。妇幼保健网由省市级、县区级和街道、乡级三级组成：行政机构包括卫计委妇幼卫生保健司、省市妇幼卫生处、地市妇幼卫生科、县妇幼保健所、区卫生保健组；专业机构包括各级妇幼保健院、所、站、队。

截至 2014 年底，全国共有妇幼保健机构 3131 个，90％的孕产妇能享有基本公共卫生服务。全国孕产妇住院分娩率由 2000 年的 72.9％提高到 2014 年的 99.6％，农村孕产妇住院分娩率由 2000 年的 65.2％提高到 2014 年的 99.4％。2009 年启动实施农村妇女"两癌"免费检查项目，累计为 4287 万和 613 万农村妇女分别进行了宫颈癌和乳腺癌免费检查。实施预防艾滋病、梅毒和乙肝母婴阻断重大项目，为 6053 万名孕产妇进行检查和治疗。开展"中国妇女健康行动"等不同类型的妇女健康项目，并支持社会组织开展形式多样的妇女健康促进活动。2010 年我国妇女平均预期寿命达到 77.4 岁，比 2000 年提高 4.1 岁。孕产妇死亡率大幅度降低，由 1990 年的 88.8/(10 万)下降到 2014 年的 21.7/(10 万)。中国被世界卫生组织列为妇幼健康高绩效的 10 个国家之一。

知识链接

《中国妇女发展纲要(2011—2020 年)》妇女与健康主要目标

1. 妇女在整个生命周期享有良好的基本医疗卫生服务，妇女的人均预期寿命延长。
2. 孕产妇死亡率控制在 20/(10 万)以下。逐步缩小城乡区域差距，降低流动人口孕产妇死亡率。
3. 妇女常见病定期筛查率达到 80％以上。提高宫颈癌和乳腺癌的早诊早治率，降低死亡率。
4. 妇女艾滋病患病率和性病患病率得到控制。
5. 降低孕产妇中重度贫血患病率。
6. 提高妇女心理健康知识和精神疾病预防知识知晓率。
7. 保障妇女享有避孕节育知情选择权，减少非意愿妊娠，降低人工流产率。
8. 提高妇女经常参加体育锻炼的人数比例。

（三）妇女保健的相关政策法规

为了维护我国妇女的合法权益、提高健康水平，党和政府制定和颁布了多项法律法规，如《中华人民共和国妇女权益保障法》、《中华人民共和国母婴保健法》、《中华人民共和国人口与计划生育法》、《女职工劳动保护规定》、《生育保险》、《农村孕产妇系统保健管理办法》《中华人民共和国反家庭暴力法》等，这些法律法规以及一系列配套规章和规范性文件的实施在保障妇女合法权益、促进身心健康、优化妇女发展环境、提高妇女社会地位、推进男女平等发展进程方面具有重要意义。不断完善和健全的妇幼健康法律政策也使妇女健康逐步实现了有法可依、依法管理、规范服务。

二、妇女各期保健

(一) 青春期保健

对于女性,青春期是指从月经来潮到生殖器官逐渐发育成熟的时期。一般从 10 岁到 18 岁左右。青春期是女性成长的关键时期,在形态与功能发育的同时,心理、情绪及行为也相应出现明显变化。青春期保健不仅要关注其生理健康,同时心理问题也不容忽视。

1. 常见健康问题 青春期由于女性特殊的生理特点,容易发生与月经有关的健康问题,也是许多健康危险行为的高发时期。

(1) 生理方面:如痛经、月经不规律、闭经、功能失调性子宫出血、贫血等。

(2) 心理行为方面:如存在青春期逆反心理,在性激素的作用下萌发性意识、出现过早性行为,喜欢幻想追逐明星,易受社会不良风气的影响而沾染不良习惯和行为,如吸烟、酗酒、吸毒、不正当减肥、滥用药物、网络成瘾等。

2. 青春期保健要点

(1) 合理营养:在青春期营养指导中,不仅要强调均衡营养对青春期少女健康的重要性,还应帮助培养良好的饮食习惯。每日除需要摄入充足的糖类外,还要保证蛋白质、维生素、矿物质的摄入;不暴饮暴食也切勿过度节食,进食定时、定量、饥饱适中。

(2) 养成良好的生活习惯:青春期处于代谢旺盛阶段,汗腺和皮脂腺分泌较多,应养成良好的个人卫生习惯,如重视外阴部卫生、口腔卫生和用眼卫生,预防龋齿和近视;注意保持皮肤和毛发的清洁;注意加强锻炼和适度劳动;保证充足的睡眠;避免酗酒、吸烟等危害健康行为。

(3) 月经期保健:通过性生理教育,使青春期少女了解生理发育规律、解除性发育的神秘感和对月经来潮的恐惧。月经期,由于子宫内膜剥脱形成创面,阴道酸性环境改变等致使局部防御机能下降,故而在月经期应注意:每天用温水冲洗外阴,避免盆浴、淋雨、涉水、游泳,注意保暖;选择信得过的卫生用品,并及时更换;经期不宜参加剧烈的体育活动和重体力劳动;忌食生冷及辛辣刺激性食物;做好月经周期的记录,保持乐观和稳定的情绪。

(4) 心理指导:社区护理人员应适时开展心理卫生教育和综合性心理咨询辅导,注意采取适宜的方式方法,进行各项性心理障碍的干预和矫治,引导青春期少女注重自尊、自爱、自强并加强自我保护意识。

(二) 围婚期保健

围婚期是指妇女从生理发育成熟到怀孕前的一段时期,此期的预防保健工作重点为普及婚前保健知识,做好生育知识指导,保障婚配双方下一代的健康。

1. 婚育指导

(1) 婚姻法第 6 条规定,直系血亲和三代以内的旁系血亲禁止结婚。

(2) 影响结婚生育的传染病患者在传染期内暂缓结婚,如艾滋病、麻风病、性病等;严重遗传性疾病不宜生育,如单基因遗传病(软骨发育不全、苯丙酮尿症、血友病等)、多基因遗传病(先天性心脏病、精神分裂症等)、染色体病(21 三体综合征、性腺发育不良等)。

(3) 选择最佳的生育年龄以提高生育的质量、摒除不利因素:女性在 24～29 岁之间为最佳生育年龄,男性为 25～35 岁。父母年龄过小,身心未完全发育成熟,对孩子的发育和教育会产生不良影响;年龄过大,胎儿智力发育障碍、遗传性疾病发生率增加。

2. 婚前检查 婚前男女双方均应进行婚前检查。通过全身或专项检查,以确定有无影响结婚和生育的疾病、防止遗传性疾病在后代中延续。主要内容包括：①询问健康史，包括病史，双方是否近亲婚配，询问直系血亲主要病史；②询问月经史；③全身体格检查，除一般常规项目外，对身体特殊者应测其身高以利于发现某些遗传病或内分泌异常；④生殖器检查，确定生殖器官有无发育异常、畸形、炎症或肿瘤等；⑤实验室检查，如胸透、血常规、尿常规以及阴道分泌物查滴虫、真菌等，必要时进行遗传性疾病的检测。

3. 计划生育　从2016年1月1日开始全国实施全面两孩政策，提倡一对夫妻生育两个子女，坚持计划生育基本国策，保持适度生育水平，改革完善计划生育服务管理，人口总量控制在规划目标之内。社区护士应向育龄人群提供安全、有效、适宜的避孕节育服务，育龄夫妻自主选择计划生育避孕节育措施、预防和减少非意愿妊娠，全面推进知情选择，提高服务的公平性和可及性。同时，社区护士也有责任转介不孕夫妻接受治疗，达到适当生育的目的。

（三）孕期保健

医学上的孕期是指从末次月经的第一天开始，到分娩结束，通常为40周。孕期保健是降低孕产妇死亡和新生儿出生缺陷的重要措施。社区护理人员应针对孕妇的生理、心理特点，采取一系列监护、预防、指导措施，从而预防孕期并发症，避免发生畸形、早产，保障孕母和胎儿的健康。

1. 建立孕妇保健手册　为了加强对孕产妇女的管理，我国已普遍实行孕产期保健的三级管理，推广使用孕产妇系统保健手册。妇女停经8～12周之内需到医院进行检查，以确定妊娠。确定妊娠后，在孕12周内由孕妇居住地的乡镇卫生院、社区卫生服务中心进行登记并建立《孕产妇保健手册》，进入孕产妇管理系统，以便进行早孕咨询、检查及健康指导，并着重对高危妊娠进行筛查、监护和管理。

2. 产前检查　产前检查是监护孕妇和胎儿情况的重要方式。

(1) 检查时间：产前检查的时间安排要根据产前检查的目的来决定。世界卫生组织(2006年)建议至少需要4次产前检查，孕周分别为妊娠16周以内、24～28周、30～32周和36～38周。我国目前常用的产前检查时间为孕12周以前进行初次检查，孕12周之后每4周一次，孕28周后每两周一次，孕36周后每周一次。有高危因素者，酌情增加次数。

(2) 检查内容：①一般性全身检查，了解孕妇的营养状况、身高、体重、步态、有无水肿，观察体温、脉搏、血压、呼吸等基本生命体征，了解乳头有无凹陷、乳房发育情况，心、肺、肝、肾、甲状腺等重要脏器情况。②产科检查，通过腹部视诊、触诊、听诊、测量宫底高度及腹围来了解胎儿大小、羊水量、胎产式、胎方位、胎先露、胎先露是否衔接、子宫大小是否符合孕周等；通过骨盆外测量间接推断骨盆内径的大小、形状，外测量有狭窄者还需进行骨盆内测量；初诊时通过阴道检查了解产道、子宫及附件情况；通过肛诊了解先露部、骶骨弯曲度、坐骨棘、坐骨切迹宽度及骶尾关节活动度等。③辅助检查，包括超声、血常规、尿常规、肝肾功能、乙型肝炎表面抗原、ABO及Rh血型、HIV筛查、妊娠期糖尿病筛查、孕妇血清学筛查、电子胎心监护、心电图检查等。

3. 孕期保健指导

> **学习要点**
>
> 产前检查的时间和内容

(1) 饮食与营养：根据不同孕期的需求科学合理地调配饮食营养，品种应多样化、保证优质蛋白质、维生素、矿物质、微量元素的摄入，不必刻意大补特补；注意少食辛辣刺激食物，忌偏食，禁烟酒。孕早期若出现恶心呕吐等早孕反应，宜清淡饮食少食多餐；多吃富含维生素的食物如绿色蔬菜、动物肝肾、豆类、水果、奶制品等。孕中期是胎儿迅速发育及增重的时期，应保证充足的蛋白质、钙、铁的摄入。孕晚期孕妇和胎儿需要的营养达到最高峰，应扩大营养素的来源，保证营养和热量的供给，注意控制盐分和水分的摄入量，以免发生水肿。

(2) 运动与休息：孕期适量进行运动，可帮助孕妇增强体质、控制体重，促进肠道蠕动，减少便秘、腹胀，以利于日后分娩。运动方式和强度可以视情况而定：孕早期运动节奏宜慢，可选择早晚散步、游泳等运动；孕中期较早期可提高运动频率、延长运动时间，但避免爬山、登高、蹦跳等剧烈运动，以免发生意外。孕晚期时体重增加、身体负担重，动作宜缓，如伸展运动，加强手臂、腿部、盆底肌肉的训练，为分娩做准备。如在运动过程中出现头晕、气短、宫缩频率增加等异常需立即停止运动，及时就诊。孕期生活起居要有规律，合理安排工作时间，保证充足的睡眠，夜间保证至少 8～12 h 睡眠，午睡 1 h 左右；睡眠时注意睡眠姿势，避免压迫腹部，孕晚期宜采用左侧卧位。

(3) 舒适与卫生：妊娠期新陈代谢旺盛，汗腺及皮脂腺分泌增多，阴道分泌物增多，孕妇要养成良好的卫生习惯，应勤沐浴、勤换内衣，禁止盆浴，以淋浴为宜；进食后及时清洁口腔，选用软毛牙刷，刷牙动作轻柔；衣服宜宽松、柔软、透气性好、质地以棉麻为佳，穿着舒适，不穿紧身衣、不束胸、腰带不宜过紧；选择舒适轻便的鞋袜，鞋跟不宜过高，避免穿高跟鞋。

(4) 用药指导：多数药物可通过胎盘屏障进入胎儿体内，不当用药可致胎儿发育不良、畸形，甚至死胎、流产，故孕期切忌擅自用药，应在医生指导下谨慎选择治疗方案、药品类别及剂量，确保安全用药。

(5) 安全指导：妊娠期避免接触有害物质，如放射线、有毒的化学物质(如铅、汞剂)、噪音刺激、高温等。禁止吸烟饮酒、避免被动吸烟，减少手机和电脑的使用频率，慎用护肤品和化妆品。

(6) 乳房护理指导：妊娠期应注意乳房的保健与护理，选择大小适宜、柔软的内衣；每日用清水擦洗乳房及乳头，使用软湿毛巾或手指按摩乳房，增加皮肤韧性、防止哺乳期乳头皲裂；有乳头平坦或内陷者可用手指将乳头向外牵拉，并适当按摩使乳头凸出，也可佩戴特制的乳头矫正器，按摩时如出现宫缩应立即停止，有早产迹象者应避免刺激乳头。

(7) 性生活指导：孕期可进行适当的性生活，但应有所节制，注意减少频率、调整身体姿势，妊娠 12 周内及 28 周后应避免夫妻生活，以防引起盆腔充血及子宫收缩而导致流产、诱发羊水早破及早产。

(8) 自我监护方法指导：社区护理人员应教会孕妇及家属数胎动、听胎心音的方法。嘱孕妇孕 30 周后开始监测，每天固定时间数胎动 3 次、每次 1 h，每小时正常胎动 3～5 次，3 次总和乘以 4 即为 12 h 胎动次数，累计数应大于 30 次，如不足提示胎儿宫内缺氧，应及时就诊。正常胎心率 120～160 次/分，若过快或过慢提示胎儿宫内缺氧。

4. 分娩的准备指导

(1) 识别产兆：孕妇在临产前需正确识别临产产兆，常见症状有子宫收缩、见红、破水、胎儿下降感等。

(2) 分娩前准备：社区护士应帮助孕妇产前熟悉与分娩有关的知识、应对待产期间身心变化、树立信心、缓解压力。指导家属备好分娩时所需物品，如相关证件、产妇日用品、婴儿用品等。及早决定好分娩地点，安排好合适的交通工具。

（四）产褥期保健

产褥期是指从胎儿、胎盘娩出至产妇全身各器官除乳腺外恢复或接近正常未孕状态所需的一段时期，一般需 6～8 周，是产妇身体和心理逐渐恢复的关键时期。社区护理人员通过家庭访视对产妇和新生儿进行全面的评估，提供完善的产褥期保健具有重要的意义。

1. 产后家庭访视　产后访视主要的目的是了解产妇及新生儿的健康状况，并给予相应指导，从而保证产褥期母亲和婴儿的健康，促进母乳喂养，防止产后感染、产后抑郁症等危险的发生。社区护士应于 3～7 天内到产妇家中进行产后访视，进行产褥期健康管理。通过观察、询问和检查，了解产妇一般情况、乳房、子宫、恶露、会阴或腹部伤口恢复等情况。对产妇进行产褥期保健指导，对母乳喂养困难、产后便秘、痔疮、会阴或腹部伤口等问题进行处理。发现有产褥感染、产后出血、子宫复旧不佳、妊娠合并症未恢复者以及产后抑郁等问题的产妇，应及时转至上级医疗卫生机构进一步检查、诊断和治疗。访视结束后将访视情况准确、完整地记录在《孕产妇保健手册》上，并纳入健康档案管理。

> 学习要点
>
> 产后家庭访视的时间和内容

2. 产后健康检查　指导产妇于产后 42 天到居住地的乡镇卫生院、社区卫生服务中心进行产后健康检查。检查内容有一般健康情况、一般心理状况、生命体征、乳房、恶露、子宫情况、伤口恢复情况等，并对产妇应进行性保健、避孕、预防生殖道感染、纯母乳喂养至少 6 个月以上、婴幼营养等方面的指导。

3. 母乳喂养指导　世界卫生组织认为，母乳喂养可以降低儿童的死亡率，它对健康带来的益处可以延续到成人期。社区护士应向产妇及家属重点宣传母乳喂养的好处，强化母乳喂养意识，努力提高母乳喂养率。建议出生后最初 6 个月坚持纯母乳喂养，接着以持续母乳喂养并添加适当辅食的方式进行喂养，直至 2 岁或更长。

4. 产褥期生活保健指导

（1）环境和卫生指导：产后休养环境温度保持在 22～24 ℃，湿度保持在 50%～60%，定时开窗透气，保持空气清新和居室的清净、整洁。产褥期产妇要注意个人卫生，改变不能洗澡、不能洗头的坐月子陋习，避免发生感染。每天用温热水漱口、刷牙、淋浴，产后四周内禁止盆浴，勤洗外阴，保持外阴的清洁、干燥，勤换护垫、内裤。如果会阴侧切口肿胀、疼痛，可用 0.1%～0.2%高锰酸钾水溶液坐浴。

（2）饮食与营养：进行母乳喂养的产妇宜少食多餐，营养均衡，适当增加食量。可选择易于消化、营养丰富的汤汁类食物，如鸡汤、鱼汤、骨头汤等，促进乳汁分泌。凡是营养丰富的食物，产褥期均可食用，但避免饮酒、咖啡及禁忌使用的药物。

（3）产后活动和休息：自然分娩的产妇产后 24 h 可下床活动，如系难产、高龄危产、剖宫产或行会阴侧切者，应推迟 2～3 天下床。运动量及时间依个人耐受循序渐进，不可过于疲劳，进行适当的活动和锻炼，有助于恶露排出，使子宫、阴道等尽早恢复正常，能够增进食欲，改善睡眠。教会产妇与婴儿同步休息，保证充足的休息和睡眠，生活规律。

（4）产后性生活指导：恶露未干净或产后 42 天以内绝对禁止性生活，哺乳期虽无月经，但仍要坚持避孕。

5. 产褥期心理保健指导　产褥期是产妇心理转换时期，容易受内外环境不良刺激而导致心理障碍。社区护士在与产妇的接触过程中，要亲切、温和、友善表达出关怀，鼓励配偶及家属为产妇提供良好的支持，帮助产妇适应母亲角色，指导产妇学会照顾孩子的技巧，培养产妇的自信心。对易发生产褥期抑郁的产妇,早筛查、早诊断及时进行心理干预。

(五) 围绝经期保健

围绝经期是指从接近绝经出现与绝经有关的内分泌、生物学和临床特征起到绝经后一年内的期间。社区护士应对这一时期妇女开展有针对性的保健指导,帮助其保持健康的心态,平稳度过这段特殊时期。

1. 围绝经期常见症状 围绝经期综合征指妇女绝经前后出现性激素波动或减少所致的一系列以自主神经系统功能紊乱为主,伴有神经心理症状的一组症候群。常见症状如下。①潮热、潮红是围绝经期最常见的临床表现。②月经紊乱:大多数人表现为月经不规则、周期延长或缩短,月经量增多或减少。③泌尿生殖器的萎缩症状:阴道黏膜变薄,尿道缩短、括约肌松弛。④心血管症状:表现为心悸、胸闷,甚至假性心绞痛等症状。⑤骨质疏松。

2. 围绝经期保健指导

(1) 心理指导:围绝经期最大的问题是心理障碍,很多妇女认为自己不再有女性特征,情绪低落压抑。社区护理人员应通过各种方式,帮助围绝经期妇女认识到绝经是妇女生命进程中的自然现象,应正确地对待各种矛盾冲突,以乐观的态度对待身体上出现的暂时性不适,学会自我心理调节、自我疏导,顺利度过围绝经期。

(2) 合理膳食:饮食上控制热量的摄入,选择低盐、低热量、低糖、低脂肪、高钙及高膳食纤维的饮食,预防肥胖发生。可以用鱼、牛奶、瘦肉、大豆和豆制品等作为蛋白质及钙的主要来源,大豆和豆制品中含有的大豆异黄酮还具有平衡雌激素的作用。

(3) 休息与锻炼:每天保证 7~8 h 充足的睡眠,坚持适当的体育锻炼,多参加户外活动。

(4) 妇科普查:进行妇科常见病、多发病的普查,有利于开展健康教育与保健指导。重点筛查内容主要有乳癌、宫颈癌及血脂、血糖等。

直通护考

一、单项选择题

1. 婚前检查后应禁止结婚的是(　　)。

A. 男女双方近亲　　B. 三代内无旁系血缘关系
C. 男方健康,女方智力低下　　D. 男女双方高血压、糖尿病家族史
E. 男女双方患有严重遗传性疾病

2. 每小时正常胎动次数为(　　)。

A. 10~12 次　B. 3~5 次　C. 5~8 次　D. 8~10 次　E. 2~3 次

3. 哪项不是先兆临产的症状?(　　)

A. 频繁的呕吐　B. 假临产　C. 胎儿下降感
D. 见红　E. 子宫收缩

4. 产后保健的说法正确的是(　　)。

A. 整个复旧过程大约需 2 周
B. 产后 1 周内是整个复旧过程变化最快的一段时间
C. 初次访视应在产妇出院后 10 天内进行
D. 高危产妇应酌情增加访视次数
E. 指导产妇注意卫生采取盆浴

5. 在围绝经期妇女的健康教育中错误的是(　　)。

A. 通过家庭访视与患者多交谈，建立互相信赖的护患关系

B. 围绝经期妇女易出现骨质疏松症，为防止骨折应减少户外活动

C. 让患者家属了解有关围绝经期的知识

D. 指导正确用药

E. 指导低脂低盐饮食

二、思考题

1. 社区护士应如何指导孕妇进行活动和休息？

2. 李某，36 岁，初产妇，妊娠 34 周，自觉乏力，食欲差伴恶心、呕吐，小便深黄色 3 天。查体：体温 37.3 ℃，神志清，全身皮肤黄染，躯干及四肢可见散在出血点，胎心率 140 次/分。请问：社区护士应如何对该患者进行护理和保健指导？

(汪婷婷)

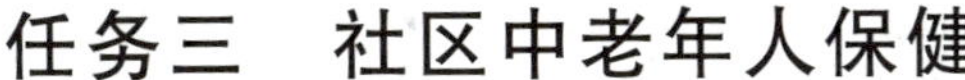

任务三　社区中老年人保健

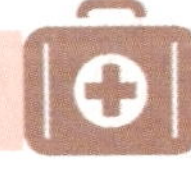

情景描述

世界卫生组织(WHO)规定 60 岁及 60 岁以上人口占总人口的 10%以上，或 65 岁及 65 岁以上人口占总人口的 7%以上的社会，称为老龄化社会。我国 2010 年 11 月份第六次人口普查显示，60 岁以上人口达 1.77 亿，占总人口的 13.26%；65 岁以上人口达 1.18 亿，占总人口的 8.87%，这说明我国早已步入了老龄化社会。并且随着我国独生子女家庭的增多，空巢现象愈加显著，家庭的养老功能逐渐减弱，老年人的保健与照顾将会越来越多地依赖于社区。积极开展社区老年保健服务，是增强老年人自我保健意识、改善老年人健康状况、提高老年人生活质量的重要手段。问题：

1. 何为老年人？老年人的生理和心理有何特点？

2. 老年人常见的健康问题有哪些？如何对老年人进行健康保健指导？

一、社区中年人保健

中年人既是家庭的主力又是社会的中坚力量，除要承担赡养父母和抚育子女的责任外，还肩负着事业、社会的压力和重任，所以中年人身心压力很大；并且进入中年后人体组织细胞的再生能力、功能和新陈代谢开始衰退。因此，中年人是各种慢性疾病的高发人群。社区护士要充分了解中年人的生理、心理特点，在工作中有意识地加强中年人的保健教育，指导中年人做

好自我保健，防病治病，定期体检筛查可疑病例，做到早发现、早诊断和早治疗。

1991 年世界卫生组织提出，发展中国家 45～59 岁为中年人，而发达国家中年人的年龄界限则是 45～64 岁。我国根据民族、地域、社会状况、人的身体状况及人口年龄构成现状，把中年人的年龄界限为 35～59 岁，其中 35～45 岁为中年前期，46～59 岁为中年后期，也称老年前期。

（一）中年人的生理特征

约从 30 岁开始，人体各器官系统功能开始逐渐衰退，各种疾病的患病率也逐渐增高。中年人的生理功能变化有以下几个方面。

1. 循环系统 中年人心肌的自律性和收缩力逐渐下降，心输出量减少，导致各组织器官供血、供氧不足；同时，血管壁弹性下降，血压的调节能力减弱，导致血压升高。一般从 30 岁起，年龄每增长 10 岁，心输出量会下降 6%～8%，血压会同期升高 5%～6%，约为 10 mmHg。因此，中年人易患高血压病、慢性心肌缺血、心绞痛、心肌梗死、冠状动脉性猝死、脑血栓、脑出血等心脑血管疾病。

2. 呼吸系统 中年人呼吸功能逐年下降，肺泡和小支气管的直径随年龄增长而扩大，肺组织弹性逐渐减弱，肺的扩张和收缩功能随之降低，因此肺活量减小。随年龄的增长，肺泡间质纤维组织增生，毛细血管壁增厚，肺的换气功能降低。肺呼吸功能下降的同时，其抗病能力也减弱，慢性支气管炎等慢性呼吸道疾病的发病率也随年龄增长而增高。

3. 消化功能 中年人消化功能下降，胃液分泌量逐渐减少。由于胃黏膜变薄，胃壁肌纤维萎缩，导致胃酸和胃蛋白酶原分泌减少，其他消化腺的功能也随之减弱。同时，人体的新陈代谢减慢，基础代谢率逐年缓慢下降，需要的营养也相应减少。因此，中年人应注意逐渐减少进食量，否则可导致肥胖或消化不良。

4. 泌尿系统 随年龄增长，肾血管硬化，血流阻力增加，肾血流量下降，肾小球滤过率降低，肾功能降低。膀胱括约肌及盆腔组织逐渐老化，膀胱容量减少，易产生尿频、尿急、排尿淋漓不尽，甚至尿失禁，或引起排尿无力，膀胱残余尿量增加。

5. 内分泌系统 中年人的各种内分泌腺的功能也减退。如胰岛功能减退，胰岛素分泌减少，增加了患糖尿病的风险；性腺功能减退，使性欲降低。到中年后期，还会因内分泌功能紊乱而出现更年期综合征。

6. 神经系统 中年后，由于脑血管硬化，血流阻力增加，脑血流量减少，致神经传导速度减慢，记忆力下降，容易疲劳。虽然中年人的记忆力有所下降，但大脑神经思维活动老化不显著，而且其分析与逻辑思维能力正处于鼎盛期。

7. 免疫系统 中年期免疫系统功能水平整体下降。体液免疫方面，各种免疫球蛋白随年龄增长而逐渐减少，尤其是抗体的生成减少表现较突出，且针对正常组织的自身抗体形成增加，使自身免疫性疾病的发病率升高。细胞免疫方面，各种免疫细胞的功能开始下降，对各种感染的抵抗力下降。免疫的监视功能下降，对变异细胞的免疫监视功能降低使中年人易患各种恶性肿瘤。

8. 生殖系统 中年期生殖系统功能水平下降。45～55 岁的女性卵巢开始萎缩，月经失调，出现如面部潮红、发热、出汗、情绪不稳定、手麻、头痛等更年期综合征表现，发生率约为 75%。一般持续 2 年症状可自行消失，约有 25%的人表现较重，需进行治疗。男性 50 岁后，睾丸功能逐渐衰退，精力、性欲减退，少数人可出现更年期综合征。

9. 其他 其他器官系统功能也减退。如：骨骼出现脱钙，致使骨密度降低；肌肉开始萎缩，弹性下降，收缩力减弱等。

（二）中年人的心理特征

中年期的生理功能减退，但心理能力则处于相对稳定和持续发展阶段，中年期是个体心理能力最成熟的时期。

1. 智力发展成熟　中年个体的思维能力和知识积累都达到了较高水平，智力发展达到最佳状态，并在整个中年期维持这种高水平。中年人能够自主地观察事物，积极地进行逻辑思维，善于综合分析和发现问题，并能作出独特的见解和理智的判断，能独立解决问题。同时善于探索研究，能在繁杂的现象或事物中发现客观规律，不断积累成败的经验。因此，中年时期是容易出成果和获得事业上成功的主要阶段。

2. 情绪趋于稳定　中年人情绪成熟、稳定，内在体验不宜行之于色，遇事冷静，能控制自己的情绪和情感。

3. 意志坚定　中年人的自我意识明确，清楚自己的社会地位和能力，善于决定自己的言行，对自己确定的目标具有明确意识和勇往直前的精神，为实现目标能克服各种困难、挫折，具有坚韧不拔的意志，并且能理智地调整目标和选择实现目标的方式、方法。

4. 个性稳定，特点突出　中年人心理上的突出特点是成熟稳重，社会容忍性较强，且信念坚定，能完成自己的人生目标。但随着年龄的增长，心理特征也随之变化。如随着社会经验的增加，挫折教训的磨砺，使某些人变得小心谨慎，勇敢果断的魄力逐渐减弱，凡事求稳怕变；对人对事已形成比较固定的模式，比较固执，不大愿意接受不同意见，对人或事的印象一旦形成就不易改变，并且自己的意见或意愿被否定或未得到满足时，易出现多疑、懊丧或不满的心理。

（三）中年人常见的健康问题

中年人由于承担着家庭、工作和社会等多方面的压力，生理功能的日益下降，加之常无暇顾及自己的健康，故易出现相应的身心健康问题。

1. 中年人的常见疾病

> **学习要点**
>
> 中年人常见的健康问题和社区保健指导

（1）肥胖：当实际体重超过标准体重的20%或BMI超过28时，可诊断为肥胖症。多数中年人的肥胖是由于饮食不平衡造成的脂肪蓄积所致。肥胖可导致多种疾病，如高血压、糖尿病、冠心病等。

（2）高血压病：是中年时期常见的慢性疾病，高达80%的人是在40岁以后发病的。除了与遗传因素有关之外，与生活方式、饮食习惯及精神状态也密切相关。

（3）高脂血症：高脂血症在中年人群的发病呈上升趋势，其发生与营养过剩、运动量减少等有关。

（4）冠心病：此病多发生在中年，其发生与肥胖、高血压、高脂血症、年龄、遗传等有关，还与吸烟、脑力劳动、紧张等各种生活习惯引起的危险因素有关。

（5）骨质疏松症：中年人钙、蛋白质和维生素摄入过少，户外活动过少致阳光照射不足，内分泌失调等都会导致骨质疏松症。

2. 中年人常见的心理问题

1）心理疲劳　中年人长期超负荷工作，精神紧张，使之常处于焦虑、烦躁、紧张、恐惧或忧郁的状态，主要表现如下。

（1）易疲乏，睡眠差。

（2）生活工作缺乏动力，效率低下，易出错。

(3) 人际关系冷漠。

(4) 感情易冲动且敏感,对不顺心的小事易产生极端情绪。

(5) 易产生视力疲劳或迟钝,全身感觉不舒服,有头痛、头晕、食欲下降等症状。

(6) 心理上易有苦闷、烦恼、悲伤、委屈等。

2) 中年期神经症　常由长期的精神压力或精神创伤引起,主要表现如下。

(1) 神经衰弱的症状,如记忆力下降、注意力不集中、失眠、多梦、头晕、头痛等。

(2) 自主神经功能障碍,如潮热、多汗、心悸等。

(3) 情绪反应,如情绪不稳、易怒、易激惹等。

3) 中年期抑郁症　表现为精神紧张、焦虑、自感不适、睡眠差、自责、愁眉苦脸、坐卧不安等,同时伴随自主神经功能紊乱的症状。

(四) 中年人的保健指导

1. 合理膳食,适当摄取能量　合理安排膳食是中年人保持健康,减少疾病的重要因素之一。

(1) 能量:适当摄取能量,避免肥胖。膳食安排以一日三餐为宜,早、中、晚三餐能量分别占总能量的30%、40%、30%。

(2) 蛋白质:中年人每天需摄入蛋白质70～80 g,其中优质蛋白质不应少于1/3。蛋、奶、禽、鱼、肉和豆类等都富含优质蛋白质。适量摄入蛋白质能延缓中年期各系统的退行性病变,并能适应中年期高强度劳动和活动的需要。

(3) 脂肪:中年人应低脂肪饮食,尤其是限制动物性脂肪的摄入。过量的脂肪摄入易引起肥胖、心脑血管疾病和结肠癌、乳腺癌等。

(4) 糖类:中年人在限制能量摄入时首先应控制糖类的摄入,尤其应限制精制食糖的摄入量。中年人膳食不应过于精细,应适当搭配粗粮杂粮、新鲜蔬菜和水果,避免膳食纤维和水溶性维生素的摄入不足。

(5) 矿物质和维生素:中年人应保证矿物质尤其是钙和铁的摄入,限制钠盐的摄入。同时,还要注意摄入足量的维生素,如维生素E、维生素C及β-胡萝卜素等,以减少过氧化物对机体的损害。

2. 坚持体育锻炼　为保持身心健康,中年人应做适量的体育锻炼,但不宜从事剧烈的运动,以高效率的有氧运动为宜。

1) 运动时的注意事项　①环境安静、空气清新;②全身运动;③量力而行;④持之以恒。

2) 常用的锻炼方法

(1) 散步:最简单有效的运动,可以放松身心、消除疲劳,加强血液循环,促进消化,延缓退化。

(2) 跑步:中年人特别适合持久性长跑运动,它可以加快代谢,提高心肺功能,是高血压、冠心病的有效防治手段之一。

(3) 游泳、太极拳:都属于全身运动,尤其适合有慢性疾患的中年人,有助于高血压、神经衰弱等的防治。

(4) 其他项目:如骑自行车、爬山、跳舞、划船、球类运动等都是适合中年人的很好的有效的锻炼方法。

3. 缓解压力　中年人承担着来自家庭、工作和社会的多种压力,长期持续的压力可致血压升高、免疫力下降。社区护士应正确指导中年人应对压力,预防身心疾病和增进健康。

(1) 分析和认识压力的来源:对每天的工作、生活进行梳理分析,找出让自己感到最担心、负担重、压力大的事情,进行分析和反思,明确其原因。

(2) 正确应对压力:针对压力原因,选择合适的方法放松心情,缓解压力,使自己从紧张疲劳中解脱出来。如面对现实、给自己重新定位、学会换位思考、寻求外界帮助、改变不良的生活方式、制定切实可行的目标、进行自己喜爱的活动、保持积极乐观的人生态度等。

(3) 用适当方法发泄心理压力:可以通过倾诉、情绪宣泄(如大哭大叫)、活动转移等方法发泄心理压力,必要时可在心理医师的指导下进行。

4. 纠正不良行为习惯　不良行为习惯是导致中年期慢性疾病高发的主要原因之一。纠正不良行为习惯和建立健康的行为生活方式是预防和控制慢性病发生的重要措施。

1) 戒烟　戒烟的方法如下。

(1) 制定戒烟计划,每天逐渐减少吸烟数量。

(2) 扔掉吸烟用具,减少"条件反射"。

(3) 烟瘾出现时,立即做深呼吸活动,或咀嚼无糖分的口香糖,避免用零食代替香烟。

(4) 餐后吃水果、散步等,摆脱饭后吸烟的习惯。

(5) 告诉别人你已经戒烟,不参与往常吸烟的聚会或活动,坚决拒绝香烟的诱惑。

(6) 安排体育活动,缓解精神紧张和压力。

2) 限酒　适度饮酒的指导方法如下。

(1) 晚餐时饮酒最为适宜,不宜空腹饮酒,饮酒不宜过快和过量。

(2) 选择醒酒的食物。

(3) 饮酒后宜静卧休息。

(4) 不饮混合酒,不边吸烟边饮酒。

(5) 不饮闷酒。要在身体和情绪正常的情况下饮酒,以免饮酒过量。

5. 定期体检　中年时期,生理功能逐渐衰退,机体自我调节、维持状态的能力下降,各种慢性疾病开始高发,因此必须定期体检,以做到早发现、早诊断、早治疗。体检项目主要包括:血压、血脂的测量,心电图,胸部 X 线检查,眼底检查,前列腺检查,妇科检查,防肿瘤检查及甲胎蛋白检测等。

6. 更年期保健　在中年后期,男性和女性都会进入更年期,其中女性的表现较男性突出。更年期是由于生理功能减退,性激素水平低下引起的暂时性异常阶段,中年人只要对这种生理现象有充分认识、注意保健,便可顺利度过。

7. 性生活卫生　适度、和谐、稳定的性生活有益于健康。中年人的性生活频率应适当控制,以第二天不出现疲乏、无力、头痛、腰酸等表现为宜。在性生活中要注意卫生、避孕和安全,如高血压患者及更年期女性要特别注意安全。

二、社区老年人保健

随着经济的发展、生活水平的改善、医疗卫生水平的提高,老年人口占总人口的比例在逐渐上升。联合国把 65 岁以上作为老年人的划分标准,欧美等发达国家均采用这一标准。根据我国实际情况,中华医学会老年学会把 60 岁以上作为我国划分老年人的标准。具体分期:45～59 岁为老年前期(中年人);60～89 岁为老年期(老年人);90 岁以上为长寿期(长寿老人)。

知识链接

中国人口老龄化特点

1. 纯老年人家庭迅速增加　“三代同堂”式的传统家庭越来越少，一对夫妇同时赡养四个老人和一个小孩的家庭逐渐增多。有关调查显示，目前我国纯老年人家庭占老年人家庭比例，城市约为4.3%，农村约为37.8%，并在继续增加。

2. 高龄老年人口急剧增长　我国人均预期寿命已达71.4岁，80岁以上高龄老人高达152万，高龄老人是老年人口中增长最快的群体。本世纪前半叶，我国高龄老年人平均增长率超过4%，是老年人口平均增长率的1.7倍。

3. 城乡人口老龄化程度倒置　发达国家城市人口老龄化水平一般高于农村，我国的情况则相反。2000年我国农村老龄化水平为1.9%，比城镇高1.24个百分点，我国农村2006年老年人口为8557万人，占全国老年人口总数的65.82%。可见，中国未来老龄化对中国的挑战重点在农村。

4. 老龄化超前于现代化　我国是在尚未实现现代化，经济尚不发达的情况下提前进入老龄社会的，属于未富先老，而发达国家的情况则相反。中国进入老龄化社会时人均GDP刚刚超过1美元，属于中等偏低收入国家行列，而发达国家进入老龄社会时人均GDP一般都在5～113美元以上。

以现在这种发展趋势，中国老龄人口到了2020年将达到2.48亿，2051—2100年将稳定在3亿～4亿。人口老龄化的迅速发展对经济社会发展的影响十分广泛而深远。

老年人更容易出现各种健康问题和疾病，因此人口老龄化导致社会对老年卫生保健的需求急剧增加。积极开展社区老年保健服务，是增强老年人自我保健意识、改善老年人健康状况、提高老年人生活质量的重要手段。

（一）老年人的生理特征

衰老是生命过程的自然规律，机体逐渐衰退，表现为组织器官萎缩以及各种生理功能的减退。

> 学习要点
>
> 老年人常见的健康问题和社区保健要点

1. 体表外形的变化　在衰老过程中，身高与体重的下降是一种普遍现象；毛发逐渐变白和脱发；皮肤弹性降低、松弛、出现皱纹，表面失去光泽，可见老年色素斑；皮下脂肪分布发生变化，腰部、腹部脂肪增多等。

2. 感官的变化　视细胞感光性能逐渐减退，晶状体弹力下降，睫状肌调节能力减退，出现视力下降、老花眼；鼓膜和听小骨活动迟钝，听神经的神经纤维数和听觉中枢的细胞数减少，听觉能力逐渐衰退；嗅黏膜变性、部分或完全消失，嗅神经元的数目随年龄而减少、萎缩、变性，老年人嗅觉迟钝；味蕾及舌乳头明显减少以至消失，味阈升高，老年人对酸、甜、苦、辣等味觉的敏感性降低；皮肤感觉敏感性降低，表现在触觉、痛觉、温觉减弱。

3. 呼吸功能的改变　呼吸肌弹性降低或萎缩，肺组织弹性降低，肺通气功能降低、残气量增加；肺泡壁的毛细血管数量逐渐减少，肺换气功能降低；气管内径变窄，支气管黏膜腺体萎缩，纤毛运动及咳嗽反射减弱，呼吸道分泌物不易咳出，易有痰液潴留和感染。

4. 循环系统的变化　心肌纤维萎缩，心肌 ATP 酶活性下降，钙离子扩散率减少，使心肌收缩力下降、心排出量减少，心功能减退。血管壁弹性纤维减少，胶原纤维增多，动脉粥样硬化，易导致血压升高。

5. 消化系统的变化　牙龈萎缩，牙根暴露，牙间隙增宽，易造成食物塞牙；牙齿逐渐松动脱落，影响食物的咀嚼和消化；口腔腺体萎缩使唾液分泌减少，口腔干燥，吞咽困难；消化道黏膜和肌层萎缩，胃液、胰液和胆汁分泌减少，各种酶的活性降低，胃肠的消化吸收功能减弱；肠蠕动减弱易导致便秘等。

6. 泌尿系统的变化　肾脏萎缩变小，重量减轻，主要是肾实质的肾单位数目减少，使肾单位循环血流量和肾小球滤过率下降；肾小管和集合管的重吸收和分泌功能也逐渐减退，尿液浓缩稀释功能降低，肾功能减退。膀胱容量减少，括约肌收缩无力，老年人易出现尿频、尿急、夜尿增多现象。尿道逐渐纤维化，弹性组织减退使排尿速度减慢、排尿不畅，导致残余尿和尿失禁。

7. 神经系统的变化　大脑体积逐渐变小，重量逐渐减轻，脑回缩小，脑沟增大，脑膜增厚，神经细胞数量逐渐减少。脑血管壁逐渐硬化，脑血流阻力加大，脑功能逐渐衰退。周围神经系统中，神经内膜增生变性，神经传导速度减慢，可出现感觉迟钝，记忆力减退，注意力不集中，应急能力差，性格改变，运动障碍等。

8. 生殖系统的变化　老年男性前列腺与精囊腺重量减轻，睾丸逐渐萎缩、纤维化，生精能力下降，精子数减少，活力下降。产生雄性激素能力下降，睾酮分泌减少。老年女性外阴皮下脂肪减少，弹性纤维消失，阴道壁弹性变小。子宫变小，内膜萎缩，子宫腺体数减少。输卵管变短变薄，弹性下降，黏膜逐渐萎缩。卵巢萎缩，重量减轻，内分泌功能减退，雌激素水平下降。

9. 运动系统的变化　老年人骨重量减轻，骨质萎缩、骨小梁减少变细，使骨密度下降、骨质疏松、骨脆性增加，容易发生骨质疏松症、骨软化症及骨折。关节出现退行性改变，尤其膝关节和脊柱最为明显，出现骨质增生，关节活动范围减少。肌纤维逐渐萎缩，纤维的数量减少，肌肉萎缩，容易产生疲劳。

10. 内分泌及免疫系统　垂体、甲状腺、肾上腺等内分泌腺萎缩，各种激素分泌减少，基础代谢率降低，生物转化过程减慢，解毒能力下降。免疫器官逐渐萎缩，免疫功能逐渐下降，免疫监护系统失调，自我识别能力异常，易患感染性疾病。

（二）老年人的心理特征

随着机体机能的逐渐衰退、社会角色和生活状态的改变，老年人的心理也会发生一系列的变化。

1. 孤独失落感　老年人一旦步入退休生活后，生活节奏变慢，如果没有思想准备和妥善的安排，常使老年人精神上感到空虚，思想上无所寄托，心理上会出现失落感。子女长大离家、忙于工作等，再对老年人关心较少，也就是家庭出现空巢现象时，久而久之老年人会产生孤独、空虚甚至被遗弃的心理。

2. 忧愁多疑　老年人身体状况较差，容易患病，如果得不到精心的照料，会使患病的身体和不良的情绪互为影响，加重身心不适感。同时老年人由于身体的原因自我控制力较差，听力下降常常出现曲解或听错别人谈话的意思，容易多疑，影响自己的心态平衡。

3. 怀念牵挂心理　怀旧心理是老年人的普遍心理，常常留恋过去的某些时光，留恋家里的旧物品。面对退休、失去已故的朋友、丧偶等，怀旧心理越来越强烈，固执、坚持己见的心理倾向逐渐增强，变得保守、缺乏冷静和宽容。老年人对子女不放心，过分牵挂，总想让子女按照自己的想法去做，当得不到子女的认同和支持时，容易产生自卑感。

（三）老年人的患病特点

老年人由于生理功能的减退，机体的抗病能力和对疾病的反应性出现不同程度的降低。因此，老年人患病后的临床表现、疾病的进展、康复的速度及预后等方面均有特殊性。

1. 多种疾病同时存在、病情复杂 北京医院统计 60～69 岁的住院患者平均患有 7.5 种疾病，90 岁以上者平均患有 11.1 种疾病，并且病情错综复杂，这提示老年人患病的种类随着年龄而增加。

2. 临床表现不典型 由于老年人的神经系统、感觉系统及免疫系统发生退行性改变，致使其神经中枢的反应性降低，对外界异常刺激的反应性减弱、感受性降低，往往导致疾病发展到严重程度时而无明显不适或症状、体征不典型，容易造成误诊、漏诊而延误治疗。

3. 病程长、并发症多、康复慢 由于老年人各系统器官的退行性改变，使抗病能力、修复能力减弱，导致病程长、康复慢，易出现水、电解质和酸碱平衡紊乱以及血栓和栓塞、多器官功能衰竭等并发症。

4. 病情重，变化快 由于老年人反应性差，临床表现不典型，当出现典型症状或体征时，往往病情严重或迅速趋于恶化。因此对老年人患者应严密监护，不能掉以轻心。

5. 易发生意识障碍 老年人不论患何种疾病，都易发生意识障碍，这与老年人患有脑血管硬化、脑供血不足和各器官功能退化有关。

（四）老年人常见的健康问题

1. 跌倒 老年人最常发生的意外事件。老年人跌倒会对机体造成不同程度的损伤，如轻者出现软组织损伤，严重时可导致骨折，造成卧床不起，并引起肌萎缩、压疮、肺炎、下肢静脉血栓等并发症，给老人和家庭带来诸多伤害和问题。因此，预防跌倒应是社区护理工作的重点内容之一。

2. 疼痛 老年人最常见的症状之一。疼痛主要来自于四肢关节、背部、颈部、头部，以及慢性疾病引起的疼痛。老年人疼痛的特点是持续性疼痛，常引起老年人生活行为受限，导致生活质量下降。

3. 便秘 便秘也是老年人常见症状，它是指排便的形态改变，排便的次数减少，排便不畅、困难，排出过干、过硬的粪便。便秘可导致腹部不适、食欲降低及恶心等，并可致焦虑、坐卧不安、头晕、头痛及乏力等全身症状。其主要并发症是粪便嵌塞，导致肠梗阻、结肠溃疡、溢出性大便失禁等。另外，排便过度用力可引起老年人血压升高导致脑血管意外或心脏性猝死等发生，强行排便还可致肛管损伤，引起肛裂及局部感染。

4. 尿失禁 尿失禁是指排尿失去意识控制或不受意识控制，尿液不自主地流出的一种临床症状，其发生与年龄的增长呈正比，老年女性发病率高于男性。中枢神经系统疾病及长期卧床的老年人是其高发人群。尿失禁虽然不会对老年人造成生命危险，但可引起反复的尿路感染、身体异味等，直接影响着老年人的生活质量，同时也是引起老年人孤僻、抑郁的原因之一。

（五）老年人的社区保健要点

1. 保持心理健康

(1) 保持乐观情绪，培养健康心理：老年人对生活要充满信心，心胸要开阔，情绪乐观，尽量发挥自己在知识、经验、技能及特长上的优势，寻找新的生活乐趣。

(2) 拓展丰富多彩的生活空间：根据自己的兴趣爱好和身体条件，老年人应把生活内容安

排得充实一些，如练书法、学绘画、种花草、看电视、上网等，使生活更有意义。

(3) 重视人际关系和心理交流：积极参加社会活动，扩大社会交往，在集体活动和人际交往中互相关心体贴，交流思想感情，使自己心情舒畅，生活愉快。

2. 合理营养与平衡膳食

(1) 饮食搭配合理：老年人基础代谢率降低，活动量逐渐减少，应适当控制热量的摄入，避免高糖、高脂肪食物的摄入，应摄取优质蛋白质，多食蔬菜、水果等；提倡食用植物油和低盐食品，应适当增加富含钙质的食物摄入；鼓励老年人多饮水，一般每天饮水 1500 mL 左右；食物不宜过于精细，注意粗细粮搭配。

(2) 合理烹调：膳食应清淡少盐，嫩、软易消化，具有良好的食品感官性状，能引起食欲，少用油煎、油炸、熏烤等加工方法。

(3) 三餐安排合理、养成良好的进食习惯：定时定量，少食多餐，一天可三餐主餐，两次加餐。进食时应细嚼慢咽，切勿暴饮暴食，尤其晚餐不宜过饱。不食过热过冷和辛辣刺激性的食物。

(4) 注意饮食卫生：保持餐具清洁卫生，防止病从口入；不吃变质的食品，不吃烟熏、烧焦、发霉的食物。

3. 良好的居住环境与生活方式

(1) 舒适安全的居住环境：光线充足，空气清新。居室内温湿度适宜，地面应平坦、防滑，门槛、石阶不宜过高，通道上应有扶手，并注意如厕、沐浴安全。

(2) 生活应有规律：老年人应养成规律作息的良好生活习惯，不熬夜，不贪睡，保证充足的睡眠质量。

(3) 注意个人卫生：注意口腔卫生，早晚刷牙，饭后漱口，有假牙的老年人要经常清洁假牙；注意用眼卫生，定期检查以预防白内障、青光眼等；注意皮肤清洁和保护，预防外伤及感染；清洁用具应专物专用。此外，老年人着装以实用为主，便于穿脱，衣着应保持清洁、舒适、柔软、宽松，内衣以纯棉为宜。

(4) 戒烟限酒：吸烟、酗酒是老年人常见疾病的危险因素，如心脑血管疾病、呼吸系统疾病、恶性肿瘤、糖尿病等。为了自身的健康，老年人应做到不吸烟，并避免被动吸烟；身体健康的老年人可少量饮酒，但患病老人不应饮酒。

4. 适当运动　适合老年人的健身与娱乐活动项目较多，应根据年龄、性别、体质状况、兴趣爱好、锻炼基础和周围环境因素综合考虑，选择适宜的锻炼项目，如散步、慢跑、气功、太极拳、跳舞等。运动时的注意事项：

(1) 运动时间：一般每天 1～2 次，每次半小时左右，每天运动总时间以不超过 2 h 为宜。最好选择在早晨，因为早晨空气清新，精神状态好，有利于运动。

(2) 循序渐进：运动量不宜过大，应循序渐进，要有毅力和决心，应长期坚持。

(3) 行走不宜过快、转头活动不宜过快：老年人行走时身体的平衡和稳定性较差，反应迟钝，行走时速度应慢，以免摔倒发生意外；老年人容易因骨质增生引起颈椎病，因动脉粥样硬化引起脑动脉供血不足，在转动颈部或低头时不能用力过猛，防止颈椎活动范围过大使椎孔变窄，使本已硬化的动脉血管受压扭曲造成脑部供血不足。

(4) 自我监护、确保安全：根据自我感觉综合判断，如运动后感到疲乏、头晕、胸闷、睡眠不佳，说明运动量过大；如运动中出现严重的胸闷、心绞痛甚至心律失常，应立即停止运动，及时就医治疗。

5. 合理用药 老年人容易患病，经常需要用药，由于机体生理功能降低，老年人对药物的吸收、分布、代谢、排泄等都会受到影响，容易发生药物不良反应。所以老年人用药要慎重，应遵循以下原则。

(1) 遵医嘱用药：不自行滥用药物，不随意更改用药剂量和服药时间。需终生服药者应在家中备少量药物，以防止中断治疗。

(2) 注意联合用药：老年人常身患多种疾病，需要同时服用多种药物，应特别注意药物间的配伍禁忌。

(3) 密切关注用药反应：用药后应密切关注有无各种不良反应，若出现皮疹、低热、哮喘等症状，应及时就医。

6. 安全防护 老年人由于机体衰弱、平衡失调、感觉减退或其他方面的问题等，常常会发生一些意外事故，在给老年人身心带来损害的同时，也给家人增加了经济及照顾的负担。社区护士应给予老年人一定的安全指导，如变换体位时，动作不宜过快；行走时速度不宜过快，迈步前要先站稳；洗浴时时间不宜过长，水温不宜过高，提倡坐式淋浴；外出应尽量避开拥挤时段，避免上、下公共汽车拥挤，严格遵守交通规则；使用热水袋、电热毯、电热器取暖时，要掌握好使用时间和温度，防止烫伤或发生意外等。

7. 定期健康检查 主要针对老年人常见疾病进行的体格检查和有关辅助检查，根据检查结果实施医学干预，预防疾病的发生、减缓病情的进展及取得满意的疗效。

三、社区中老年人健康管理机构中护士的角色

（一）社区卫生服务中心中的护士角色

> **学习要点**
>
> 社区卫生服务中心和社区养老机构中的护士角色

1. 健康评估者

(1) 生活方式和健康状态评估：通过对老年人的问诊及其健康状态自评，了解中老年人基本的健康状况、生活方式（饮食、饮酒、吸烟、体育锻炼等），慢性疾病常见症状、既往所患疾病的治疗、用药和生活自理能力的等情况。

(2) 体格检查：包括一般生命体征、身高、体重、腰围、皮肤、浅表淋巴结、心脏、肺部、腹部等常规体格检查，并对口腔、视力、听力和运动功能等进行初步判断。

(3) 辅助检查：包括血常规、尿常规、肝功能、肾功能、空腹血糖、血脂和心电图检测。

(4) 观察病情变化，根据需要测量生命体征并做记录，制定出切实可行且能确保患者健康安全的护理计划。

2. 健康指导者 在了解接受教育者的社会人口学特征基础上，社区护士可以选择健康教育的方式和方法，然后根据不同年龄阶段的健康需求再选择教育的内容。告知中老年人健康体检结果并进行相应的健康指导。

(1) 对已确诊的原发性高血压和 2 型糖尿病等患者应纳入相应的慢性病健康管理，并对其饮食、运动、合理用药和合理就医等进行指导。对于高危的中老年人，在进行健康指导的同时，还可以进行行为危险因素干预。

(2) 对体检中发现有异常的中老年人应建议其定期复查。

(3) 对中老年人进行健康生活方式的指导，还可对中老年人进行针对性的健康教育，如骨质疏松的预防、防跌倒措施、意外伤害的预防、自救等。

(4) 对相关人群的教育、培训 除把中老年作为健康指导的对象外，还应把其子女、看护

人员及社区管理人员作为健康教育对象，如对其进行预防跌倒知识和技能的培训等。

(5) 告知或预约下一次健康服务的时间。

(6) 社区护士除完成对中老年人基本的健康指导之外，还要进行原发性高血压、糖尿病、脑血管疾病方面的健康教育，指导其进行体力和智力活动，培养其自我保健意识，延缓衰老。

3. 直接护理服务者

(1) 社区护理服务：定期对社区中老年人进行服务需求评估，提供医疗、护理、康复、保健及精神安慰等服务。

(2) 日常生活护理：在家庭护理中，社区护士可以指导或亲自为有健康需求的家庭成员提供身心护理，并与其建立良好的关系，便于护理措施的实施。

(3) 精神心理护理：社区护士要根据中老年人的心理特点(如常感到悲观、孤独等)对其进行优质心理护理服务，如应做到微笑、热情、体贴、周到、随和，维护其自尊心，同时耐心地对家庭照顾者或其他家庭成员进行心理护理指导，使老年人处处感到关心和尊重，能较好地配合治疗。

(4) 康复护理：根据老年人的生理和心理特点，鼓励其做力所能及的活动，如太极拳、散步、气功等，通过运动疗法，动静结合，劳逸结合，保持老年人心理、肢体良好的功能状态，从而逐渐恢复其日常生活的自理能力，提高生活质量。

4. 心理保健指导 社区护士应对中老年人群进行心理保健指导。

(1) 树立积极向上的生活目标，热心社会公益活动，保持良好的精神状态。

(2) 避免强烈的情绪波动和各种心理刺激，保持轻松、稳定的情绪反应。

(3) 培养生活兴趣，坚持脑力活动。

(4) 保持一定范围的人际交往，通过聊天和倾听缓解或消除不良情绪。

(5) 合理安排时间，劳逸结合，有张有弛，使生活充实而不紧张，丰富而不忙乱。

(6) 定期接受心理健康教育和心理咨询，学会控制、调节情绪和心理。

(二) 社区养老机构中的护士角色

社区养老机构包括敬老院、养老院、福利院、老年公寓、老年护理院等。由于老年人的生理及心理的特殊性，长期在养老机构中工作的护士，她们承担着管理、教育、护理等多种角色。

1. 管理者 养老机构中的护士是管理者，如组织工作人员对老年人的健康状况进行评估，对照护措施的有效性和适当性进行评价，组织护理员的任用、培训等工作。

2. 培训者 养老机构中护理员的素质和能力决定着老年人疾病转归和生活质量。养老机构的护士应通过多种途径对养老护理员进行专业理论和技能的培训，向他们讲授疾病及护理知识，以此提高护理员的素质和照顾老年人的技能和服务水平。

3. 健康指导者 养老机构是由老年人构成的特殊社会服务机构，需要专业护理人员依据老年人的生理、心理特点及老年人常见病、高发病的特点进行针对性的健康指导。在养老机构开展健康指导的形式有多种，如举行集体讲座、订阅老年健康杂志书籍、定期组织体检等，对身体条件特殊的老年人还可以制定针对个体的健康指导方案。

4. 直接护理服务者 在养老机构中，护士护理工作的内容如下。①常见病和慢性病的护理，对有功能障碍的老年人进行康复训练，生活护理的指导，急重症老年人的抢救等。②心理护理，保持入住老年人的心理健康也是养老机构护理工作的重要内容。护士要根据入住老年人的个人状况及日常生活反应决定其是否需要心理护理支持，及时对老年人心理进行疏导，改善其心理状况，保持老年人的心理健康。

直通护考

一、单项选择题

1. 世界卫生组织提出,发达国家中年人的年龄标准是(　　)。

A. 45～59 岁　B. 45～64 岁　C. 35～59 岁　D. 46～59 岁　E. 以上都不对

2. 联合国规定,发达国家老年人年龄标准是(　　)。

A. 55 岁　B. 60 岁　C. 65 岁　D. 70 岁　E. 以上都不对

3. 老年人锻炼中不正确的做法是(　　)。

A. 行走不宜过快　B. 运动量不宜过大　C. 每天运动 2 h 以上

D. 转头不宜过快　E. 锻炼应循序渐进、持之以恒

4. 在社区卫生服务中心对中老年人进行的健康管理,下面哪项不是护士应承担的角色?(　　)

A. 健康评估者　B. 健康指导者　C. 直接护理服务者

D. 心理保健指导者　E. 培训者

二、思考题

1. 中年人健康保健的基本原则是什么?

2. 运用所学知识,对自己父母进行健康评估,并为他们制定健康保健护理措施。

3. 李女士,年轻时精明能干,在单位是一名中层领导,今年到年龄退休了,退休后没过多久精神变差,晚上失眠,原有的便秘毛病加重,告诉社区护士自己有病需要到医院检查。请问:

(1) 老年人常见的健康问题有哪些方面?

(2) 针对李女士的情况,社区护士应如何进行相应的保健指导?

(聂雪丽)

项目五　社区慢性病患者及传染病的管理

学习目标

1. 说出慢性病的概念、分类和危险因素。
2. 阐述高血压、糖尿病、恶性肿瘤的流行病学特点和社区管理原则。
3. 能在教师指导下对社区高血压、糖尿病、恶性肿瘤患者进行保健护理。
4. 描述传染病的流行特点及传染病发生的三个基本环节。
5. 能明确社区护士在传染病防制中的职责，简述常见传染病的社区管理和护理。

任务一　社区常见慢性病患者的管理

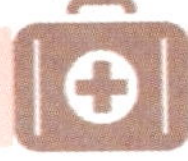

情景描述

王先生，50 岁，做行政工作，身高 170 cm，体重 85 kg，吸烟，饮酒，自觉身体健康。最近去社区卫生服务中心进行健康体检时发现高脂血症，请问：

1. 王先生易患哪些慢性病？
2. 社区护士应从哪些方面进行干预，降低王先生患慢性病的风险？

一、社区慢性病概述

（一）慢性病的概念

慢性病（chronic disease）是慢性非传染性疾病的简称，是对一类起病隐匿，病程长且病情迁延不愈，缺乏明确的传染性生物病因证据，病因复杂或病因尚未完全确认的疾病的概括性总称。心脑血管疾病、恶性肿瘤、慢性呼吸系统疾病、糖尿病等慢性疾病严重危害我国居民的健康。世界卫生组织的调查显示，2012 年全世界死亡人口中 68%死于慢性疾病，其中 42%为 70 岁以下的过早死亡，过早死亡中 80%以上在发展中国家。

学习要点

慢性病的概念及危险因素

慢性病没有明确的病因，其发病与环境因素、生活方式、遗传因素、卫生保健服务和经济因素等有关。大多数慢性病早期没有明显症状和体征，容易被忽视，直到疾病出现典型症状或者急性发作时，或体检时才被发现。慢性病的病理改变不可逆，在目前的医疗条件下难以治愈，主要是进行对症治疗，控制和缓解症状，预防并发症和伤残。慢性病的病程长，不易治愈，甚至导致伤残，对患者的生活质量影响较大。

（二）慢性病的分类

1. 系统分类法 按国际疾病系统分类法（international classification of diseases，ICD-10）标准可将慢性病分为如下几种。

（1）精神和行为障碍疾病：如老年痴呆、抑郁等。

（2）呼吸系统疾病：如慢性阻塞性肺疾病、慢性支气管炎等。

（3）循环系统疾病：如高血压、冠心病、脑血管病等。

（4）消化系统疾病：如慢性胃炎、消化性溃疡、脂肪肝等。

（5）内分泌、营养代谢疾病：如血脂异常、糖尿病、肥胖等。

（6）肌肉骨骼系统和结缔组织疾病：如骨关节病、骨质疏松症等。

（7）恶性肿瘤：如肺癌、肝癌等。

2. 致病性分类法 按慢性病对患者产生影响的程度不同，可将慢性病分为如下几类。

（1）致命性慢病：如急性血癌、胰腺癌等。

（2）可能危及生命的慢性病：如脑卒中、心肌梗死、老年性痴呆等。

（3）非致命性慢性病：如痛风、支气管哮喘、高血压等。

（三）慢性病的危险因素

慢性病的主要危险因素有不健康的生活方式，环境因素，生物遗传因素。其中不健康的生活方式和环境因素是可以改变的，而生物遗传因素是不可改变的。

1. 不健康的生活方式 包括不合理膳食，身体活动不足，吸烟，过量饮酒等。

（1）不合理膳食：心血管疾病、恶性肿瘤、糖尿病、肥胖等一系列慢性病的主要危险因素。主要表现为膳食结构不合理，即人群摄入食物种类和数量的不合理，如：高盐、高脂肪、高胆固醇、低膳食纤维饮食；烹饪方法不当，如腌制、烟熏等；早餐快、午餐少、晚餐酒饭饱是现代社会快节奏工作中很多人养成的不良饮食习惯。

（2）身体活动不足：人体各系统器官良好功能的维持需要适量的运动。缺乏运动会导致心肌收缩力减弱，心脏功能减退，引起心血管疾病。另外，身体活动减少可引起肥胖、高脂血症、高血压、糖尿病等疾病，增加了引起心血管疾病的危险因素。久坐不动，缺乏运动使长骨骨质的钙丢失，引起骨质疏松，如坐姿不正确，还会引起颈椎病、腰椎间盘突出等疾病。世界卫生组织报告，每年有320万人因缺乏身体活动而死亡，2014年，11～17岁青少年中有81%身体活动不足，23%的18岁及以上成年人身体活动不足。

（3）使用烟草：吸烟是许多慢性病的主要危险因素之一。烟草中含有尼古丁、焦油、一氧化碳及多种重金属。这些物质进入人体可使血氧含量下降，血压增高，免疫功能降低引起肺部、心脑血管、胃肠道、各种肿瘤、不孕不育等疾病，孕妇吸烟将影响胎儿的正常发育。此外，香烟烟雾污染环境，使被动吸烟的人，特别是儿童和妇女的健康受到严重的损害。世界卫生组织报告，2014 年约有 600 万人死于吸烟，其中包括 60 万死于二手烟，17 万死者为儿童。

（4）过量饮酒：导致神经精神障碍、心血管病、肝硬化等慢性疾病最常见的可改变且可预防的危险因素。有害饮酒是导致 200 多种疾病和损伤的一个因素，不仅危害身体健康，而且也给家庭和社会带来了不良影响。调查显示，2012 年中国 18 岁及以上居民饮酒中有害饮酒率为 9.3%。

2. 环境因素　包括自然环境、社会环境和心理环境。

（1）自然环境：阳光、空气、饮用水等是人类赖以生存和发展的物质基础。人们在利用和控制环境的过程中造成环境污染，如空气、水、土壤污染；噪声污染；辐射等，这些都是肿瘤和肺部疾病等慢性病发生的危险因素。

（2）社会环境：社会经济发展水平，医疗卫生服务体系的建设，文化教育背景，职业等社会因素也会影响人的健康。

（3）心理环境：现代生活紧张忙碌，工作竞争激烈，人际关系复杂，人们承受着来自各方面的压力。长期处于精神压力下，引起神经内分泌功能失调，血压升高、心率加快、胆固醇升高，机体免疫力下降，最终引起慢性病的发生。

3. 生物遗传因素　包括年龄、性别及遗传因素等。

（1）年龄：慢性病可以发生于任何年龄，随着年龄的增长，器官功能老化，免疫功能减退，慢性病的患病率也随之增长。

（2）性别：慢性病对男性与女性的危害程度没有差异，但性别影响慢性病的分布。骨质疏松女性比男性更常见，胃溃疡、血栓闭塞性脉管炎多见于男性。

（3）遗传：许多慢性病都有家族倾向，如高血压、糖尿病、乳腺癌、消化性溃疡、精神分裂症、动脉粥样硬化性心脏病等。这可能与遗传因素或家庭相似的生活习惯共同作用有关。

知识链接

2014 年全球非传染性疾病现状报告

全世界已经走到非传染性疾病历史上的决定性时点，面临前所未有的改变非传染性疾病发展进程的机遇。世界卫生组织会员国已经商定了一整套有时间限制的 9 个自愿性全球目标，即到 2025 年要实现如下目标。

全球目标 1：心血管疾病、癌症、糖尿病、慢性呼吸系统疾病等疾病的总死亡率相对降低 25%。

全球目标 2：有害使用酒精至少减少 10%。

全球目标 3：身体活动不足流行率减少 10%。

全球目标 4：人群平均食盐摄入量相对减少 30%。

全球目标 5：15 岁以上人群当前烟草使用流行率相对降低 30%。

全球目标 6：使高血压流行率下降 25%或者根据本国情况控制高血压流行率。

全球目标 7：遏制糖尿病和肥胖的上升。

全球目标 8：至少 50%符合条件者接受预防心脏病发作和脑卒中的药物治疗及咨询（包括控制血糖）。

全球目标 9：80%公立和私营医疗卫生机构可提供经济可负担的治疗主要非传染性疾病所需的基本技术和基本药物，包括非专利药物。

二、社区常见慢性病患者的保健与护理

（一）原发性高血压患者的保健与护理

原发性高血压(essential hypertension)简称高血压，是以体循环动脉压升高为主要临床表现的心血管综合征，在未使用降压药物的情况下收缩压≥140 mmHg 和(或)舒张压≥90 mmHg。高血压是心脑血管疾病最重要的危险因素，常与其他危险因素共同作用，损伤心脑肾等重要脏器的结构和功能，导致器官功能衰竭。继发性高血压是指由某些确定的疾病或病因引起的血压升高。原发性高血压占所有高血压患者的 90%以上，是社区居民中最常见的高血压类型。

> **学习要点**
>
> 高血压的危险因素、诊断标准和社区保健护理

1. 流行病学特点 我国高血压患病率北方高于南方，沿海高于内地，城市高于农村，高原少数民族地区患病率较高，青年男性略高于女性，中年后女性略高于男性。我国分别在 1959 年、1979 年、1991 年、2002 年进行了 4 次较大规模的成人血压普查，高血压的患病率分别为5.11%、7.73%、13.58%和 18.80%，《中国居民营养与慢性病状况报告(2015)》显示高血压患病率 2012 年为 25.2%，患病率逐年升高。

2. 高血压的危险因素 原发性高血压的病因为多因素，尤其是遗传因素和环境因素相互作用导致，但它们具体通过何种途径升高血压，尚不明确。

1）遗传因素 高血压有明显的家族聚集性。父母均有高血压，子女的发病率高达 46%，约 60%的高血压患者有高血压家族史。血压升高的程度和高血压并发症的发生也有遗传性。高血压患病率随年龄的增长而升高。

2）环境因素

(1) 饮食：①高盐饮食。高钠、低钾膳食是我国大多数高血压患者发病最主要的危险因素。食盐摄入每天大于 6 g 和钾摄入不足(低于每天 3.5 g)增加高血压患病率、心脏病和脑卒中风险。②摄入过多脂肪，导致血脂异常和肥胖，同时也增加患其他心血管疾病、糖尿病等慢性疾病的风险。③高蛋白质摄入多。④过量饮酒：过量饮酒使血压明显升高，且血压上升幅度随着饮酒量增加而增大。人群高血压患病率随饮酒量增加而升高。每天饮白酒 2 两以上人群，高血压患病率增加 50%。⑤吸烟：研究发现，即使吸烟者每日吸烟不到 5 支，其患冠心病的风险也会显著升高。

(2) 体力活动不足：超重和肥胖的重要原因之一，它可增加高血压患者心脑血管病发生的危险。

(3) 精神应激：持续的负性情绪因素如紧张、敌意会导致高血压。情绪心理应激还会使高血压的遗传易感因素激活。

3）其他因素 体重增加是血压升高的重要危险因素。肥胖类型与高血压发生关系密切，腹型肥胖者容易发生高血压。肥胖者与正常体重者比较，高血压患病率增加 1 倍。

3. 高血压患者的社区健康管理 依据《国家基本公共卫生服务规范(第三版)》的要求，高血压患者的社区健康管理内容有高血压筛查，随访评估，分类干预和健康体检。

1）高血压筛查 运用快速简便的实验室检查方法或其他手段，从表面上健康的人群中发现无症状高血压患者(图 5-1)。

(1) 发现高血压患者并确诊：对辖区内 35 岁及以上常住居民，每年在其第一次到乡镇卫

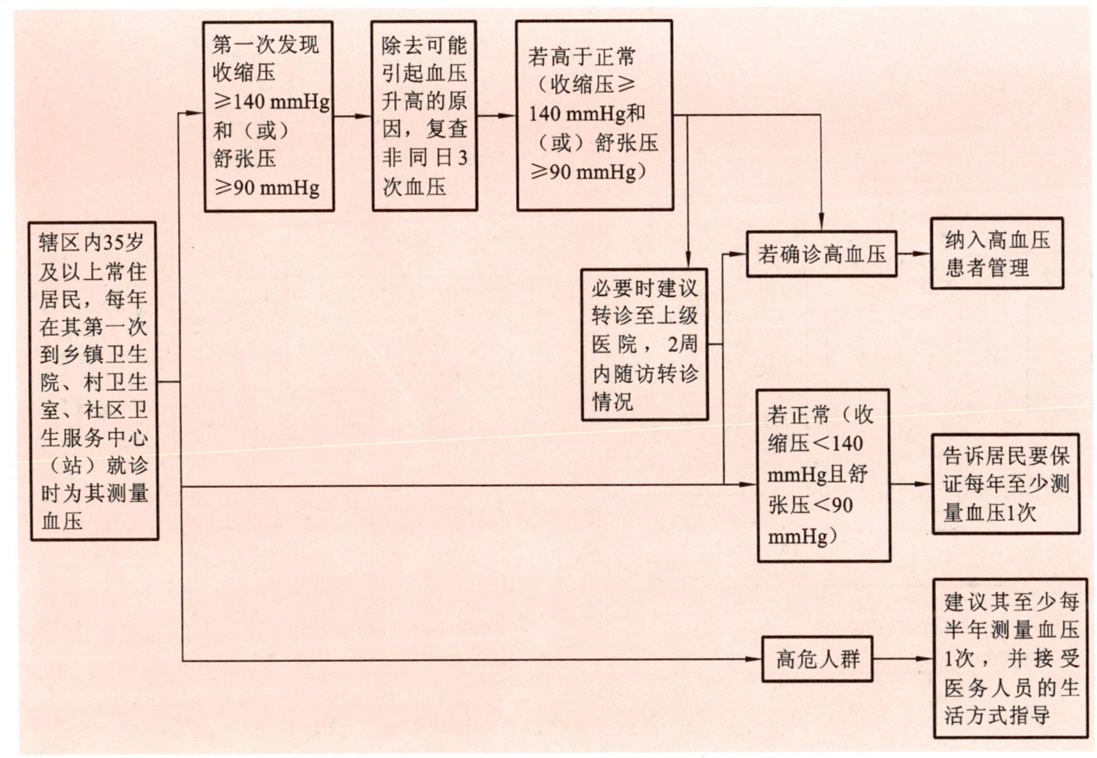

图 5-1 高血压筛查流程图

［来源:《国家基本公共卫生服务规范(第三版)》,高血压患者健康管理服务规范］

生院、村卫生室、社区卫生服务中心(站)就诊时为其测量血压。非同日 3 次血压高于正常,可初步诊断为高血压,必要时可转诊至上级医院确诊。

(2) 原发性高血压患者纳入社区健康管理,对可疑继发性高血压患者及时转诊。

(3) 发现高危人群:对正常高值血压(120～139 mmHg 和(或)80～89 mmHg)、超重和肥胖、酗酒和高盐饮食人群等高危人群,建议每半年至少测量 1 次血压,并接受医务人员的生活方式指导。一级预防可以避免或推迟高血压的发生。

2) 高血压患者随访　随访是社区卫生服务中心对曾在本机构就诊的患者,在一定时间范围内的追踪观察,以便及时了解其病情变化,合理调整治疗方案,提高社区慢性患者的治疗依从性。对原发性高血压患者,每年要提供至少 4 次面对面的随访(图 5-2),评估内容如下:①测量血压并评估是否存在危急情况,是否转诊;②测量体重、心率,计算体质指数(body mass index, BMI);③询问患者疾病情况和生活方式,包括心脑血管疾病、糖尿病、吸烟、饮酒、运动、摄盐等;④了解患者服药情况。

3) 分类干预　根据居民血压控制情况、药物使用情况、临床表现、生活习惯等进行干预(图 5-2)。

4) 健康体检　对原发性高血压患者每年进行 1 次较全面的健康检查,可与随访相结合。

4. 高血压患者的社区保健护理

1) 生活方式指导　慢性病可改变的危险因素多可通过有效干预加以预防或减缓其发生。对正常人群、高危人群、血压正常高值者及高血压患者都需要改变不良行为和生活方式,预防、减少高血压病发生,控制血压水平。健康生活方式如下。

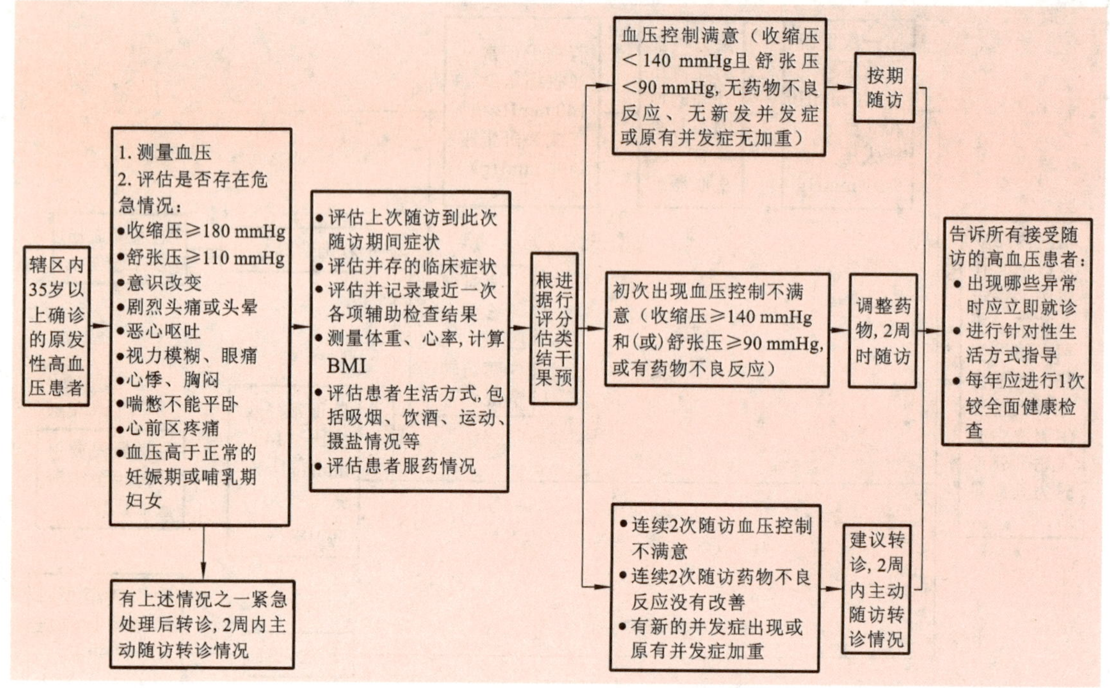

图 5-2　高血压患者随访干预流程图

［来源：《国家基本公共卫生服务规范（第三版）》，高血压患者健康管理服务规范］

（1）健康体重：通过体力活动、降低热量摄入来维持或降低体重。体质指数维持在 18.5～23.9 kg/m²；男性腰围控制在 90 cm 以下，女性在 85 cm 以下。

（2）健康血压：收缩压小于 120 mmHg 和舒张压小于 80 mmHg。

（3）限制钠盐：世界卫生组织建议，将成人钠摄入量降至每日小于 2 g，即每日盐摄入量小于 5 g（每日 2 g 钠，相当于每日 5 g 盐），以便降低血压，减少发生心脑血管疾病风险。建议高血压患者每日摄盐量小于 5 g。在减少盐摄入时，不要忽视来自加工食品如方便面、咸肉、火腿、香肠和咸零食等所含的钠盐，以及在烹饪过程中使用的浓缩固体汤料和调料酱油、鱼露等所含的钠盐。居民在购买食品和调料时应注意食品标签，选择低钠产品。日常生活中居民可使用限盐勺和限油壶来控制烹饪过程中盐和油的量。按普通人群每人每天摄盐量小于 6 g 计算，以 2 g 限盐勺为标准，每人一日三餐用盐量不超过 3 勺；普通啤酒瓶盖去掉胶垫后一平盖盐约 6 g。此外充足的钾摄入能降低成人的血压，每天应保证摄入新鲜水果和蔬菜。

（4）不吸烟：吸烟者应戒烟，并远离烟草环境，避免二手烟的危害。

（5）限制饮酒：《中国居民膳食营养指南（2016）》建议每天成人男性饮用酒精量不超过 25 g（饮葡萄酒不超过 250 mL，高度白酒不超过 50 g）；成人女性饮用酒精量不超过 15 g（饮葡萄酒不超过 150 mL，38 度白酒不超过 50 g）。酒精量（g）＝ 饮酒量（ml）×酒精含量（百分比）×0.8（酒精比重）。建议高血压患者不要饮酒。

（6）适量运动：坚持日常身体活动，每周中、高强度体力活动至少 3～5 次，每次至少持续 30 min，每周至少 150 min；主动身体活动最好每天 6000 步。

2）药物治疗指导　高血压须终生治疗，长期服用药物非常重要。在对高血压居民随访时用药指导应评估患者是否按时、按量、正确服药及服药后血压控制情况，应注意有无血压升高时服药、血压正常时不服药的情况，如有则应告诉患者经确诊为高血压后若自行停药，其血压将回到治疗前水平，会导致血压突然升高，出现停药综合征、脑血管疾病。如患者血压能较好地长期控制，同时认真地进行非药物治疗，在医生的指导下，可逐步减少服药次数或剂量，但应密切监测血压变化。指导患者及家属通过正确测量和记录血压，了解药物的降压效果，血压变化与服药的关系，为个体化的治疗提供依据。

3）血压监测指导　家庭血压监测有助于增强患者的参与意识，改善患者治疗的依从性。控制高血压可降低 40％～50％的脑卒中和 15％～30％心脏病发生风险。正常成年人，每 2 年至少测量 1 次血压；易患高血压的高危人群，每 6 个月至少测量 1 次血压。高血压患者在家中监测血压应注意以下几点。

（1）选择血压计：《中国高血压防治指南》推荐，家庭血压测量使用经国际标准认证的上臂式电子血压计，不推荐腕式血压计。

（2）血压测量时间和频率：初诊或血压未达标及不稳定患者，建议每天上午 6—10 点和下午 4—8 点各测血压一次，连续测量 7 天。清晨测血压最好在起床排尿之后，服药之前。血压达标且稳定者，每周测量血压 1～2 天，早晚各一次。

（3）血压控制目标：一般主张血压控制目标值应小于 140/90 mmHg。对于老年收缩期高血压患者，收缩压小于 150 mmHg，如能耐受可降至 140 mmHg 以下。对伴有肾脏疾病、糖尿病或病情稳定的冠心病或脑血管病的高血压患者治疗更宜个体化，一般可以将血压降至 130/80 mmHg 以下。

4）运动指导　身体活动是能量消耗的决定因素，也是维持能量平衡和控制体重的基础。高血压患者应在医生的指导下，制定个体化的运动处方，科学合理、安全、规律地进行运动，达到健身和治疗的目的。

（1）身体活动的强度：通常用代谢当量（metabolic equivalent of energy，MET）表示。一个 MET 活动强度相当于健康成人静坐时的代谢水平，中等强度活动相当于 3～6 MET。中等强度活动如快走、跳舞、园艺、家务、与儿童一起积极参与游戏、体育运动、带宠物散步等。高强度活动如跑步、游泳和爬山等。通常每周 150 min（每周 3～5 次，每次 30～50 min）中等及以上强度的身体活动即可使疾病风险降低。

（2）适宜运动量：运动结束后，心率在 5～10 min 恢复到运动前水平，表明运动量适宜。

（3）注意事项：①高血压患者血压超过 180/110 mmHg，或者血压控制效果不好，波动较大时，应积极进行治疗，待血压降低平稳后再进行适当运动。②当出现心率异常等心血管病变时，必须先接受治疗，病情稳定后，再在医生的建议下进行运动；高血压合并冠心病的居民，进行运动时以身体微出汗为极限。③不宜做体位变化幅度大的动作。低头弯腰和屏气用力的运动会造成血压快速升高，诱发脑出血的风险。④一天中血压在清晨较高，因此高血压患者应避免在清晨做激烈的运动，可选择下午或傍晚时进行。⑤运动前应进行热身，活动肌肉和关节；运动量、强度应循序渐进；运动后要整理放松。运动过程中出现任何不适均应停止运动，休息调整后症状未缓解应及时呼叫 120。

5）心理平衡　有助于保持血压正常。社区护士应帮助高血患者积极主动地进行情绪调控，缓解精神紧张，调整心态和保持心理平衡，鼓励他们参加轻松愉快的业余活动。对出现心理问题，无法自我调适的，应建议患者寻求专业心理辅导或治疗。

（二）糖尿病患者的社区保健与护理

糖尿病（diabetes mellitus，DM）是由遗传和环境因素共同作用引起的一组以慢性高血糖为特征的临床综合征。胰岛素缺乏和胰岛素作用障碍单独或同时引起糖类、脂肪、蛋白质、水和电解质的代谢紊乱。可导致眼、肾、神经、血管和心脏等组织器官的慢性并发症，出现器官功能障碍和衰竭，甚至致残或死亡。糖尿病是社区常见多发病，糖尿病的防治及管理是社区卫生服务的重要任务之一。1999 年世界卫生组织发布糖尿病病因分类，将糖尿病分为 1 型、2 型、其他特殊类型和妊娠糖尿病四大类。

1. 流行病学特征 《中国居民营养与慢性病状况报告(2015 年)》显示，2012 年中国 18 岁及以上居民糖尿病患病率为 9.7%，城市高于农村，随着年龄的增加，糖尿病患病率呈上升趋势。近年流行病学的变化趋势是儿童和青少年 2 型糖尿病增加，成人 2 型糖尿病年轻化。目前我国有糖尿病患者约 1 亿人。2007 年中华医学会糖尿病分会在全国的调查显示糖尿病前期的比例为 15.5%，糖尿病患者中仅有 40%获得诊断。如果不采取措施预防糖尿病前期向糖尿病转化，我国糖尿病人群将进一步增加。

《中国 2 型糖尿病防治指南(2013 年版)》指出，我国糖尿病总体人群中，1 型糖尿病所占比例小于 5%，以 2 型糖尿病为主，占 90%以上，其他特殊类型的糖尿病仅占 0.7%，城市妊娠糖尿病患病率接近 5%。

> 学习要点
>
> 糖尿病的危险因素，诊断标准和社区保健护理

2. 糖尿病的危险因素 糖尿病危险因素分为可改变的危险因素和不可改变的危险因素。

1) 可改变的危险因素

(1) 不健康的生活方式：包括体力活动不足；吸烟、过量饮酒；膳食结构不合理如高热量、高脂肪、高胆固醇、高蛋白质、高糖、低膳食纤维饮食；情绪不良。

(2) 超重、肥胖：肥胖是糖尿病的主要危险因素之一，它不仅是多种危险因素作用的结果，也可能是多种危险因素产生的原因。

(3) 病毒感染和化学因素：已发现腮腺炎病毒、柯萨奇病毒、风疹病毒、巨细胞病毒、脑-心肌炎病毒及肝炎病毒等与 1 型糖尿病的发病有关。某些药物可增加糖尿病风险，如四氧嘧啶、链脲佐菌素等。

2) 不可改变的危险因素

(1) 遗传因素：遗传在 2 型糖尿病的发病中有明显作用，双亲中一人患 2 型糖尿病，其子女患病的风险为 5%～10%；父母均患病，其子代发病风险达 70%～80%。

(2) 年龄：随着年龄的增长，身体各组织老化，器官功能减退，胰岛素分泌不足，加之活动减少，饮食和其他健康问题影响，糖尿病的发病率随着年龄的增长而逐渐增加。

(3) 早期营养不良：早产儿、低体重儿及婴儿期低体重会影响胰腺发育而导致胰岛细胞数目减少；而且易发生肥胖继而产生胰岛素抵抗。

3. 糖尿病患者的社区健康管理 依据《国家基本公共卫生服务规范(2011 年版)》的要求，糖尿病患者的社区健康管理内容有糖尿病筛查、随访评估、分类干预和健康体检(图 5-3)等项目。

(1) 筛查：对工作中发现的 2 型糖尿病高危人群进行有针对性的健康教育，建议其每年至少测量 1 次空腹血糖，并接受医务人员的健康指导。

(2) 随访评估：对确诊的 2 型糖尿病患者，每年提供 4 次免费空腹血糖检测，至少进行 4 次面对面随访。随访内容如下：①测量空腹血糖和血压，并评估是否存在危急情况及是否需要转诊；②测量体重，计算 BMI，检查足背动脉搏动，询问患者疾病情况和生活方式，包括心脑血管疾病、吸烟、饮酒、运动、主食摄入情况等；③了解患者服药情况。

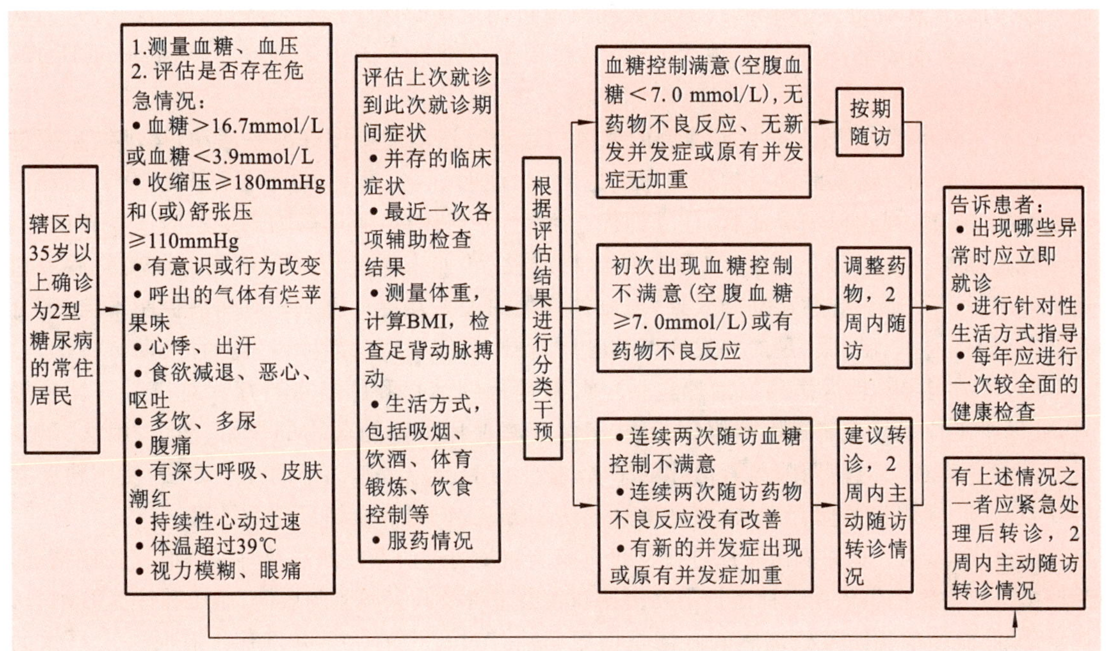

图 5-3 糖尿病患者的社区管理流程图

[来源：《国家基本公共卫生服务规范(2011 年版)》，2 型糖尿病患者健康管理服务规范]

(3) 分类干预：对血糖控制情况，药物不良反应发生情况，是否出现新的并发症或原有并发症加重等进行分类干预。对所有患者进行针对性的健康教育。

(4) 健康体检：对确诊的 2 型糖尿病患者，应每年进行 1 次较全面的健康体检，体检可与随访相结合。

4. 糖尿病患者的社区保健指导

1) 糖尿病教育　糖尿病的重要治疗方法之一。糖尿病教育是将科学的糖尿病知识、自我保健技能深入浅出地传授给患者，使患者掌握相关的知识及技能；明确糖尿病需要终生治疗，治疗效果在很大程度上取决于治疗的依从性；了解治疗不达标的危害。糖尿病教育的内容包括糖尿病基础知识、医学营养治疗、运动治疗、药物治疗、自我血糖监测和自我管理等。

2) 饮食指导　糖尿病饮食治疗的目的是纠正代谢紊乱，减轻胰岛素负荷，控制高血糖和防止低血糖，有利于减轻体重，减少降糖药物的用量。饮食指导应在评估患者的活动强度、体重、血糖控制情况、自我管理能力等情况后进行。饮食指导主要内容有指导并协助患者制定每日总热量，设计食物的组成和分配，制定食谱，多食含膳食纤维丰富的新鲜蔬菜和杂粮，低盐、低脂、戒烟限酒等。烹饪方法使用蒸、煮、焖，避免油炸、煎、烤等。

3) 运动指导　运动治疗能协助控制血糖，提高胰岛素敏感性。对不能主动进行运动者，可在他人协助下进行必要的被动运动。

(1) 运动前：在医务人员指导下制定运动处方，仔细检查足部情况，了解运动场地是否安全，穿着适合活动的衣服和鞋子，随身携带糖果，做好低血糖的防范准备。

(2) 运动时：①合适的运动时间：运动应在饭后 60 min 进行，不宜在空腹时、进餐结束时进行。②合适运动方式：最好进行有氧运动，中青年患者可选择中等及以上强度的活动，老年患者选择低强度的活动。③合适的活动强度：合适的活动强度是活动时患者的心率应达到个体 60%的最大耗氧量。个体 60%的最大耗氧量可用运动时脉率进行估算，脉率(次/分)＝170－年龄。④运动频率：应进行有规律的运动，每周至少进行 5 天中等强度身体活动，累计 150 min 以上。

(3) 注意事项：不要在酷暑或凛冽的寒风中运动。运动前要做好准备活动，运动结束要进行放松整理活动。运动时随身携带糖尿病急救卡，注明姓名、地址、电话号码和病情。运动中出现胸痛、胸闷、视物模糊等症状，应立即停止活动，原地休息，服用药物未缓解时应立即就医。发生低血糖时应立即停止运动，口服含糖饮料或食品，如未缓解应立即就医。运动前后测血糖，运动后可写日记，观察运动的效果，与血糖变化的关系及不良反应。对病情控制不佳者，合并严重肾脏、心脏、脑、眼、足的并发症以及骨质疏松、机体平衡功能障碍者不宜运动。

4) 药物指导　糖尿病药物治疗包括口服降糖药物治疗和胰岛素治疗。对口服降糖药患者，社区护士应指导患者遵医嘱服用药物，了解正在使用的降糖药物的作用、剂量、用法、不良反应及注意事项。对使用胰岛素治疗的患者，护士应教会患者胰岛素的注射方法、使用胰岛素的注意事项、胰岛素的储存方法、胰岛素泵的使用方法、识别低血糖反应及处理。

5) 自我监测　糖尿病患者应进行自我血糖监测。通过血糖监测能及时了解血糖控制情况，为调整治疗方案提供依据。社区护士要指导和教会患者及其家属监测血糖、血压和计算 BMI。

6) 低血糖的预防及处理　低血糖是糖尿病治疗过程中的常见并发症。有时一次严重的低血糖症所诱发的心血管事件可抵消长期降糖治疗所带来的益处，因此必须加强防治。

(1) 预防低血糖：糖尿病教育和血糖自我监测是观察血糖变化和预防严重低血糖的重要手段。通过糖尿病教育，患者及家属掌握早期识别、处理低血糖，观察最低血糖值和评估低血糖发作时自觉程度的方法。①遵医嘱用药：按药物给药时间服药和注射药物，不要擅自增加药物剂量。②患者应饮食规律，定时定量。如因各种原因引起进食量减少，或胃肠道疾病引起呕吐、腹泻时，可在家庭医生的指导下调整药物剂量。不要空腹饮酒，尽量少饮酒。③选择适宜强度的运动，运动应在餐后 1 h 进行，避免过量运动。④容易在夜间发生低血糖的患者和无症状性低血糖患者，应在睡前进行血糖监测，必要时加餐。

(2) 低血糖的表现及处理：①低血糖时可出现饥饿感、大汗、焦虑、躁动、易怒、心悸、手足颤抖、面色苍白、乏力、皮肤感觉异常、视物不清、步态不稳、肌肉颤动等症状。②发生低血糖时应立即处理，并预防再次发生。如病情较轻或神志清楚，可立即进食糖果、糖水或含糖饮料；症状较重或意识不清者应立即拨打急救电话，将患者置于侧卧位，尽快送医院抢救，有条件者可先静脉注射 50%葡萄糖 60 mL。

7) 足部护理指导　糖尿病足可出现皮肤溃疡、坏死、感染、骨髓炎等，严重者截肢致残，甚至致死。社区护士应指导患者养成良好的足部护理习惯，避免足部外伤。

(1) 每天检查足部：观察足部皮肤是否完整，有无鸡眼、硬结、水疱等；有无红肿、青紫等颜色改变；皮肤温度是否过冷或过热；足部有无感觉减退、麻木、刺痛等；足部动脉搏动是否正常。如有异常，切勿自行处理，应及时到医院就诊。

(2) 保持足部清洁，避免感染：每天清洁足部，勤换鞋袜。若足部皮肤干燥，可在清洁后涂抹润肤乳，防止皮肤皲裂。

(3) 正确修剪指甲：在洗脚后趾甲较软，用指甲刀横向直剪，趾甲长度与趾尖在同一水平，不要太短。腿与足部感觉减退者，应在亲友的协助下修剪趾甲。

(4) 选择合适的鞋袜：外出不穿拖鞋，应选择轻巧柔软、透气、鞋头宽的棉布鞋或皮鞋。袜子应选择透气、吸水、纯棉的浅色袜；袜口不要太紧；有破损的袜子不要修补后再穿。

(5) 预防外伤、冻伤和烫伤：穿鞋前应检查鞋内有无异物、趾甲屑和鞋垫平整情况。在运动前后应检查足部有无红肿、水疱、青紫等异常，如有应及时就医。冬季严禁使用热水袋、火炉、取暖器、一次性取暖片(暖宝宝)等给足部取暖。洗脚时应先倒冷水，再倒热水，水温不要太高一般不超过 40 ℃，避免烫伤；若对温度不敏感，应由家人准备洗浴用水。

(6) 定期到医院进行足部血管、神经的检查，早发现、早诊断、早治疗。

8) 心理调适　社区护士要重视患者的心理反应，指导患者和家属认识糖尿病，强调糖尿病可防可治；指导患者应对疾病所致的生活压力，人际交往等问题；鼓励患者家属积极参与糖尿病控制，使患者感受到家人的支持和关心，树立起与疾病长期斗争的信心。

(三) 恶性肿瘤患者的保健与护理

肿瘤(tumor)是机体细胞在各种始动与促进因素作用下产生的增生与异常分化所形成的新生物。新生物一旦形成，不因病因消除而停止生长。它的生长不受正常机体生理调节，而是破坏正常组织与器官。恶性肿瘤，又称为癌症，是机体在各种致瘤因素长期作用下，某一正常组织细胞发生异常分化和无限增生的结果；具有向周围组织乃至全身侵袭和转移的特性，其生长变化快慢与机体免疫功能有关。

> **学习要点**
>
> 恶性肿瘤的危险因素和恶性肿瘤的社区管理

1. 流行病学特点　恶性肿瘤是全球发病和死亡的主要原因，2012 年全世界约有 1400 万新发恶性肿瘤病例和 820 万例恶性肿瘤死亡病例。心脑血管病和恶性肿瘤位居我国居民死因的前两位。2013 年我国居民恶性肿瘤新发病例 309 万，发病率为 235/10 万，男性高于女性，肺癌和乳腺癌分别位居男、女性发病首位。2012 年我国居民恶性肿瘤死亡约 200 万，其中肺癌、肝癌、胃癌位居死因前三位。

2. 危险因素　恶性肿瘤是多种因素长期综合作用的结果，与环境因素及生活方式密切相关，大约三分之一的恶性肿瘤死亡源自高体重指数、水果和蔬菜摄入量低、缺乏运动、吸烟及饮酒。我国恶性肿瘤主要危险因素为吸烟、膳食不合理、乙肝病毒感染及职业危害。

(1) 吸烟：最重大致癌风险因素，它导致全球约 20%的恶性肿瘤死亡，以及全球约 70%的肺癌死亡。控烟可减少大约 80%以上的肺癌和 30%的总癌死亡。

(2) 膳食不合理：饮食不合理是仅次于吸烟的第二个重要、可避免的癌症发生原因。人类恶性肿瘤中约有 1/3 与膳食不当有关。如超重和肥胖与乳腺癌、肠癌等有关，蔬菜和水果摄入不足与肠癌、胃癌、乳腺癌及食管癌等有关。城市和富裕农村中超重和肥胖已成为重要的公共卫生问题，同时也是肠癌及乳腺癌上升的重要原因。而在贫困地区，一些营养素的缺乏仍然与某些癌症的高发密切相关，如硒的缺乏与食管癌。

(3) 乙肝病毒感染：慢性感染也是恶性肿瘤的危险因素。我国乙肝病毒的携带率大于10%，是造成慢性肝炎、肝硬化及肝癌的主要原因。最有效的预防措施是新生儿接种乙肝疫苗、切断母婴传播。

(4) 职业危害：随着经济的发展，我国职业危害所致癌症呈严重态势。国家在 2002 年印发的“职业病目录”中，将石棉所致肺癌、间皮瘤，联苯胺所致膀胱癌，苯所致白血病，氯甲醚所致肺癌，砷所致肺癌、皮肤癌等明确为职业性恶性肿瘤。

3. 恶性肿瘤患者的社区管理

肿瘤的早期发现、早期诊断及早期治疗是降低死亡率及提高生存率的主要策略之一。世界卫生组织公布，通过不使用烟草、健康饮食、身体活动和防止有关的感染，可预防 40%的恶性肿瘤。要针对不同人群，采取不同的恶性肿瘤预防措施；预防恶性肿瘤不仅要关注远离危险因素，还要关注保护因素。社区恶性肿瘤管理在肿瘤筛查、综合干预、宣传教育和患者管理等方面发挥着重要作用。

（1）一级预防：即病因预防，针对癌症各种病因和危险因素，采取预防措施，防止恶性肿瘤的发生。社区护士要评估社区、家庭和个人的危险因素，帮助居民发现危险因素，采取措施予以纠正。如戒烟限酒，加强环境保护、健康饮食习惯、适当体力活动、接种疫苗、减少暴露于致癌物中等。通过病因学预防，可减少 1/3 的发病。

（2）二级预防：即临床前预防，采取早发现、早诊断、早治疗的措施，以阻止或减缓疾病的发展，尽早恢复健康。社区护士通过各种形式的健康教育帮助居民掌握恶性肿瘤的早期表现和自我检查方法，组织特定人群的恶性肿瘤普查工作和针对重点人群的机会性筛查。通过早期发现，使 1/3 的患者得到早治。

（3）三级预防：即临床预防，采取合适的诊疗方案，稳定病情、预防并发症、改善功能及减少医疗费用。社区护士在对患者进行护理的同时，也要对照顾者进行必要的居家护理指导。对选择在社区临终关怀病房或家中度过人生最后阶段的患者，社区护士要与其他专业人员一起制定姑息治疗计划，缓解疼痛，全面提高患者生活质量。通过改善治疗效果，使 1/3 患者有较好的生存质量。

4. 恶性肿瘤患者的社区保健指导

（1）手术后患者的护理：社区护士要了解手术方式、肿瘤的临床分期及预后，评估术后伤口愈合情况，术后康复及心理变化等情况，制定护理计划。

（2）放化疗患者的护理：社区护士要了解患者的放化疗方案、治疗常见毒副作用及其出现的时间；要监测患者的白细胞、血小板计数；给予患者正确的饮食指导，保持口腔清洁；保护皮肤黏膜；对有呕吐、腹泻的患者应防止缺水；教会患者及家属观察放化疗的副作用及应对措施，必要时指导患者及时就医。

（3）带管道患者的护理：在放化疗间歇期的患者可能带有深静脉插管或静脉高营养管道回家，社区护士要定时进行管道护理，教会患者、家属及照顾者观察感染征象，注意保持局部干燥。

（4）运动与功能锻炼指导：正确适量的运动能改善患者的精神面貌，增强抗病能力，减少各类并发症。社区护士应指导患者和照顾者进行适量身体活动的方法。对因术后器官、肢体残缺而引起生活不便的患者，社区护士应了解患者的需求，与康复专业人员一起制定个体化的康复护理计划，早期协助和鼓励患者进行功能锻炼，使其具备基本的自理能力和必要的劳动能力，重返社会。

（5）日常生活指导：患者应保持良好的心态，避免情绪的刺激和波动，对其康复和提高生活质量是非常有益的。社区护士可组织社区内的癌症患者开展各种活动，提供相互交流抗癌经验和康复体会的机会。在鼓励患者亲属给予患者更多的关心和照顾的同时社区护士也应给予照顾者以关心和支持。术后、放化疗及康复期患者均应均衡饮食，摄入高热量、高蛋白质、富含膳食纤维的各类营养素，多食新鲜水果，饮食宜清淡，易消化。

（6）临终患者的护理：对选择在社区临终关怀病房中度过人生最后阶段的患者，社区护士要尽量满足患者生理、精神和心理的需要，让患者在生命的最后时刻保持尊严，平静安详、没有遗憾地离去。患者的家属也需要护士的安慰与帮助，护士可通过指导照顾临终亲人的方法，减轻他们的痛苦。

直通护考

一、单项选择题

1. 以下哪项不是慢性病的高危因素？（　　）

A. 不合理的膳食结构　　B. 吸烟　　C. 饮酒

D. 生活服务设施　　E. 肥胖

2. 高血压患者每日盐摄入量应低于（　　）。

A. 9 g　　B. 8 g　　C. 7 g　　D. 6 g　　E. 5 g

3. 健康生活方式不包括（　　）。

A. 体质指数 19 kg/m^2　　B. 购买含钠量低的调料和食品

C. 不吸烟　　D. 收缩压<120 mmHg 和舒张压<80 mmHg

E. 每日饮白酒 150 g

4. 高血压的高危人群，应间隔多长时间测量血压？（　　）

A. 6 个月　　B. 12 个月　　C. 18 个月　　D. 20 个月　　E. 24 个月

5. 下列关于预防低血糖的措施不正确的是（　　）。

A. 不擅自增加降糖药物剂量　　B. 不空腹饮酒

C. 饭后 15 min 进行运动　　D. 外出时携带糖果

E. 晚上入睡前测血糖

6. 下列关于足部护理的描述，不正确的是（　　）。

A. 每天检查双足　　B. 指甲刀横向直剪趾甲

C. 破了的袜子补后再穿　　D. 检查鞋内有无异物

E. 不使用热水袋取暖

二、思考题

1. 请对你的家庭进行慢性病危险因素的评估。

2. 恶性肿瘤三级预防的措施有哪些？

（陈　靖）

任务二　社区传染病管理

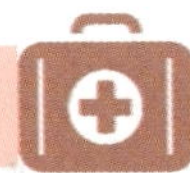

情景描述

男性，30 岁。反复发热、咳嗽、腹泻、关节疼痛 6 个月。3 年前因手术接受过非正规渠道的血源。检查：体温 39.5 ℃，心率 115 次/分。腋下及腹股沟淋巴结肿大，质软、活动、无压痛。右肺中叶闻及小水泡音，肝脾未触及。血清抗-HIV 抗体阳性。诊断为：艾滋病。问题：

1. 传染病的概念和特点？
2. 传染病主要通过什么途径传播？

传染病是指在一定条件下能够在人群中、人和动物之间以及动物和动物之间相互传播的感染性疾病。我国在传染病的防制工作中取得了巨大成绩，一些曾严重危害我国人民生命和健康的传染病被控制甚至消灭，如天花、鼠疫等；但近几十年来，全球又出现了多种新发传染病（如艾滋病、传染性非典型肺炎、甲型 H1N1 流感等），而原有的一些传染病（如肺结核、病毒性肝炎、流行性出血热等）又呈现出新时期的特点，使传染病的防治工作更显复杂，需要高度重视。

一、传染病基础知识

（一）基本特征

传染病除了具有传染性、有特定病原体以及感染后产生免疫力等基本特征之外，主要还有其流行病学特征。

学习要点

传染病的流行病学特征和流行过程

1. 流行强度 流行强度是指某种传染病在某一时间、某一地区内人群中存在数量的多少，以及各病例间的联系程度。可分为散发、流行、大流行、暴发等。

（1）散发：某种传染病散在发生，在某地区呈历年一般发病水平，各病例在发病时间和地点上常无明显联系。

（2）流行：某地区某种传染病的发病率显著高于该病历年发病率的水平（一般为当地前三年平均发病率的 3～10 倍）。

（3）大流行：某种传染病在一定时间内迅速蔓延，波及范围广泛，至少跨越省界，甚至超出国界或州界，形成世界性的大流行。

（4）暴发：指在一个局部地区或某个单位，短时间内突然出现很多同种传染病患者（通常为该病的潜伏期内），这些病例多由同一传染源或共同的传播途径所引起。

2. 季节性和周期性 传染病的时间分布具有一定的季节性和周期性。一些传染病的发病率受到气温高低、媒介昆虫活动等影响而呈现季节性的变化，在每年一定季节出现发病率上升的现象，称为季节性；周期性是指每隔一定时期发生一次较大的流行，是人群免疫力自然变化的结果。

3. 地方性与外来性 由于受气候、地理条件等自然因素或人们生活习惯等社会因素的影响，某些传染病只局限在一定地区内发生，这种传染病称为地方性传染病。而外来性是指在本国或本地区内原来不存在，而是从国外或外地传入的传染病，如我国的艾滋病等。

（二）流行过程

传染病的流行过程是指传染病在人群中发生、发展和转归的过程，表现为群体发病的特点。传染病的发生和流行必须具备传染源、传播途径、易感人群三个基本环节，如果采取有效措施切断任何一个环节，流行过程即告终止。传染病的流行过程还受到自然因素和社会因素的影响。

1. 传染源　传染源是指体内有病原体生长繁殖并能将病原体排出体外的人和动物。主要有传染病患者、病原携带者和受感染的动物。

（1）患者：传染病患者是最重要的传染源。因为患者体内存在大量的病原体，而且患者的某些症状有利于病原体的排出，如咳嗽、呕吐、腹泻等。患者作为传染源的意义主要取决于其临床类型、病程、活动范围和排出病原体的数量、频度。传染病患者排出的病原体具有传染性的时期称为传染期，传染期是确定隔离传染病患者时期的重要依据。

（2）病原携带者：病原携带者是指没有任何症状但携带并能排出病原体的人，可分为患病后病原携带者和健康病原携带者。病原携带者缺乏症状，不经病原学检查很难被发现，容易被忽视，也是重要的传染源。病原携带者作为传染源意义的大小，主要取决于其职业、社会活动范围、个人卫生习惯、环境卫生状况和防疫措施，例如在自来水厂、饮食服务行业、托幼机构工作的病原携带者对他人的危害较大。

（3）受感染的动物：人对部分动物传染病有易感性，感染了这些疾病的动物可以成为传染源。例如，鼠可传播鼠疫、流行性出血热等，狗可传播狂犬病、钩端螺旋体病等。动物作为传染源的意义，主要取决于人与其接触的机会和密切程度，还与动物种类和密度以及环境中是否有适宜该疾病传播的条件等因素有关。

2. 传播途径　传播途径是指病原体由传染源排出，侵入新的易感宿主体内之前，在外部环境中所经历的全部过程。每种传染病可通过一种或多种途径传播。

1）经空气传播　病原体可以通过飞沫、飞沫核、尘埃三种形式传播，是所有呼吸道传染病的重要传播途径，如麻疹、白喉、流行性脑脊髓膜炎等。经空气传播的传染病流行特征：①冬春季节高发；②传播广泛，发病率高；③儿童多见；④受居住条件和人口密度的影响。

2）经水传播　通过饮用水或接触疫水传播，是许多肠道传染病和寄生虫病的常见传播途径。

（1）经饮用水传播的传染病流行特征：①病例分布与供水范围一致，患者有饮用同一水源史；②水源如经常受到污染，病例可长年不断，发病呈地方性特点；一次大量污染，可出现暴发或流行；③除母乳喂养的婴儿外，发病无年龄、性别、职业差别，如伤寒、霍乱、甲型病毒性肝炎等可经饮用水传播。

（2）接触疫水传播，是在疫水中游泳、捕鱼、收割时，血吸虫尾蚴、钩端螺旋体等通过皮肤、黏膜侵入体内引起感染。其流行特征：①病例有接触疫水史；②发病有地方性、季节性、职业性；③大量易感人群进入流行区，可出现暴发或流行；④停止接触疫水或加强个人防护，可控制疾病发生。

3）经食物传播　食物本身带有病原体或在生产、加工、运输、储存、销售等各个环节被病原体污染，所有肠道传染病、某些寄生虫病及个别呼吸道传染病（如白喉、结核病等）可经食物传播。

4）接触传播　由传染源和易感者直接或间接接触传播。

（1）直接接触传播：传染源与易感者直接接触，未经任何外界因素参与所造成的传播，例如性传播疾病，狂犬病等。

（2）间接接触传播：又称日常生活接触传播，是指易感者接触了被传染源的排出物或分泌物污染的日常生活用品而造成的传播。常见肠道传染病和某些呼吸道传染病、人畜共患病、皮肤传染病等。被污染的手在此传播中起着特别重要的作用。其流行特征：①病例多呈散发，家庭成员和同住者中易传播，续发率高；②无明显季节性；③个人卫生习惯不良和卫生条件较差的地区病例较多；④加强对传染源的管理，严格消毒制度，可减少发病。

5）经媒介节肢动物传播　又称虫媒传播。

(1) 机械性传播：苍蝇、蟑螂等节肢动物可携带病原体，通过粪便、反吐等排出病原体，污染食物或食具，使接触者感染。

(2) 生物学传播：病原体进入蚊子、蜱等节肢动物体内经过发育或繁殖后，才具有感染性，传给易感者。如疟原虫在蚊子体内完成特异的生物过程才能传播疟疾。其流行病学特征：①有一定的季节性与地区性分布特点，局限于有传播该病的节肢动物分布的季节与地区；②有的与职业有关，如蜱传播的森林脑炎常见于林区的伐木工人；③发病有年龄差别，老疫区以儿童为主，新迁入疫区者无明显年龄差异；④人与人之间一般不直接传播。

6）经土壤传播　易感者接触了被病原体污染的土壤所导致的传播，如蛔虫病、钩虫病、炭疽、破伤风等。取决于病原体在土壤中的存活力、人与土壤的接触机会以及个人卫生习惯等。

7）医源性传播　在医疗、预防工作中，未能严格执行操作规程和规章制度，人为地造成某些传染病的传播。如医疗器械消毒不严格，生物制品或药品受污染，输血或使用血制品使患者感染丙型病毒性肝炎、艾滋病等。

8）垂直传播　病原体由母亲传给子代，又称母婴传播。主要传播方式：①经胎盘传播，如风疹病毒、乙肝病毒等；②上行性传播，如葡萄球菌、白色念珠菌等；③分娩引起的传播，如淋球菌、疱疹病毒、艾滋病病毒等。

3. 易感人群　易感人群是指对某种传染病缺乏特异性免疫力的人群。人群作为一个整体对传染病的易感程度，称人群易感性。人群易感性的高低取决于全部人口中易感者所占的比例。

(1) 使人群易感性升高的主要因素：①新生儿增加：出生 6 个月以后未经人工免疫的婴儿，对许多传染病都易感。②易感人口迁入：非流行区居民大量迁入流行区。③免疫人口减少：免疫人口死亡或免疫人口免疫力的自然消退。

(2) 使人群易感性降低的主要因素：①预防接种：降低人群易感性最主要的措施。②传染病流行后免疫人口增加。③隐性感染后免疫人口增加。

4. 影响传染病流行过程的因素

(1) 自然因素的影响：自然因素中对传染病流行过程影响最明显的是气候因素和地理因素。有些传染病有明显的地区性和季节性特点，是因为某些地区的气候条件和地理环境适宜病原体生长繁殖或有利于媒介节肢动物生存和活动，如森林脑炎经吸血节肢动物蜱叮咬传播。自然因素还影响人体受感染的机会和机体抵抗力，如：寒冷的冬季，人们多在室内活动，使某些呼吸道传染病呈现季节性高峰；炎热的夏季，人们喜食生冷食品，易发生肠道传染病。

(2) 社会因素的影响：社会因素包括社会制度、经济状况、居住条件、文化水平、风俗习惯等，既可能促进流行过程及扩大传染病的流行，也可能阻止传染病发生流行，甚至消灭传染病。如旅游业的发展、战争、动乱，大范围人口迁徙流动等，易发生传染病的流行；通过改善饮水质量、加强食品卫生监督、消毒、杀虫等措施切断传播途径，可以有效控制肠道传染病、虫媒传染病的流行。通过预防接种，尤其是实施儿童计划免疫，使脊髓灰质炎、白喉、麻疹等传染病得到很好的控制。

二、传染病的防治措施

出现传染病疫情前采取的措施称预防措施，发现传染病疫情后采取的措施称防疫措施。

学习要点

传染病的预防与控制措施，社区护士在传染病防控中的职责

(一) 传染病的预防措施

主要是针对可能存在病原体的环境或可能受病原体威胁的易感人群所采取的措施。

1. 开展健康教育　宣传《中华人民共和国传染病防治法》，积极开展健康教育，提高人们的自我保健意识，普及卫生常识，自觉改变不利于健康的行为习惯，建立科学、文明、健康的生活方式。

2. 改善环境卫生，加强监督和管理　改善环境卫生状况，开展消毒、杀虫、灭鼠工作，做好垃圾、粪便、污水的无害化处理。加强食品卫生监督和管理，加大安全饮用水供给系统的建立，健全医疗机构管理制度，预防医源性传播等。

3. 做好预防接种和计划免疫　预防接种又称人工免疫，是利用生物制品（含有抗原或抗体的制剂）接种到人体，使机体获得对传染病的特异性免疫力，提高人群免疫水平，降低易感性。计划免疫是根据疫情监测结果和人群免疫水平的分析，按照科学的免疫程序，有计划地对易感人群进行预防接种，从而达到控制和消灭相应传染病的目的。

(二) 传染病的防疫措施

指疫情发生后，为了防止疫情扩散，尽快平息疫情所采取的措施。

1. 传染病报告　传染病报告是我国的法定制度，是传染病监测、控制和消除的重要措施，也称疫情报告。根据《中华人民共和国传染病防治法》规定，我国法定报告的传染病分为甲、乙、丙三类 39 种。

(1) 甲类传染病(2 种)：强制管理的传染病，包括鼠疫、霍乱。

(2) 乙类传染病(26 种)：严格管理的传染病，包括传染性非典型肺炎、艾滋病、病毒性肝炎、脊髓灰质炎、人感染高致病性禽流感、麻疹、流行性出血热、狂犬病、流行性乙型脑炎、登革热、炭疽、细菌性和阿米巴性痢疾、肺结核、伤寒和副伤寒、流行性脑脊髓膜炎、百日咳、白喉、新生儿破伤风、猩红热、布鲁氏菌病、淋病、梅毒、钩端螺旋体病、血吸虫病、疟疾、甲型 H1N1 流感。

(3) 丙类传染病(11 种)：监测管理的传染病，包括流行性感冒、流行性腮腺炎、风疹、急性出血性结膜炎、麻风病、流行性和地方性斑疹伤寒、黑热病、包虫病、丝虫病、手足口病，除霍乱、细菌性和阿米巴性痢疾、伤寒和副伤寒以外的感染性腹泻病。

任何人发现传染病患者或疑似患者时，都有义务及时向附近医疗保健机构或疾病预防控制机构报告。根据《传染病信息报告管理规范》，各级各类医疗机构、疾病预防控制机构、采供血机构均为责任报告单位；其执行职务的人员和乡村医生、个体开业医生均为责任疫情报告人。

知识链接

传染病的报告时限

发现甲类传染病和乙类传染病中的肺炭疽、传染性非典型肺炎、脊髓灰质炎、人感染高致病性禽流感患者或疑似患者时，或发现其他传染病和不明原因疾病暴发时，应于 2 h 内将传染病报告卡通过网络报告；未实行网络直报的应于 2 h 内以最快的通讯方式（电话、传真）向当地县级疾病预防控制机构报告，并于 2 h 内寄送出传染病报告卡。其他乙类、丙类传染病的患者、疑似患者和规定报告的传染病病原携带者应于 24 h 内进行网络报告。

2. 传染病的社区管理

1）控制和管理传染源

（1）患者：应做到“五早”，即早发现、早诊断、早报告、早隔离、早治疗。患者一经诊断为传染病或疑似传染病，就应按有关规定进行分级管理。甲类传染病患者和乙类传染病中的肺炭疽、传染性非典型肺炎、人感染高致病性禽流感患者必须住院隔离治疗；其他乙类传染病患者，根据病情可在医院或家中隔离治疗。

（2）病原携带者：做好登记并进行管理和治疗，定期进行随访，经连续三次病原学检查阴性时，才可解除管理；在饮食服务行业、托幼机构、集中供水单位等工作的病原携带者要暂时调离工作岗位。

（3）接触者：与传染源有过接触可能受到感染者，应接受检疫。检疫期限从最后接触之日起至该病的最长潜伏期。甲类传染病接触者应留验；乙类和丙类传染病接触者应接受医学观察；必要时进行应急接种或药物预防。

（4）动物传染源：对危害大或无经济价值的动物传染源应进行宰杀后焚化或深埋；对危害不大且有经济价值的可以隔离治疗。

2）切断传播途径　包括一般性卫生措施（饮水食品卫生、粪便垃圾的无害化处理、个人卫生等）和消毒、杀虫、灭鼠措施。各类传染病的传播途径不同，所采取的措施也不相同。对呼吸道传染病，重点措施是加强通风和空气消毒；对肠道传染病，重点措施是加强对粪便、垃圾、污水的消毒处理；对于虫媒传染病，重点措施是杀虫。

3）保护易感人群

（1）增强非特异性免疫力：加强体育锻炼、饮食调节、养成良好的生活习惯、改善居住条件、保持心情愉快等。还应注意加强个人防护，如使用蚊虫驱避剂和蚊帐以防止易感者被带有病原体的蚊虫叮咬等。

（2）增强特异性免疫力：预防接种起着重要的作用，包括人工自动免疫和人工被动免疫。在传染病流行期间，还可给易感者口服药物预防，对降低发病率控制流行有一定作用。如用磺胺类药物预防流行性脑脊髓膜炎，用乙胺嘧啶预防疟疾等。

（三）社区护士在传染病防治中的职责

社区护士在传染病的预防和控制中具有不可替代的作用。社区护士对辖区内的托幼机构、学校、餐饮服务业、机关团体等较为熟悉，通过日常护理干预措施帮助居民提高对传染病防治的认识，并对传染病患者进行有效管理。

1. 开展健康教育　社区护士必须熟知各类传染病的预防和传播知识，利用多种形式（知识讲座、宣传海报等），有计划地组织和开展预防传染病的宣传活动，培养居民良好的生活和卫生习惯，提高自我防范意识与能力。督促社区内公共场所从业人员、餐饮服务行业人员、传染病痊愈者等，定期到相应卫生机构体检。普及当地常见和重点预防传染病的早期临床表现等知识，提高居民自身和帮助他人早期发现传染病的能力。

2. 督促预防接种　社区护士必须熟知社区内传染病的易感人群，督促家长及时为需要实施计划免疫的适龄儿童进行疫苗接种。建立社区计划免疫档案，各类疫苗应在所预防的疾病流行季节前1～2个月内完成接种。

3. 加强传染病病情监测，积极配合流行病学调查　社区护士一旦发现传染病，应按规定的时限向有关部门报告，并做好疫情登记。同时按照有关原则将患者进行隔离，以防疫情扩大。通过家庭访视调查该传染病的发生及传播情况，观察接触者的健康状况及患者周围的继发情况。发生传染病流行时，配合有关部门开展个案调查或暴发调查，查找感染源，明确传播途径、波及范围等，积极配合疾控部门扑灭疫情。

三、常见传染病的社区管理与护理

（一）肺结核

肺结核是由结核分枝杆菌引起的肺部慢性传染性疾病，典型临床表现有低热、盗汗、乏力、食欲减退等全身症状及咳嗽、咳痰、胸痛、咯血等呼吸系统表现。近年来，世界各国结核病发病率呈回升趋势。传染源主要是开放型肺结核患者，患者在咳嗽或打喷嚏时，带菌的飞沫漂浮于空气中，或痰干燥后结核分枝杆菌随尘埃漂浮于空气中，被易感者吸入引起感染是常见途径；其次是通过被结核分枝杆菌污染的食物或餐具而引起肠道感染。

学习要点

常见传染病的居家护理措施与社区管理

1. 居家护理措施

（1）室内定时通风，减少病菌数量：患者咳嗽或打喷嚏时，要用双层手纸掩住口鼻，避免传播；不随地吐痰，可将痰吐在纸上，连同擦拭口鼻分泌物的纸一起放入污物袋中焚烧处理。

（2）用具消毒：患者就餐后所用餐具应煮沸消毒。患者所用卧具每日在强烈阳光下曝晒 2 h 以上。

（3）加强营养：肺结核是消耗性疾病，患者往往非常虚弱，应适当增加营养，给予高热量、高蛋白质、高维生素、清淡易消化的饮食，鼓励患者多饮水、多食水果。

（4）休息和活动：患者在疾病进展期症状明显时应卧床休息，减少机体能量消耗；恢复期患者可增加户外活动，但要注意休息，避免劳累，保证充足的睡眠。

（5）咯血的护理：患侧卧位，保持呼吸道通畅，嘱患者轻轻将气管内存留的积血咯出。如有胸闷、咯血不畅或呼吸困难者，应采取头低脚高位，轻拍其背部有利于血块排出。

（6）做好心理护理：使患者正确认识疾病，树立战胜疾病的信心，乐观接受隔离和治疗措施。

2. 社区管理

（1）管理传染源：控制疾病的首要措施。应早期发现传染源，对结核分枝杆菌阳性的患者应进行隔离，及时给予合理的药物治疗和护理。做到登记管理、监督用药、长期随访、按时复查。

（2）切断传播途径：结核分枝杆菌主要通过呼吸道传播，要做好个人卫生和环境卫生。严禁随地吐痰，痰液要灭菌处理，污染物阳光曝晒。同桌共餐时提倡公筷制、分餐制，减少传播机会。

（3）保护易感人群：新生儿和结核菌素试验阴性的儿童，要及时接种卡介苗以获得特异性免疫力。开展体育锻炼，增强体质，提高居民生活水平，增强机体免疫力。

（二）病毒性肝炎

病毒性肝炎（viral hepatitis）是由多种肝炎病毒引起的，以肝脏的炎症和坏死病变为主的全身性传染病。根据病原学分类目前已确定的有甲、乙、丙、丁、戊、己、庚型肝炎，是我国乙类传染病报告发病人数最多的传染病类型。各种类型肝炎虽病原不同，但临床表现基本相似。在社区中甲型和乙型病毒性肝炎较常见。

甲型病毒性肝炎又称短潜伏期肝炎，是由甲型肝炎病毒(HAV)引起的以肝脏损害为主的传染病。传染源主要为急性期患者和亚急性临床感染者，经粪口途径传播，水源污染和食物污染可致暴发流行。

乙型病毒性肝炎又称血清性肝炎或长潜伏期肝炎，乙型肝炎病毒(简称乙肝病毒，HBV)存在于患者血液及粪便中，通过体液排出体外，如血液、精液、阴道分泌物、唾液、乳汁等。传染源主要是急、慢性患者或无症状慢性 HBV 携带者，主要通过血液传播、母婴传播、日常生活密切接触传播。

1. 居家护理措施

(1) 评估：患者皮肤、黏膜、巩膜颜色，观察其尿液、粪便颜色，了解黄疸情况。监测生命体征及神志状况。

(2) 消毒隔离：指导家庭成员正确实施隔离，尤其注意餐具的消毒，患者的食具、用具、洗漱用品等应专用。甲型病毒性肝炎隔离期从起病至第 3 周。

(3) 休息：症状明显期，应嘱患者卧床休息，至症状明显消退，可逐步增加活动，采用动静结合的疗养措施。急性病毒性肝炎患者住院治疗出院后仍需休息 1～3 个月，恢复工作后定期复查 1～3 年；慢性病毒性肝炎患者症状消失、肝功能正常 3 个月以上，可恢复工作，但需随访 1～2 年。

(4) 饮食：清淡饮食，适量补充蛋白质(优质蛋白质为主)，肝功能严重损伤患者应注意预防肝昏迷。补充 B 族维生素和维生素 C。避免摄入高糖、过高热量饮食和饮酒，以免发生糖尿病和脂肪肝。保证水分的供给。

2. 社区管理

(1) 管理传染源：发现患者后即对患者进行隔离；早期发现隐性感染者，要求从事餐饮业、托幼机构、集中式供水等工作的人员定期去指定的医疗机构进行体格检查，感染者必须暂时调离工作；对与患者接触者进行 6 周的医学观察；患过病毒性肝炎者不宜献血。

(2) 切断传播途径：甲型和戊型病毒性肝炎经粪口途径传播，应做好水源管理、饮水消毒、粪便管理，加强食品卫生监督，防止病从口入。患者食具、洗漱刮面用具专用，餐具、水杯等定期煮沸消毒 15～30 min，接触患者后用肥皂和流水洗手。乙型、丙型、丁型病毒性肝炎主要经血液、体液、母婴等途径传播，因此各种医疗用具应实行“一人一针一消毒”，加强血液制品管理，防止医源性传播。尤其对乙型、丙型病毒性肝炎患者及病原携带者的育龄妇女应宣讲防止母婴传播的知识，做好产前检查，进行母婴阻断。

(3) 保护易感人群：除做好卫生宣教外，可进行预防接种。预防甲型病毒性肝炎，易感者应接种甲型肝炎减毒活疫苗，对于患者的接触者，可在接触感染后 7～10 天接种人血清蛋白或胎盘球蛋白以防止发病，阻断甲型肝炎传播；按照我国计划免疫程序对适龄儿童进行乙肝疫苗的预防接种，HBsAg 阳性母亲的新生儿应在出生后立即注射乙肝高效价免疫球蛋白(HBIG)，同时进行乙肝疫苗接种，新生儿进行人工喂养。

(三) 艾滋病

艾滋病是获得性免疫缺陷综合征(acquired immune deficiency syndrome，AIDS)的简称，是由人类免疫缺陷病毒(HIV)所引起的慢性致命性传染病。HIV 主要侵犯、破坏辅助性 T 淋巴细胞，导致机体细胞免疫功能受损，大量细胞被破坏。机体感染 HIV 后经过一段无症状期，逐步发展为持续性全身淋巴结肿大，直至免疫系统被破坏而出现各种严重机会性感染和恶性肿瘤。目前尚无有效的治疗方法，病死率极高。

艾滋病患者和 HIV 携带者是主要的传染源。HIV 主要存在于血液、精液、子宫和阴道分泌物中，其他体液如唾液、乳汁、眼泪中也有少量病毒。传播途径主要是性接触传播，其次是血液传播、母婴传播。人群普遍易感，多发生于青壮年。

1. 居家护理措施

（1）坚持遵医嘱药物治疗与医学监测：目前尚不能治愈 HIV 感染者，但有些治疗方法可以控制疾病发展，推迟艾滋病期的到来。常用 2～3 种抗 HIV 药物联合使用，药物服用要严格按照医嘱。患者免疫功能差，应加强基础护理，如口腔及皮肤护理等，以预防或减少感染。保证营养供给，增强机体抵抗力。

（2）健康教育：开展艾滋病知识的宣传教育，加强性道德教育，教育群众要洁身自好，正确使用安全套，远离毒品、杜绝不洁注射。教育人群了解 HIV 传播途径，减少对该病的恐惧心理。艾滋病不会通过共同进餐、握手、谈话、礼节性拥抱等方式传播，要正确对待和尊重艾滋病患者。关注、了解艾滋病，善待自己，关爱他人，建立保持健康的生活方式，远离 HIV。

2. 社区管理

（1）管理传染源：隔离治疗患者，监控无症状 HIV 携带者。加强国境卫生检疫。发现并管理高危人群（如同性恋或双性恋、静脉注射吸毒者、使用血制品者等），建议其采取安全行为，以控制感染传播。对有高危行为的人建议其进行血液检查。

（2）切断传播途径：依法无偿献血，了解每位供血者背景，加强血液检测，保证用血安全；严格管理血液及血液制品，避免输入被 HIV 污染的血液；医疗人员实施治疗操作时，使用合格的一次性医用物品，并注意有效防护，严格执行消毒隔离制度，防止医源性感染；遵守性道德，严禁性乱，正确使用质量合格的安全套保护性伴双方；对已感染 HIV 的育龄期妇女应避免妊娠，对已妊娠者应劝其终止妊娠，对已感染并坚持妊娠者给予抗病毒药物治疗，降低胎儿感染率。

（3）保护易感人群：目前尚无有效的疫苗，对社区人群进行健康教育，提供咨询服务，规范人们的行为是预防 HIV 感染最有效的方法。

（四）传染性非典型肺炎、禽流感与甲型 H1N1 流感

传染性非典型肺炎是由一种新型冠状病毒引起的急性传染病，又称为严重急性呼吸综合征（SARS）。临床以发热、头痛、肌肉酸痛、乏力、干咳少痰为特征，严重者出现呼吸窘迫。SARS 患者是主要的传染源，其传染力有很大差异，分为超级和一般传播者。到目前为止 SARS 尚有未知的传染源。可通过空气飞沫、接触患者呼吸道分泌物和密切接触传播。

知识链接

传染性非典型肺炎

传染性非典型肺炎于 2002 年 11 月首先在我国广东省佛山市被发现，随后在广东中山、顺德、广州等地出现、流行，随后蔓延到我国山西、北京、内蒙古、天津、河北等地。2003 年 2 月下旬开始在我国香港出现本病的流行，并迅速波及越南、新加坡、加拿大等地。本病流行终止后累计患者总数 8422 例，其中医务人员发病 1725 例，约占 20%。

禽流行性感冒简称禽流感，病原体是 A 型禽流感病毒，分为高致病性、低致病性和非致病

性三大类。其中人感染高致病性禽流感是由 H5 和 H7 亚毒株(以 H5N1 和 H7N7 为代表)引起的传染病,是由携带病毒的禽类(包括家禽、野禽)将病毒传染给人类的一种传染病。重症患者病死率较高。

甲型 H1N1 流感可能是通过接触受感染的生猪,或接触被病毒污染的环境,或与感染甲型 H1N1 流感病毒的人发生接触而传播的。人感染甲型 H1N1 流感后的症状主要有发热、咳嗽、头痛、咽喉痛、疲劳等,有些会出现腹泻和呕吐,重症会继发肺炎和呼吸衰竭甚至死亡。

1. 居家护理措施 患者应卧床休息,需密切观察其生命体征,积极治疗,对症处理;注意早期隔离,做好个人防护;保持室内空气清新和流通,最好每 2 h 通风一次;给予营养丰富的膳食以利于患者康复;加强对患者家属和密切接触者的医学观察。

2. 社区管理

(1) 管理传染源:发现患者必须立即隔离,按甲类传染病管理,禁止其擅自离开隔离地点,无关人员不得擅自进入隔离场所;对密切接触者应在指定地点接受隔离观察。

(2) 切断传播途径:病区按时通风换气、定期消毒;对患者或疑似患者的物品、滞留过的场所和交通工具及时进行消毒;接触患者的医护人员,工作期间穿戴的防护用品应符合国家有关规定,如穿防护服、戴口罩、手套、鞋套和防护面具等,防止病毒传播;接触患者后用肥皂和流水洗手。

(3) 保护易感人群:加强锻炼,增强体质,提高机体抗病能力。

直通护考

一、单项选择题

1. 几个省在短时间里发生了大量流感病例,此种情况称(　　)。

A. 散发　B. 流行　C. 大流行　D. 暴发　E. 短期波动

2. 下列哪种疫苗不属于目前我国儿童计划免疫程序?(　　)

A. 卡介苗　B. 乙肝疫苗　C. 百白破混合制剂　D. 麻疹疫苗　E. 狂犬病疫苗

3. 一孕妇,28 岁,HBsAg 阳性,无任何症状,肝功能正常。足月顺利分娩一 3500 g 男婴,为阻断母婴传播,对该新生儿最适宜的预防方法是(　　)。

A. 乙肝疫苗　B. 丙种球蛋白

C. 高效价乙肝免疫球蛋白　D. 乙肝疫苗加丙种球蛋白

E. 乙肝疫苗加高效价乙肝免疫球蛋白

4. 季节分布最明显的疾病是(　　)。

A. 食物中毒　B. 恶性肿瘤　C. 虫媒传染病　D. 地方病　E. 职业病

5. 健康宣教的内容中,不正确的预防艾滋病的方法是(　　)。

A. 不要性滥交　B. 远离毒品,不吸毒

C. 远离艾滋病患者,避免接触　D. 不要与他人共用剃须刀、牙刷

E. 决定怀孕前应先进行 HIV 抗体测试

6. 在社区发现有与传染性非典型肺炎患者的密切接触者,应对其及时隔离,隔离的时间是(　　)。

A. 7 天　B. 14 天　C. 21 天　D. 28 天　E. 2 个月

二、思考题

社区护士到一老年患者家中进行访视，他的女儿告诉护士，家人出现了腹痛、腹泻和呕吐现象。护士到厨房查看发现，正在解冻的鸡肉与做沙拉的蔬菜放在了一起。护士还注意到该老人的女儿从洗手间出来时没有洗手。请问：如果你是该社区护士，你将如何处理？

（王晓卫）

项目六　社区灾害管理与社区康复护理

学习目标

1. 说出灾害、灾害护理、社区康复护理的概念。
2. 描述灾害各个阶段的护理管理内容。
3. 说出预检分诊在灾害救护中的意义和要点。
4. 描述社区康复护理的特点、对象和目标，叙述社区康复护理常用的技术方法。
5. 简述脑卒中患者、帕金森病患者的康复护理措施。

任务一　社区灾害管理

情景描述

2016 年 6 月 30 日至 7 月 6 日，我国武汉市累计降水 520.5 mm，突破武汉有气象记录以来周持续性降水量最大值，全市交通瘫痪，火车站被淹。但由于气象预报提前告知将有大暴雨，广泛宣传号召各单位及居民做好防范措施，并于降水中、降水后采取有效措施，使得灾害损失明显低于 1998 年 7 月武汉洪灾，很快就恢复交通，各单位及居民一切如常。问题：

1. 什么是灾害？
2. 灾害发生前、发生中及发生后应如何应对？

近年来，随着气候的变化，经济和城市现代化的快速发展，常会发生一些急性意外事件及突发的灾害，而且逐渐呈常态化、规模化的趋势，如地震、泥石流、洪水、火灾、重大交通事故等，这些都严重威胁人们的健康与生命以及社会整体的发展。因此，对灾害的预警、应对与管理成为社区卫生服务的一个重要部分。

一、灾害概述

学习要点

灾害的概念和特点

（一）灾害的定义

对于“灾害”的理解，不同学者有不同的观点，但具有两个共性，第一，具有突发性和破坏性；第二，其规模和强度超出灾害社区的自救能力或承受能力，两者缺一不可。世界卫生组织认为：任何能够导致设施破坏、经济严重受损、人员伤亡、健康状况及卫生服务条件恶化的事件，如其规模已超出事件发生社区的承受能力而不得不向社区外部寻求专门援助时，即可称之为灾害。联合国“国际减灾十年”专家组则指出：“灾害是一种超出受影响社区现有资源承受能力的人类生态环境的破坏。”灾害是相对的，不同社区对灾害的承受能力不同，同样的破坏性事件对某些社区可以构成灾害，而对另一些社区则可以不构成灾害。

（二）灾害的类型

灾害可以按发生原因、发生速度、发生地点、反应规模等分类，一般是按照灾害发生原因分为自然灾害和人为灾害。

自然灾害包括地震、洪水、泥石流、塌方、气象、海啸等，如 2008 年发生的汶川大地震是典型的自然灾害。人为灾害包括火灾事故、交通事故、化学事故、食物中毒或药物中毒、战争、恐怖活动、传染性疾病的突然传播等，如 2015 年 8 月 12 日天津滨海新区发生的集装箱大爆炸。泥石流、塌方等如果是人为因素引起则可划分为人为灾害，如 2015 年 12 月 20 日广东省深圳市光明新区发生的山体滑坡。

（三）受灾特点

灾害的性质不同，受伤特点也不一样。如地震常见的伤情为头部和四肢伤、软组织伤、骨折伤和内脏损伤、窒息等；化学事故常引起烧伤、中毒和窒息等；洪水常引起淹溺、皮肤病、胃肠道疾病和传染病等；传染病往往具有爆发性的特点。

二、社区灾害的应对护理与管理

灾害护理的服务环境不同于一般临床护理或社区护理，因此，根据灾害的类型和程度及应对灾害管理体系的类型不同，对护理人员所扮演的角色要求和服务内容也不一样。灾害护理与管理一般分为准备阶段、应对阶段、恢复阶段的护理。

（一）灾害护理与灾害管理定义

1. 灾害护理　目前国际上对灾害护理没有统一认识，其定义多引用日本灾害护理学会的定义：“灾害护理是系统、灵活地应用护理独特的知识和技能，同时与其他专业领域开展合作，为减轻灾害对人类的生命、健康所构成的危害而开展的活动。”灾害护理实质上就是指在整个灾害过程中，对那些自己无法解决健康问题的服务对象提供医疗和护理服务。

2. 灾害管理　社区针对灾害的预防、应对、恢复等所做的计划和实施过程的管理。针对灾害各个发展阶段进行有目的的管理可减少遇难者的冲击，也有助于灾害后的重建。

开展灾害护理的过程中，时刻贯穿灾害管理，二者相辅相成密不可分。

（二）社区灾害的预防与管理

目前，有些灾害可以科学地预测，有些灾害仍然无法预测，但人们只要对已发生过的灾害事件进行总结并科学拓展，逐步建立起完整的预警系统，仍然可以降低灾害的危害。因此，加强社区灾害的预防与管理十分重要。

首先，加强教育。社区要有计划、有组织、有目的地开展教育活动，向社区居民提供防灾信息和灾害过程中的自救知识和技术等，并结合一些远近期的典型案例针对不同人群采用形式多样、通俗易懂的方式进行教育，形成一种常态化，一旦发生各种事件无论个人还是集体都能迅速采取有效措施自救与减灾。社区护士还要注重心理教育，应向社区居民提供相关的信息，指导居民正确认识灾害，使居民具备科学的灾害意识，以避免因对灾害缺乏认识，一提到灾害就焦虑、恐惧、惶惶不安，甚至对预警出现错误认识，盲目采取避难行动，应变能力低下，丧失预防灾害的良机。

其次，灾害发生前的训练和应对是预防灾害的主要任务。具体如下。

1. 构建组织体系 社区护士要了解所属社区行政部门的灾害管理体系，大力宣传，积极联系上下级部门，促进社区卫生服务中心构建灾害应对组织体系。

2. 构建救护系统 社区护士要充分利用并拓展现有资源，逐级发展灾害救护人员与积极分子，建立完整的救护系统。

3. 制作风险图 社区护士根据平时掌握的信息，参与以脆弱地区和阶层为中心的风险图制作。风险图是一种体系，即利用平时的宣传，使社区居民认识并注意社区内危险地区和脆弱群体，显示有异常情况时可立即报告的体系。

常见风险图显示的危险因素：有发生火灾可能的地方、有引起建筑物倒塌可能的地方、有车辆进出困难的地方、有因没有电信设施而难以通知的地方、有爆炸可能性的地方、有可能发生山体滑坡的地方、有洪水可能侵蚀的地方、脆弱群体如独居老人和行动不便的慢性病患者家庭等。

4. 预警训练 社区护士要充分利用预警系统，对灾害救护人员有计划地进行培训，有条件时应实施灾害发生时的预警和疏散演练，如在中小学、幼儿园、参与积极性较高的小区模拟地震发生后或火灾发生后如何正确地采取逃生措施。

5. 医院应对策略 社区护士要积极与其他医疗机构沟通，使其做好应对社区灾害的准备，一旦社区内发生灾害时应急系统马上启动，能立即为现场派出医疗人员，还要做好医院内急诊室、重症监护室、手术室、病房的收容范围和物品的供给、人力动员、非常时期管理计划等。

（三）社区灾害现场的护理与管理

> **学习要点**
>
> 现场预检分诊救护和转运

灾害救护工作具有突击性、复杂性、连续性、任务繁重性等特点，应采取科学的灾害应对措施。科学的灾害应对是指灾害发生后，立即启动灾害预警与应急系统，充分调动各系统资源，以现场指挥中心为主体，政府的各个部门与民间团体形成一个相互协调的共同体，对灾民提供直接和间接的救助服务，将灾害引起的各种损害降低至最小程度。灾害现场社区护士进行的紧急救援过程及开展的工作主要归纳如下。

1. 迅速启动医疗护理服务管理体系 医疗护理服务管理的目标是在灾害现场能合理利用现有的卫生资源，尽量减少损伤、有效应对和尽快恢复。社区护士进入灾区，本着两害相权避其重的原则，应尽快帮助居民脱离危险区域，迅速对伤病员进行分类，做到先救命，后救伤；争分夺秒、就地取材，尽快将伤员送往急救中心或附近医院。现场的主要救护任务具体如下。

（1）现场预检分诊：对伤病员进行伤情检验分类的过程，包括确认伤病员病情、分类、急救措施和转运等过程。承担预检分诊工作的人员，一般佩戴执行预检分诊的特殊标记，如穿马甲、戴臂套、扎头巾等。同时根据病情提供相应的急救服务，并把伤病员转运到治疗中心，确认是否所有受害者都佩戴预检分诊分类标记，并向指挥中心报告完成任务情况。现场预检分诊的准确度仅达80%左右，因此，在灾害现场上的预检分诊最好重复进行2～4次。

(2) 开展现场治疗工作：现场应建立临时治疗场所，治疗场所选择的原则是能容纳受灾者，且较容易将伤病员从灾害危险地方转移到安全地方较宽松的场所，由专人管理，避免出入口混乱。根据预检分诊原则将治疗区域分为非常紧急、紧急、不紧急的治疗区域。担任现场治疗任务的人员，应按管理规定佩戴相关标记，做好记录并转交给负责转运伤病员的有关人员。

(3) 现场转运工作：负责转运伤病员的人员应按管理规定佩戴相应的标记。转运准备完毕后，负责转运伤病员的人员应向负责治疗的部门报告车牌号、转运伤病员人数、伤病员的病情和严重程度以及外伤、烧伤、心脏问题等损伤种类的必要情报。由负责治疗的人员直接向相关医院通知伤病员转运情况，转运负责人员负责转运伤病员到相关医院。

(4) 中间聚集区域的工作：负责人应按管理规定佩戴相应的标记，选定有利于聚集的场所，备好车辆，并把伤病员安全转移到转运车辆。

2. 现场预检分诊救护

1) 预检分诊救护的意义　预检分诊救护是指根据威胁生命的程度、损伤的严重性、伤病员存活的可能性以及可利用的资源，迅速进行分类，同时提供最基本的治疗护理并给伤病员带上不同颜色的伤情识别卡。各种颜色的含义如下。

(1) 红色：表示应在1 h内接受治疗护理的伤病员，要立即把这些人送到综合医院进行抢救和治疗。如深度昏迷状态、呼吸道阻塞、大出(呕)血、张力性气胸、随时有生命危险者等。

(2) 黄色：表示应在4～6 h内接受治疗的伤病员，可把这些伤病员送到附近的医院救治。如中度损伤、有轻度意识障碍、没有致命的损伤但需要治疗者。

(3) 绿色：表示轻度损伤、伤员清醒、对检查能够配合，反应灵敏、生命体征正常、可步行的伤病员。这些人不需要优先转运，可以在现场治疗，如扭伤、已控制的裂伤等。

(4) 黑色：表示遇难死亡伤病员或损伤程度非常严重的没有存活希望的伤病员。

2) 预检分诊的判断依据　主要观察三个指标RPM，即呼吸(R)、灌注血量(P)和意识状态(M)。

(1) 判断伤员能否行走：如可以行走，直接给予绿色标识。如不能行走，迅速监测呼吸。

(2) 监测呼吸：遇到无呼吸的伤病员，首先在2～3 s内努力通畅呼吸道；仍无呼吸者为黑色；虽恢复呼吸但病情较重需紧急救护者为红色。

(3) 检查灌注血量：脉搏小于30次/分、摸不到脉搏或毛细血管充盈时间超过2 s者为红色。

(4) 检查意识状态：能摸到脉搏或毛细血管充盈时间小于2 s时进一步检查意识状态；有呼吸和脉搏但无意识者为红色，有意识者为黄色或绿色。

在灾害现场遇到伤病员时，迅速进行预检分诊，戴上标记运送到治疗区域，一般要求在2～3 min内完成。但在转运过程中有可能病情发生恶化，有必要再次进行评估。

3) 使用伤情识别卡　把反映伤病员基本情况的伤情识别卡挂在伤员的胸前或缚在手腕上。识别卡上的内容主要如下。

(1) 一般情况：姓名、性别、年龄、工作单位和联络方式。

(2) 生命体征：体温、脉搏、血压、呼吸、血型等。

(3) 身体评估：瞳孔、意识、主要阳性体征等。

(4) 初步诊断。

(5) 处置措施与时间。

(6) 下一步治疗建议。

对伤病员使用伤情识别卡分类,可以避免不必要的重复检查,减轻伤病员痛苦,给后续治疗的医务人员提供伤病员的情况,使现场救援处置及时、准确、有序,分清轻重缓急,缩短抢救时间,为伤病员提供最好的服务。

3. 伤病员的现场救护 灾害救护的基本组织形式是救护与转运相结合。

1) 固定伤情识别卡 最好固定在未受伤的肢体,如果病情有变化,分类级别发生变化,应在原有的识别卡上固定新的识别卡。固定识别卡的过程中如果怀疑有颈椎损伤,必须先固定颈部后搬运,如怀疑有传染病首先要进行隔离。

2) 分类救护 分类救护主要分为现场急救、早期治疗和护理、专科治疗和护理三种形式。

(1) 现场急救:社区护理人员与救援医疗队的医务人员、消防人员、红十字会员、当地幸存群众等共同组织抢险抢救小组。首先把伤病员从各种灾害困境中抢救出来,迅速开展检伤分类,根据伤情进行相应的急救措施,然后在伤情识别卡上填写伤病员情况,并固定在伤病员身上,转运到早期治疗机构。现场救护的原则是先挽救生命。

(2) 早期治疗:社区护士的现场救治和早期治疗可同时进行。由灾区社区卫生服务机构或外援的医疗队设立一个临时设施和机构,对经现场急救小组处理或未经急救直接送来的伤病员进行登记、预检分诊,及时填写伤病员伤情卡和简要病历、实行紧急救护。然后将需要专科治疗或需长时间恢复的伤病员转运到指定医院。

(3) 专科治疗:将伤病员转运到指定医院,使伤病员及时接受治疗,直至痊愈出院。

3) 心理问题与预检分诊 灾害发生时,部分受灾人员甚至救助人员会出现不同的精神心理障碍,如条件许可,可在灾害现场对这些人员进行精神损伤预检分诊。常见的心理问题如下。

(1) 正常反应:表现为恶心、呕吐、不安、打寒战,可执行简单命令。

(2) 外伤性忧郁:发呆,可参与简单的救助活动。

(3) 惊吓:对人群有恐惧感,丧失判断力等,最好对其进行隔离护理。

(4) 过度反应:表现为讲恐吓性故事、到处乱串等,需要尽快与现场隔离。

4. 现场伤病员的救护和转运 现场救护与转运是一系列的活动,当采取现场紧急救护后,一旦伤病员的病情允许,应迅速安全转运至就近医院或专科医院接受继续治疗。

1) 基本原则

(1) 救护人员要临时组织救护小组,统一指挥,避免慌乱。在帮助伤病员解除致伤因素、安全脱离险境后,把伤病员安全送至救护车内。同时向急救中心呼救的同时,开展自救互救,做好检伤分类,以便及时救护,并保护好现场。

(2) 保持呼吸道通畅,防止窒息,并给予吸氧。

(3) 建立和维持有效静脉通路:这是抢救重症伤病员生命的主要措施之一。一般宜选用前臂静脉或肘正中静脉,以静脉留置针为宜。

(4) 做好创伤出血的现场处理:救护人员应判断出血的性质,采取紧急止血措施,防止休克的发生。常用止血方法有手压法、加压包扎法和止血带法。

(5) 保持合适的体位:对于轻症或中重度伤病员,在不影响急救处理的情况下,应协助伤病员保持舒适安全的体位,取平卧位头偏向一侧或取屈膝侧卧位,疑有颈椎骨折者,应使头、颈、躯干保持平直卧位。

2）伤病员转运方法　现场转运多为徒手转运，主要方法有拖运法、扶持法、保持法、背负法等。也可用一些专用转运工具，如担架转运。或用现场现有的东西，如用椅子、门板、床单、毯子、腰带、绳子等临时制作的简单类似担架的转运工具。根据病情，选择合适的方法（具体转运方法见急救护理学）。

3）转运的注意事项　在转运中，既要迅速又要注意安全，时刻想到伤病员的病情，特别注意以下事项。

（1）转运前应向伤病员及家属等做好解释工作，说明病情、途中可能出现的情况，以取得理解合作。利用通讯工具与有关部门联系，以利于迎接伤病员。

（2）担架转运伤病员行走时，应使伤病员的足在前，头在后；在下楼梯时，在前面抬担架者，应将担架举高，使担架保持平衡；在将伤病员抬入救护车时，应使伤病员头在前，脚在后。

（3）某些特殊伤病员转运时需注意：①腹部内脏脱出的伤病员紧急处理后转运时取仰卧位，令伤病员双腿屈曲，腹肌放松，防止内脏继续脱出，并注意保温。②休克伤病员转运时一定要保持身体水平或头部稍低，切忌头高足低位。③昏迷伤病员转运时，使伤病员侧卧位或俯卧位，头偏向一侧，以利于呼吸道分泌物引流。④骨盆损伤的伤病员在紧急处理后，转运时让伤病员仰卧于门板或硬质担架上，膝微屈，下部加垫。⑤脊柱损伤的伤病员转运时，应严防颈部和躯干前屈或扭转，应使脊柱保持伸直，下垫硬板，头部两侧用沙袋或衣物固定。⑥身体带有刺入物的伤病员转运时，应避免挤压、碰撞，严禁震动，以防止刺入物脱出或深入。

（4）转运中，伤病员的体位应根据病情随时调整，在确保伤病员安全的情况下，以伤病员舒适、便于观察为主。

（5）转运中，伤病员应与转运工具固定牢固；运输时，要避免突然刹车时车内人员受伤，救护者应抓牢扶手或使用安全带，并固定好转运工具。

（6）转运中应密切观察伤病员的生命体征，预防病情进一步加重，如病情危急，应立即停止转运，立即急救。

（7）现场急救后的伤病员根据轻重缓急由急救车运送。千万不要现场拦车运送危重伤病员，因其他车辆缺乏专业抢救设备，或缺乏专业指导使伤病员采用不正确体位等而加重伤势，甚至死于途中。

三、社区灾害重建期健康管理

1. 灾害重建期初期的健康管理内容

（1）提供免费治疗服务：对偏僻的社区或行动不便的伤员提供移动巡回服务、家庭访问服务等，避难所的临时诊所 24 h 对外开放。

> **学习要点**
>
> 灾害重建期健康管理的内容

（2）加强卫生管理：社区内要建立防疫机动队，建立有效的救助防疫体系。暴雨、洪水地区的防疫消毒工作根据情况而定，一般以 2 次/周为原则，灾害地区的下水道、卫生间和垃圾场等害虫易繁殖的地方或发生源随时进行消毒。要喝煮沸后的水或矿泉水。

（3）传染性疾病管理：发现疑似传染病的伤病员应立即报告，对受灾居民避难所的壁面、周围、卫生间进行集中杀菌、杀虫，并在卫生间周围配洗手的地方。

（4）预防接种：对有感染可能性的居民进行预防接种。

2. 社区灾害重建期居民的健康管理 任何一种类型的灾害，对经历灾害的当事人(包括受灾者与救助人员)的心理都会带来不同程度的刺激，产生各种心理反应，造成严重的心理创伤。因此，在灾害重建期要提供必要的心理支持。

1) 灾害引起的心理变化 遭遇灾害时，当事人常见的心理反应有恐惧、无助、绝望、焦虑、抑郁、紧张、愤怒或罪恶感。儿童也可能出现退行性行为或言语减少等反常的成熟表现。这种心理变化一般分为三个阶段才能逐渐恢复正常。①休克期，在灾害发生 48 h 内。通常表现是否认、恐慌、回避、害怕、怀疑、自制力丧失等。②反应期，灾害发生 48 h 至 2 周内。通常表现是抑郁、失意，甚至因未能预防灾害而感到内疚、自责、绝望、家庭暴力等。③修复期，灾害发生 2 周至 6 个月内。个人的自制力恢复、家庭功能恢复并逐渐开始新生活，社区也得以安定，恢复以往的功能。

2) 心理支持 包括受灾人员的心理支持和救援人员的心理支持。

(1) 受灾人员的心理支持：根据受灾后的心理变化提供相应的心理支持。①在 48 h 之内，主要为个人支持。帮助他们安全离开现场，让他们说出自身感受，宣泄抑郁，帮助他们面对现实，保持清醒。指导他们深呼吸，必要时给予镇静药，使他们能够安静下来，同时注意心理变化。②在 48 h 至 2 周，主要为群体支持。由年龄、经历相仿的人员组成一个小组，每组人数 10～20 人，分享各自的经历和体验，在倾听中得到安慰。要与当事者形成信赖与支持关系，倾听的同时要确认当事者想讲的是什么。特别要注意儿童或老年人等脆弱群体的支持。③应对心理创伤应激障碍(PTSD)，对于 PTSD 患者来说，灾害后损伤的不仅仅只是身体和财产，心灵所蒙受的巨大创伤才是他们所面临的最痛苦、最残酷的现实，社区护士要努力帮助他们。由于 PTSD 具有迁延性和治愈难的特点，所以社区护士不要急于求成，要与各个领域的专家、临床心理工作者、精神科医生护士及患者的家属、亲友等联合起来，协同开展支持工作。

(2) 救援人员的心理支持：救灾人员在长期的大型救灾工作中深感疲劳和紧张，往往会有心理压力，但大部分人隐藏自己的压力，特别是救助人员有英雄感，不会向别人透露自己的压力和心理感受。解除救援人员群体压力的方法：①相互交流，减轻压力反应，创造一个可相互交流的场所，让经历相同的人们(10～12 人)在回家前或上岗前聚集在一起交流，交流当时的感受、身体状况。通过交流，使每一个人了解自身的问题，减轻压力。这样不仅可以减轻工作人员自身的压力，也避免把不良情绪带到家庭中。②缓解压力，在救灾过程中，每隔 1～2 h 休息 5～10 min 或与其他救灾人员轮换工作等方法都可以减轻紧张和疲劳。③ 应对 PTSD，尽量在配备救援队成员时，选用有经验的年长者，或者将年轻人与年长者交叉分组安排，增加救援队成员的心理承受能力的强化训练，并组织有 PTSD 专家参加的定期的心理座谈与讨论等。

知识链接

心理创伤应激障碍(PTSD)

心理创伤应激障碍(PTSD)是指当个人经历了超出正常范围的，几乎对所有人都会带来明显痛苦的，严重威胁自己生命或躯体完整的事件后所发生的精神障碍。当人们经历了自己完全不可预料、个人主观意志完全不可控制的突发事故之后，有可能发生 PTSD。PTSD 的主要症状如下。

1. 反复重现创伤性体验 伤病员不自觉回忆当时痛苦的体验，或反复发生幻觉、错觉、类似的幻想形成创伤性事件。

2. 回避与创伤事件有关的活动　遗忘创伤性事件的某一重要方面。此外还易产生退缩症状，如与亲人的感情淡漠，对未来失去希望等。

3. 持续性的警觉性增高　表现为对细小事情的过分敏感，注意力不集中或焦虑、抑郁等，严重时引起人格改变。

直通护考

一、单项选择题

1. 社区预防灾害的最主要任务是(　　)。

A. 构建灾害应对组织体系　B. 健康教育　C. 构建救护系统
D. 灾害发生前的训练和应对　E. 制作风险图

2. 下列关于灾害护理的描述哪项正确？(　　)

A. 只有准备阶段的护理　B. 只有应对阶段的护理
C. 只有恢复阶段的护理　D. 准备、应对、恢复阶段的护理都有
E. 准备、应对、恢复阶段的护理都有，可循环发生

3. 灾害救护工作特点是(　　)。

A. 突击性　B. 复杂性　C. 连续性　D. 繁重性　E. 以上都是

4. 灾害现场上的预检分诊非常重要，最好以重复进行几次为宜(　　)。

A. 1～2 次　B. 2～4 次　C. 4～6 次
D. 时间紧迫时 1 次　E. 4 次以上

5. 灾害现场预检分诊后常用红、黄、绿、黑色来显示伤病员的病情轻重，其中红色标志的含义是(　　)。

A. 应在 1 h 内接受治疗的伤病员　B. 应在 4～6 h 内接受治疗的伤病员
C. 轻度损伤的伤病员　D. 遇难死亡的伤员
E. 损伤程度非常严重的伤病员

6. 灾害现场预检分诊后常用红、黄、绿、黑色来显示伤病员的病情轻重，其中黄色标志的含义是(　　)。

A. 应在 1 h 内接受治疗的伤病员　B. 应在 4～6 h 内接受治疗的伤病员
C. 轻度损伤的伤病员　D. 遇难死亡的伤病员
E. 损伤程度非常严重的伤病员

7. 灾害现场预检分诊的判断依据是(　　)。

A. 呼吸　B. 脉搏　C. 意识状态
D. 灌注血量　E. 呼吸、脉搏、意识状态

8. 灾害现场预检分诊判断依据中，关于呼吸，下列哪项指标可标记为黑色？(　　)

A. 无呼吸　B. 恢复呼吸但病情较重
C. 通畅呼吸道后仍无呼吸者　D. 通畅呼吸道后，恢复呼吸但病情较重
E. 遇到无呼吸者，首先在 2～3 s 内努力通畅呼吸道，仍无呼吸者

9. 灾害现场预检分诊判断依据中，关于意识状态下列哪项指标可标记为红色？(　　)

A. 脉搏小于 30 次/分但无意识者
B. 摸不到脉搏且无意识者
C. 能摸到脉搏有呼吸但无意识者
D. 能摸到脉搏有呼吸且有意识者
E. 摸不到脉搏有呼吸但无意识者

二、思考题

1. 结合案例归纳社区护士在灾害救援中的角色。
2. 社区护士在灾害救护中应具备哪些能力？
3. PTSD 可发生于哪些人员？如何给予心理支持？

（王　霞）

任务二　社区康复护理

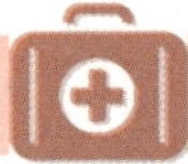

情景描述

随着我国人民生活水平的提高与自我保健意识的增强，我国 2015 年 60 岁以上老年人超过 2 亿，到 2025 年，我国老年人人口系数将达到 20%，届时我国将成为超老型社会国家。老年人需要康复医疗服务，我国还有数以万计的伤残人士，慢性病高发增加了病残率的上升。这就需要大批具有专业知识技能的护理人员来满足广大群众对康复护理的需要。问题：

1. 什么是社区康复？什么是社区康复护理？
2. 社区康复护理的特点、服务对象、工作内容是什么？

一、概述

（一）社区康复相关概念

1. 康复　康复(rehabilitation)是指重新得到能力或能适应正常社会生活。20 世纪 90 年代，世界卫生组织对康复的定义："康复是指综合协调地应用各种措施，最大限度地恢复和发展病、伤、残者的身体、心理、社会、职业、娱乐、教育和周围环境相适应方面的潜能，以减少病、伤、残者身体的、心理的和社会的功能障碍，使其重返社会，以提高生存质量。"

2. 康复医学　康复医学(rehabilitation medicine)是具有独立的基础理论、功能评定方法和治疗技能的医学学科，它研究有关功能障碍的预防、诊断、评估、治疗、训练和处理的问题。

学习要点

社区康复的概念及原则

3. 社区康复　社区康复(community-based rehabilitation，CBR)是康复的重要途径之一。社区康复是社区为所有残障人士提供康复、公平机会和社会融合的策略。社区康复的实施，需要有残障人士自身、他们的家庭以及相关的卫生、教育、职业和社会服务等方面的机构共同参与。

结合我国国情及社区康复实践，我国对社区康复的定义是："社区康复是社区建设的重要组成部分，是在政府领导下，相关部门密切配合，社会力量广泛支持，残疾人及其亲友积极参与，采取社会化方式，使广大残疾人得到全面康复的服务。"

(二) 社区康复的原则

1. 社会化　社区康复是在社区范围内进行的康复活动，是社区经济和社会发展事业的一个组成部分。在政府的统一领导下，相关部门各负其责，密切合作，挖掘和利用社会资源，发动和组织社会力量，共同推进工作。

2. 以社会为本　社区康复服务的生存与发展必须从社会实际出发，必须立足于社区内部的力量，使社区康复服务做到社区组织、社区参与、社区支持、社区收益。

3. 低成本，广覆盖　以较少人力、物力、财力，使大多数服务对象享有服务。

4. 因地制宜　其目的是使大多数康复对象享有全方位的康复服务，只有根据实际情况，因地制宜地采取适合本地区的社区康复服务模式，才能解决当地的康复问题。

5. 技术实用　要求康复技术必须易懂、易学、易会，才能使大多数康复人员、康复对象本人及其亲友掌握康复适宜技术。

6. 康复对象和家属的主动参与　表现为康复对象要树立自我康复意识，积极配合康复训练，参与社区康复服务工作，努力学习文化知识，掌握劳动技能，自食其力。

知识链接

我国社区康复的产生和发展

随着20世纪70年代末现代康复在我国的兴起，我国在1986年正式开展了社区康复工作。在过去30余年的发展过程中，我国的社区康复经历了4个阶段。

第一阶段(1986—1990年)——起步阶段：1986年，世界卫生组织在菲律宾和我国香港举办了"现代康复原则、计划与管理"研讨班，为我国培养了10余名社会康复人员；年底，原卫生部在山东、吉林、广东、内蒙古四省城乡开展了社区康复试点，取得了示范性的经验。1989年，我国专业人员将世界卫生组织编写的《在社区训练残疾人手册》翻译成中文并发行。

第二阶段(1991—1995年)——试点阶段：国家在《康复医学事业"八五"规划要点》等文件中，明确规定了在此期间要逐步推广社区康复，把康复医疗落实到基层。《社区康复实施方案》作为一项独立方案纳入了《中国残疾人事业"八五"计划纲要》。"八五"期间，在全国62个区县进行了社区康复示范工作，示范地区残疾人康复服务覆盖率超过75%。

第三阶段(1996—2000年)——推广阶段：我国的社区康复工作进入了采取社会化方式推进的阶段。确定了康复工作的目标：完善社会化的康复服务体系，以社会和家庭为重点，广泛开展康复活动；开发供应一批急需、适用的特殊用品和辅助用具，帮助他们补偿功能，增加能力。

第四阶段(2001 年至今)——发展阶段:“十五”期间制定了《中国残疾人事业“十五”计划纲要》和《社区康复“十五”实施方案》,国家将社区康复纳入社区建设规划,融入社区卫生服务、社会服务和特教部门,使我国社区康复进入了全面发展阶段。

(三) 社区康复护理

1. 基本概念

(1) 康复护理(rehabilitation nursing):研究伤病者与伤残者身体、精神康复的护理理论、知识和技能的科学,是在总体康复医疗计划下,围绕最大限度地恢复功能、减轻残障的全面康复目标,通过功能训练,采用与日常生活活动密切联系的康复护理治疗技术,帮助残疾者提高自理能力的护理过程。

(2) 社区康复护理(community-based rehabilitation nursing):将现代整体护理融入社区康复,在康复医师的指导下,在社区层次上,以健康为中心,以人的生命为全过程,社区护士依靠社区内各种力量,即残疾者家属、义务工作者,以及所在社区的卫生、教育、劳动就业及社会服务等部门的合作,对社区病、伤、残者进行护理。社区康复护理的精髓在于社区组织、社区参与、社区训练、社区依靠、社区受益。

学习要点

社区康复护理的概念、特点、常用方法

2. 社区康复护理的特点

(1) 服务范围广:服务对象以各类残疾者为主,同时也面向社区全体居民。

(2) 服务形式灵活:可根据服务对象的具体需求灵活地确定时间和地点。

(3) 服务对象参与性强:社区康复护理提倡服务对象的主动参与,树立自我康复意识,由“替代护理”转变为“自我护理”。

(4) 以全面康复为目标:社区康复护理关注服务对象的躯体、精神、教育、职业、心理、社会等各个方面的康复水平,与社会各部门配合,实现服务对象的全面康复,促使其早日回归社会。

3. 社区康复护理服务对象

(1) 残疾人:生理、心理、精神和解剖结构功能异常或丧失,部分或全部失去以正常方式从事个人或者社会生活能力的人,包括肢体、脏器等损害引起的各类残疾者,其中可分为肢体残疾、听力残疾、语言残疾、智力残疾、精神残疾和脏器残疾等。

(2) 老年人:进入老年期后,一方面表现为脏器和器官功能逐渐减退;另一方面,老年人慢性病患病率较高,需要接受长期的康复和护理。

(3) 慢性病患者:很多慢性病患者病情缓慢进展或反复发作,致使相应的脏器与器官出现功能障碍,而功能障碍加重了原发病的病情,形成恶性循环。

4. 社区康复护理的目标

(1) 做到以人群为焦点的康复护理。

(2) 建立以个案为基点的康复护理。

(3) 立足于人群保健的康复护理。

(4) 注重残疾或意外伤害的预防的康复护理。

(5) 实施管理与组织的康复护理。

(6) 建立生活自理性的康复护理。

（7）实现提高生存质量为目标的康复护理。

5．社区康复护理常用的方法

（1）观察与沟通：注意观察患者的残疾情况以及康复训练过程中残疾程度的变化，并认真做好记录，向有关人员报告。在治疗过程中，康复护士应与患者加强沟通和协调，以使整个康复过程有序进行。

（2）纠正残疾者的姿势：其目的是预防继发性残疾和并发症。

（3）教会学习和掌握有关功能训练技术：配合康复医师及其他康复技术人员对残疾者进行功能评价和功能训练。

（4）日常生活训练：在病情允许的条件下，训练患者进行"自我康复护理"。自我康复护理是患者自己参与某种活动，并在其中发挥主动性、创造性，使其更完美、更理想，以此达到康复的方法。

（5）心理护理：残疾人和慢性病患者都有其特殊、复杂的心理活动。康复人员应掌握康复对象的心理动态，及时、耐心地做好心理护理工作，帮助他们树立信心，鼓励参与康复训练。

6．社区康复护理的工作内容

（1）预防疾病的发生：落实各项有关残疾预防的措施，如针对儿童的计划免疫接种；开展社区健康教育，如健康生活方式指导等。

（2）进行社区残疾者的普查：在本社区范围内逐户进行调查。查出本社区的残疾人员和分布，做好登记，进行残疾总数、分类、残疾原因等的统计分析，为制定残疾预防和康复计划提供资料。

（3）康复训练：社区康复护理最基本的内容，对需要进行功能训练的残疾人开展必要、可行的功能训练。

（4）教育康复：帮助残疾儿童解决上学问题，或在社区内举办残疾儿童的特殊教育学习班。

（5）职业康复：职业教育和职业能力的培训，发挥残疾者的潜能，恢复患者的就业机会。

（6）社会康复：从社会的角度来保证医学康复、教育康复和职业康复的实施，为重返社会创造条件。

（7）独立生活指导：协助社区内残疾人组织起"独立生活互助中心"，提供有关残疾人独立生活的咨询和服务等。

二、社区康复护理常用技术与方法

（一）日常生活活动能力训练的康复护理

1．饮食训练　根据患者功能状态选择餐具及进餐姿势。如坐在床上吃饭，分解为体位变化、抓握餐具、送食物入口、咀嚼和吞咽动作。

（1）进餐的体位训练：最简单的动作是从仰卧位变为坐位，身体靠近餐桌，卧床患者取健侧在下方的侧卧位。根据患者残疾程度不同，选择不同的方法，维持坐位平衡训练。

（2）抓握餐具训练：开始可抓握木条或橡皮，继之用匙。丧失抓握能力的患者、协调性差或关节活动范围受限的患者常无法使用普通餐具，应将餐具进行改造。

（3）进食动作训练：先训练手部动作和模仿进食，然后再训练进食动作。若患者有视觉障碍，可将食物按顺时针方向摆放，并且告知患者食物的种类和口味。

（4）咀嚼和吞咽训练：有吞咽功能障碍者，必须先做吞咽功能的训练后再进行进食训练，确定无误咽并能顺利喝水时，可试行自己进食。先用糊状食物、稀粥等，逐步从流质到半流质再到普食，从少量饮食过渡到正常饮食。

2. 更衣训练　必须在患者掌握坐位平衡的条件下进行穿脱衣、鞋袜等训练。对穿戴假肢的患者注意配合假肢穿戴。穿脱衣的原则：先穿患肢，后穿健肢；先脱健肢，后脱患肢。穿裤子时，先取坐位，将下肢穿进裤子，再取卧位，抬高臀部，将裤子提上、穿好(图 6-1，图 6-2)。

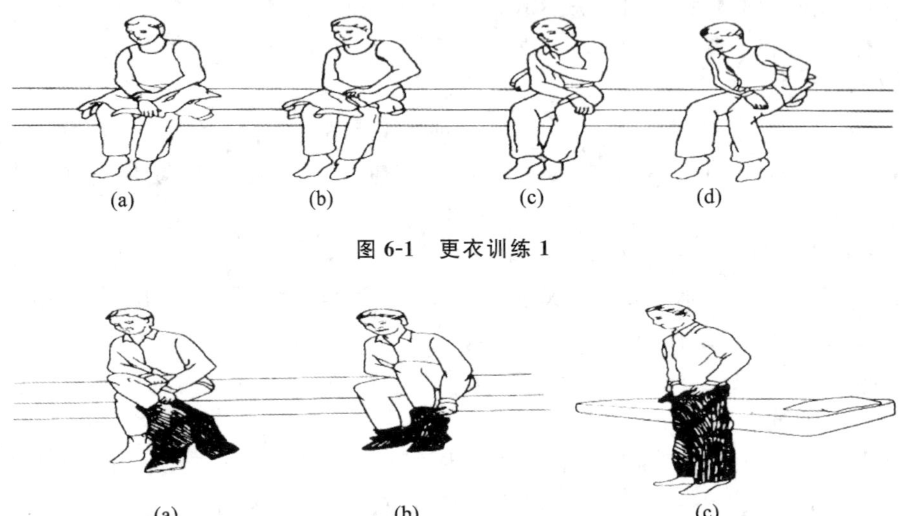

图 6-1　更衣训练 1

图 6-2　更衣训练 2

3. 个人卫生训练　包括洗漱动作、排便活动、沐浴活动等。根据患者残疾情况，尽量训练其自己洗漱、如厕、沐浴。偏瘫者可训练健手代替患手操作，继之训练患手操作，健手辅助，或只用患手操作。

(1) 排尿的训练：主要目的是预防泌尿系统并发症，保护肾脏和膀胱的功能。在对患者进行排尿训练前要进行尿流动力学检查，以确认膀胱类型和安全的训练方法，避免因训练方法不当而引起尿液反流，造成肾积水。包括盆底肌肉训练、尿意习惯训练、激发技术、Valsalva 屏气法、Crede 手压法等。如盆底肌肉训练，适用于压力性尿失禁的患者，嘱患者在不收缩下肢、腹部及臀部肌肉的情况下自主收缩耻骨、尾骨周围的肌肉(会阴及肛门括约肌)。每日练习 5～10 次，此训练可以减少漏尿的发生。尿意习惯训练，适用于急迫性尿失禁患者，训练应在特定的时间进行，如晨起或睡前，鼓励患者如厕排尿。这种训练可以减少尿失禁的发生，并能逐渐帮助患者建立良好的排尿习惯。

(2) 排便的护理：通过帮助患者建立排便规律，可以消除或减少患者的不适，预防因排便异常导致的并发症，从而提高患者的生活质量。①取得合作，向患者说明各种护理和训练的目的及注意事项，使患者能理解并配合。②调理饮食，指导患者多食蔬菜、水果、粗粮等含膳食纤维多的食物，多饮水。③养成定时排便习惯，指导患者选择适当的排便时间，定时排便。④选择合适的姿势和便器，根据病情和残疾状况，尽量协助患者以蹲位、坐位排便。如为卧位排便，应使用橡皮囊式便盆，可与患者皮肤密切接触，并且刺激性小。⑤手法按摩腹部，患者取屈膝仰卧位，用手掌沿升结肠、横结肠、降结肠、乙状结肠方向做环状按摩。每日早晚各 1 次，或便前按摩，每次约 10 min。同时鼓励卧床患者多进行床上活动，以增加肠蠕动。⑥药物软化粪便，根据病情可口服软便剂，如液状石蜡；也可使用肛门栓剂，如开塞露等，于排便前将药物放入直肠内。⑦指间刺激法，对于肛门括约肌痉挛者，可采用指间刺激法。

4. 移动训练　帮助患者学会移动时所做的各种动作。

（1）立位移动训练：当患者能平稳站立时，应进行行走训练。起立动作与行动动作几乎同时开始。

（2）扶持行走训练：患者需要扶持时，扶持者应在患侧扶持，也可在患者腰间系带子，便于扶持，同时以免限制患者双腿活动。

（3）独立行走训练：先将两脚保持立位平衡状态。行走时，一脚迈出，身体倾斜，重心转移至对侧下肢，两脚交替迈出，整个身体前进。训练时，可利用平衡杠，患者可以练习健肢与患肢交换支持体重，矫正步态，改善行走姿势。

（4）拐杖行走训练：使用假肢的患者或瘫痪患者恢复行走能力的重要锻炼方法。拐杖长度应按患者身高及上肢长度而定，帮助患者选择合适拐杖（图 6-3）。使用拐杖行走之前首先在卧位锻炼两上臂肌力，肩带肌力，增强腰背部和腹部的肌力，然后练习起坐和坐位平衡，完成后方能练习架拐站立。

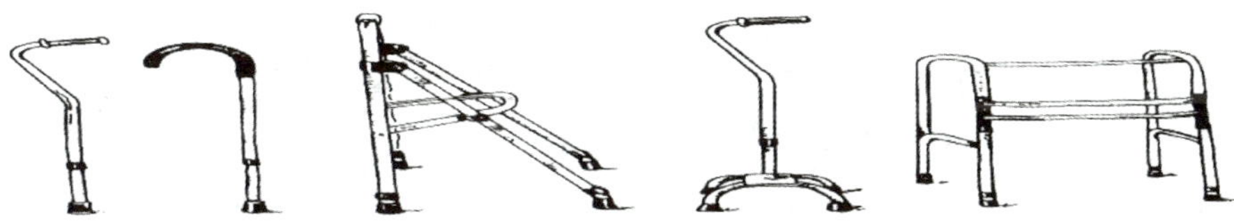

图 6-3　行走训练各种拐杖

5. 上下楼梯训练　扶栏上下楼梯训练，上楼时，偏瘫患者健手扶栏，先用健足跨上，然后再提起患足与健足在同一台阶，下楼时与之相反。拐杖上下楼梯训练，上楼时，先将拐杖立在上一级台阶上，健足蹬上，然后患足跟上与健足并行，下楼动作与之相反。

6. 轮椅训练　轮椅为残疾者使用最广泛的辅助性支具，轮椅的使用应视患者的具体情况而定，患者应按处方要求配置和使用轮椅。轮椅应具有坚固、轻便耐用、容易收藏和搬动，便于操纵和控制的特点。

（二）体位的保持和转换

> **学习要点**
>
> 卧床患者的常用体位及其转换

临床上常见的体位有仰卧位、侧卧位、半卧位、俯卧位、膝胸位、头高足低位等。正确的体位可以防止或对抗痉挛姿势出现，预防压疮和肺部感染。

1. 体位

1）仰卧位　头部置枕，不宜过高。患侧上肢稍外展，肘、腕关节伸直，掌心朝上，手指分开。在患侧肩部、髋部和膝部的后方分别放一小枕或软枕，使这些部位稍垫起，膝关节微屈，在患侧小腿下外侧垫一小枕，踝关节保持 90°，足趾向上（图 6-4）。

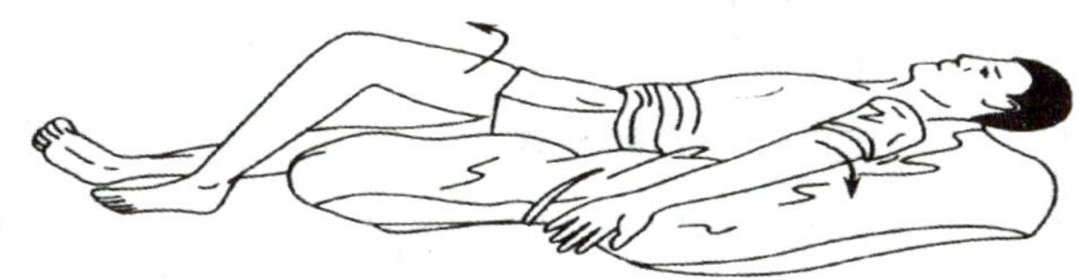

图 6-4　仰卧位

2）侧卧位　偏瘫患者不宜长时间处于仰卧位，以向健侧卧位最适宜，截瘫和四肢瘫患者宜两侧轮流侧卧。

(1) 健侧卧位:健肢在下,患肢在上,头部枕头不宜过高。患肢上肢下垫一个枕头,使患肩前伸,前臂旋前,腕、指伸展置于枕上。患侧髋、膝关节置于另一枕上,同时注意足不能悬空。健侧上肢可放在任何舒适位置,下肢平放在床上(图 6-5)。

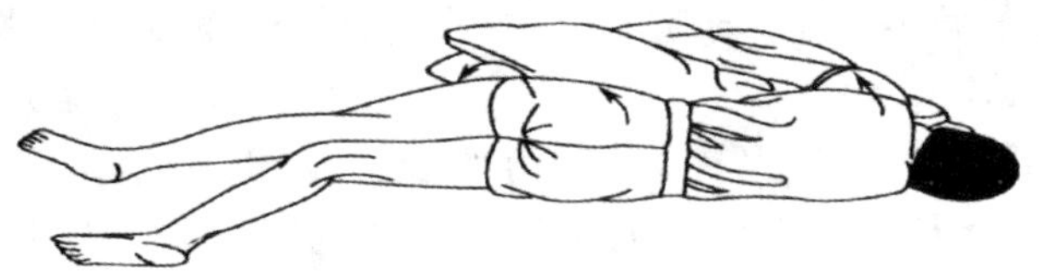

图 6-5　健侧卧位

(2) 患侧卧位:患肢在下,健肢在上,头部置枕,躯干稍向后旋转,后背用枕头稳固支撑。患侧上肢前伸,前臂外旋,肘关节自然呈背屈位,手指张开,掌心向上。患髋伸展,膝轻度屈曲。健侧上肢置于身上,健腿屈曲置于枕上(图 6-6)。

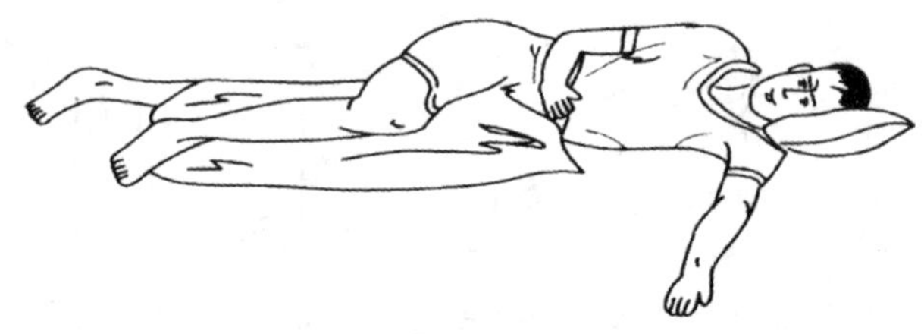

图 6-6　患侧卧位

(3) 俯卧位:如患者心、肺及骨骼情况允许,可采用俯卧位,可使髋关节充分伸展,并可缓解身体后部骨隆突处受压组织部位的压力。患者俯卧,头偏向一侧,两臂屈曲置于头的两侧;胸部、髋部及踝部各垫一软枕。

2. 体位转换

体位转换是指通过一定的方式改变身体的姿势或位置。根据体位转换中主动用力的程度,体位转换可分为自动体位转换、助动体位转换和被动体位转换三种。

1) 床上翻身

(1) 被动向健侧翻身:患者仰卧,应先旋转上半身躯干,再旋转下半身躯干。社区康复护理人员一只手放在患者颈部下方,另一只手放在患侧肩胛骨周围,将患者头部及上半部躯干转成侧卧位,然后一只手放在患侧骨盆,将其旋转向前方,另一只手放在患侧膝关节后方,将患侧下肢旋转并摆放于自然半屈位。

(2) 被动向患侧翻身:患者仰卧,护士先将患侧上肢放置于外展 90°的位置,再让患者自行将身体转向患侧。

(3) 主动向健侧翻身:患者仰卧,先将健侧小腿插到患侧大腿下面,患侧上肢放在腹部,然后在转头、肩的同时,健足用力蹬床铺,患侧肢体随之翻向健侧上方。

(4) 主动向患侧翻身:患者仰卧,应先将健侧下肢向外侧伸,并使膝屈曲立起,然后健足用力蹬床铺,患者在抬头、颈前屈及叉开腿的同时转上半身。

2) 床上横向移动　先将健足伸到患足下方,再用健足勾住患足向右(左)移动,用健足和肩支起臀部,同时将下半身移向右(左)侧,臀部右(左)移完成后再将头慢慢移向右(左)侧。如患者完成有困难,护理人员可协助其完成。

3）从卧位到床边坐起训练　患者先移至床边；用健腿将患腿移于床边外，患膝自然屈曲；头向上抬，躯干向患侧旋转，健手横过身体；在患侧用手推床，把自己移至坐位，同时摆动患腿下床。必要时护士可一只手放在患者健侧肩部，另一只手放于其臀部帮其坐起，注意不能拉患肩。

4）坐位及坐位平衡训练　长期卧床患者坐起时，可能发生直立性低血压，因此宜先从半坐位开始，耐受后，逐步过渡到坐位。坐位平衡训练从静态坐位平衡训练开始，逐渐过渡到动态坐位平衡训练，开始时，仅让患者独自保持稳定的坐位，以后在家人的保护下，前后左右轻推患者，让其自己调整身体的平衡避免倒下，经过反复练习，当患者的动态平衡能力提高时，就可以逐步做一些坐位下可完成的日常生活动作了。

5）立位及立位平衡训练　患者能够自行坐稳且下肢肌力允许时，可行起立动作及立位平衡训练。

（1）坐到站起平衡训练：开始时以健足进行，双脚开立，使腰向前倾，用健手在身体侧方抓住平衡杠或扶手，使上半身前倾，使重心移至双脚（主要在健足上），同时站起。挺胸站立而见不到脚部。下肢负重能力增强后，可自行站立。站立后要注意扶持，以防发生意外。

（2）立位平衡训练：要有人扶持，或在特制的双杠中训练，可能的话可给予拐杖等辅助器协助。站立时两足分开约 3 cm，先以健肢持重，缓慢试着用患肢，逐渐两足交替，直至站稳。训练时要注意安全，尤其是高龄或体弱者，要进行辅助，防止摔倒、骨折等事故发生。

三、社区常见伤、残、病的康复护理

（一）脑卒中患者的社区康复护理

> **学习要点**
>
> 脑卒中患者、帕金森病患者的康复护理措施

脑卒中（cerebral apoplexy）又称“中风”“脑血管意外”，是一组表现为迅速出现的与脑部受累区域相关的神经系统功能紊乱的急性血管性疾病。包括缺血性脑卒中（脑梗死、脑栓塞）和出血性脑卒中（脑实质内出血、蛛网膜下腔出血）两类。脑卒中以高发病率、高死亡率、高致残率、高复发率的“四高”特点成为当前严重威胁人类健康的一类重要疾病。

1. 常见功能障碍　脑卒中患者由于病变性质、部位、大小等不同，可能单独发生一种或同时发生多种障碍。

（1）运动功能障碍：最常见的是病变半球对侧肢体的中枢性瘫痪，还可造成四肢瘫、共济失调等各种运动功能障碍。

（2）交流障碍：主要是由失语造成的。

（3）偏身感觉障碍：深浅感觉障碍、偏盲等。

2. 康复目标　对尚未完成医疗康复的，其目标在于进一步改善患者的功能状况；对已经完成医疗康复的，其目标在于改善周围的环境以利于患者无障碍生活，同时着手促进功能。

3. 康复护理评定

1）昏迷和脑损伤严重程度的评定　格拉斯哥昏迷量表（Glasgow coma scale，GCS）可用来判断有无意识障碍，以及脑损伤程度。其中包括睁眼、言语和运动三项反应，GCS 分数≤8 分为昏迷状态，是重度脑损伤；9～12 分为中度损伤；13～15 分为轻度损伤。

2）脑卒中运动功能评定　运动功能评定的方法有 Brunnstrom 6 阶段评价法、上田敏法、Fugl-Meyer 法，可对运动模式、肌张力、肌肉协调能力等进行评定。

(1) Brunnstrom 6 阶段评价法：此法是脑卒中最常用的评定运动模式的一种方法。Brunnstrom 将偏瘫肢体功能的恢复过程根据肌张力的变化情况分为 6 阶段来评价运动功能（表 6-1）。

表 6-1　Brunnstrom 6 阶段评价法

阶段	特　点	上　肢	手	下　肢
Ⅰ	无随意活动	无任何运动	无任何运动	无任何运动
Ⅱ	引出联合反应、协同运动	仅出现协同运动模式	仅有极细微的屈曲	仅有极少的随意运动
Ⅲ	随意出现的协同运动	可随意发起协同运动	可有勾状抓握，但不能伸指	在坐和站立位上，有髋、膝、踝的协同性屈曲
Ⅳ	协同运动模式打破，开始出现分离	出现脱离协同运动的活动：肩 0°，肘屈 90°的条件下，前臂可旋前、旋后；肘伸直的情况下，肩可前屈 90°；手臂可触及腰骶部	能侧捏及松开拇指，手指有半随意的小范围伸展	在坐位上，可屈膝 90°以上，足可向后滑动。在足跟不离地的情况下踝能背屈
Ⅴ	肌张力逐渐恢复，有分离精细运动	出现相对独立于协同运动的活动：肘伸直时肩可外展 90°；肘伸直，肩前屈 30°～90°时，前臂可旋前旋后；肘伸直，前臂中立位，上肢可上举过头	可做球状和圆柱状抓握，手指同时伸展，但不能独立伸展	健腿站，患腿可先屈膝，后伸髋；伸直膝的情况下，踝可背屈
Ⅵ	运动接近正常水平	运动协调近于正常，手指指鼻无明显辨距不良，但速度比健侧慢（不足 5 s）	所有抓握均能完成，但速度和准确性比健侧差	在站立位可使髋外展到抬起该侧骨盆所能达到的范围；坐位下伸直膝可内外旋下肢，合并足内外翻

(2) Fugl-Meyer 评定法和上田敏法：Fugl-Meyer 评定法是将上、下肢，手和手指运动等的功能评价与平衡能力、关节活动度、关节运动时的痛觉、感觉功能等 5 项与偏瘫后身体功能恢复有密切关系的内容进行综合的定量评定方法，评分为 0～100 分。它能反映偏瘫患者功能恢复过程中各种因素的相互作用，也是脑卒中康复评定常用的方法之一。上田敏法是在 Brunnstrom 方法的基础上发展起来的更为详细的评价方法。

3）日常生活活动能力（ADL）评定　ADL 评定是从实用的角度出发对患者独立生活能力及残损状况进行测定，评定患者日常生活基本功能的定量及定性指标。常用 Barthel 指数评定（the Barthel index of ADL）（表 6-2）。

表 6-2　Barthel 指数评定内容及记分法

项　目	自理	略微依赖	较大依赖	完全依赖
洗澡	10	5	0	0
进食	5	0	0	0
修饰（洗脸、梳头、刷牙、刮脸）	5	0	0	0
穿衣	10	5	0	0

续表

项　　目	自理	略微依赖	较大依赖	完全依赖
大便	10	5	0	0
小便	10	5	0	0
上厕所	10	5	0	0
床椅转移	15	10	5	0
行走	15	10	5	0
上下楼梯	10	5	0	0

注：总分为 100 分。60 分以上者为良，生活基本自理；60～40 分者为中度残疾，有功能障碍，生活需要帮助；40～20 分者为重度残疾，生活明显依赖；20 分以下者为完全残疾，生活完全依赖。

4）生存质量（quality of life，QOL）评定　根据世界卫生组织的标准，生存质量的评定至少应包括 6 个方面，即身体功能、心理状况、独立能力、社会关系、生活环境、宗教信仰与精神寄托。常见的评定方法包括访谈法、自我报告、观察法及量表评定法。常用的评定量表包括世界卫生组织生存质量评定量表（WHOQOL-100 量表）、健康状况 SF36（36-item short-form）及健康生存质量表（quality of well-being scale，QWB）等。

5）其他功能障碍的评定　其他的评定还有感觉的评价、认知功能的评价等。对有言语-交流功能障碍的脑卒中患者要进行构音障碍或失语症的评定。对脑卒中产生心理障碍者，需要进行心理评定。

4. 康复护理措施

1）急性期的康复护理　急性期是指病情尚未稳定的时期。在不影响临床抢救、不造成患者病情恶化的前提下，应及时介入康复护理措施，以预防并发症以及继发性损害的发生。

（1）床上正确体位的摆放：正确体位能预防和减轻偏瘫典型的屈肌或伸肌痉挛模式的出现和发展，如上肢屈曲并肩胛带后缩，下肢伸展伴髋关节外旋。因此，在床上肢体宜置于抗痉挛体位。主要有健侧卧位、患侧卧位及仰卧位。

（2）按摩和被动运动：对患肢进行按摩可促使血液、淋巴回流，防止和减轻水肿，有利于运动功能恢复，按摩要轻柔、缓慢、有节律地进行，对瘫痪肌予以按摩揉捏，对拮抗肌予以安抚性的推摩。按摩后，进行各关节的被动活动，先从健侧开始，以健侧关节活动度为标准做患侧练习。活动顺序应从近端关节至远端关节，动作缓慢轻柔，每日两次，每次每个关节做 5～10 遍，每个动作需要 3～5 s 完成。要多做一些抗痉挛模式的活动，如肩外展、外旋、前臂旋后、腕背伸、指伸展、伸髋、屈膝、踝背伸等。

（3）主动运动：对于能完成主动运动的患者，通过各种徒手、器械练习等，促使肩胛带和骨盆带的功能恢复。此期所有主动训练都应在床上进行，要循序渐进，幅度从小到大，每次活动范围应在达到最大可能范围后再稍用力超出，以轻度疼痛作为终止信号，然后稍作停顿，再还原。①翻身训练，指导患者学会两侧翻身，以免长期固定于一种姿势。② 桥式运动，患者为仰卧位，上肢伸直放于体侧，双下肢屈膝屈髋，双足平踏于床上，伸髋并将臀部抬离床面，下肢保持稳定，持续 5～10 s。

（4）患肢的功能训练：①被动活动肩胛带和肩关节：患者仰卧，用健手带动患手上举，伸直和加压患臂。②下肢控制能力训练：可进行髋、膝屈曲训练，踝背屈训练及下肢内收、外展训练。

(5) 感染的预防及护理：要保持呼吸道通畅，经常翻身拍背，预防呼吸道感染；留置导尿管者应每日擦洗外阴2次，预防泌尿道感染；口腔护理每日2次，预防口腔感染等。

(6) 压疮的预防及护理：每2 h翻身一次，翻身手法应轻柔；于骨突出部位放置气圈，减轻局部受压。保持床单位清洁干燥，经常更换，同时注意饮食营养的补充，增强抵抗力。

2) 恢复期康复护理　此期的康复护理目标是进一步进行选择性主动运动和运动速度的恢复，掌握日常生活活动技能，提高生活质量。

(1) 上肢和手功能训练：进一步加大痉挛阶段中各种训练的难度，抑制共同运动，提高运动速度，促进手的精细动作。

(2) 下肢功能训练：抑制痉挛，促进下肢运动的协调性，进一步增加下肢的负重能力，提高步行效率。

(3) 日常生活活动能力训练。

3) 后遗症期

(1) 在社区护士及康复治疗师的指导下，继续进行维持性的康复训练，包括全身体质增强和针对性的功能训练，在步行功能中最主要的是伸髋时屈膝和背屈踝，上肢练习的重点在于各关节的分离运动和手部的精细运动。

(2) 适时使用必要的辅助器具来完成一些难度较大的功能活动，从而提高患肢的主动性、量化性和协调控制能力。

(3) 对家庭环境做必要和可能的改造，以适应此期患者完成日常生活活动的需要。

(4) 要有意识地运用患肢完成各种日常生活，提高患肢实际操作能力。

(5) 对患侧功能不可恢复或恢复很差者，应充分发挥健侧的代偿作用，必要时可加用自助器具。但仍须注意加强患侧肢体的被动活动，尽量发挥患肢的辅助功能。

(二) 帕金森病患者的社区康复护理

帕金森病(Parkinson disease，PD)又称震颤麻痹(paralysis agitans)，是一种中老年常见的神经系统病变性疾病，以静止性震颤、运动减少、肌强直和体位不稳为临床特征。目前的治疗手段仅限于缓解症状，无法阻止疾病的进行性发展。疾病后期，患者常丧失日常生活能力。因此，在社区进行早期康复训练和晚期护理对改善患者生存质量十分重要。

1. 主要的功能障碍

(1) 运动功能障碍：帕金森病致残的主要表现，主要表现为运动迟缓、肢体静止性震颤、肌强直、姿势平衡障碍、多样性运动缺陷。

(2) 认知功能障碍：早期主要表现为言语流畅性障碍、视空间障碍和记忆障碍，晚期则表现为智力改变和痴呆。

(3) 心理障碍：主要表现为丧失自信，表达无用和无望感，以及因为逐渐增加的残疾而出现抑郁，对社会活动缺乏兴趣，甚至有自杀的倾向。

(4) 其他：可出现自主神经功能紊乱现象，如多汗、顽固性便秘等。

2. 康复目标　其目标为延缓疾病进程，改善患者症状，提高患者功能自主与独立性。

3. 康复评定　帕金森病患者进行康复治疗前，必须对患者的全面状况进行综合评估，其目的是确定患者身体的各种能力，阐明能力障碍的原因，制定客观的康复治疗目标及措施。

1) 躯体功能评定

(1) 肌张力测定和肌肉硬度的定量测定：肌张力评定一般用修订的Ashworth痉挛评定量表(表6-3)。

表 6-3 Ashworth 痉挛评定量表

分级	特征	表现
0	无肌张力增加	—
1	肌张力轻微增加	进行被动关节屈伸时，在关节活动之末（即在肌肉接近最长位置时）突然卡住，然后释放或出现最小的阻力
1+	肌张力轻度增加	进行被动关节屈伸时，在关节活动的后 50%范围内突然卡住，当继续把检查进行到底时，始终有较小的阻力
2	肌张力增加较明显	在被动关节活动的大部分范围内均感觉到肌张力增加，但受累部分的活动仍能较容易地移动
3	肌张力严重增加	进行被动关节活动评定有困难
4	僵直	僵直于曲或伸的某一位置上，不能活动

（2）关节活动范围和运动执行能力评定：关节活动范围评定可用关节量角尺进行测量。运动执行能力评定可让患者从坐到站立用秒表计算所需时间。

（3）平衡性和协调性评估：通过一些特定的动作观察患者的躯干平衡性及上下肢动作的协调性，以评定帕金森病患者的病情程度及治疗前后病情的变化。

（4）吞咽功能评定：

①反复唾液吞咽测试（RSST）。

②洼田饮水试验：患者端坐，喝下 30 mL 温开水，观察所需时间和呛咳情况。

1 级（优）：能顺利地一次将水咽下。

2 级（良）：分两次以上，能不呛咳地咽下。

3 级（中）：能一次咽下，但有呛咳。

4 级（可）：分两次以上咽下，但有呛咳。

5 级（差）：频繁呛咳，不能全部咽下。

正常：1 级，5 s 之内。可疑：1 级，5 s 以上或 2 级。异常：3～5 级。

疗效判断标准：治愈，吞咽障碍消失，饮水试验评定 1 级；有效，吞咽障碍明显改善，饮水试验评定 2 级；无效，吞咽障碍改善不明显，饮水试验评定 3 级以上。

2）日常生活能力的评定　日常生活活动能力（ADL）评定是康复医学评定的主要内容之一，它是对患者综合能力的测试。包括衣、食、住、行、个人卫生等基本动作和技巧。

（1）五级分法：最基本的活动分级方法，便于临床应用。1 级：独立，无需指导和帮助。2 级：能活动，但需指导。3 级：需具体帮助方能完成。4 级：靠他人搬动或代劳。5 级：该项活动不适于患者。

（2）Barthel 指数分级法：内容比较全面，记分简便、明确，可以敏感地反映病情的变化或功能的进展，适于做疗效观察及预后判断。

（3）功能独立性评定（FIM）：目前最流行的功能评定方法，主要评估患者实际完成能力而不是潜能。

3）综合评定量表　综合评定量表主要有改良 Hoehn Yahr 分级、帕金森病统一评定量表（unified Parkinson's disease rating scale，UPDRS）和韦氏帕金森病评定法（Webster's Parkinson's disease evaluation form）等。

4. 康复护理措施

1）运动护理　告知患者运动锻炼的目的在于防止和推迟关节强直与肢体挛缩；与患者和家属共同制定切实可行的具体锻炼计划。

（1）松弛训练：缓慢的前庭刺激可以降低强直和提高运动能力。本体感觉神经肌肉促进法技术，有节奏地进行，从被动帮助运动到主动运动，开始在小范围内运动，逐步进行到全运动范围，这不仅对帕金森病的强直有松弛作用，也能克服因少动带来的损伤效应。

（2）关节活动度训练：活动训练的重点是加强患者的肌力、伸展肌肉范围、缓解缩短的绷得紧紧的屈肌，特别是挛缩的肌肉。必须注意，要在患者被牵拉的肌肉最大耐受范围中进行。训练过程中要注意骨质疏松的可能，避免活动造成骨折。

（3）平衡活动训练：在坐位和站立位较缓慢地进行重心转移训练，可帮助患者发展肢体的稳定性，护士可协助促进姿势及安全意识，逐渐增加活动的复杂性、增加重心转移的范围或附加上肢的作业，如从地上拾起东西。在姿势方面，运动转移如做到站、跨步、行走均可增加难度及复杂性。应鼓励患者在力所能及的情况下增加活动速度。

（4）步态训练：加快步行速度，加大步幅、步伐基底宽度及启动速度；增加躯干运动与上肢摆动相互交替的动作；提高跟-足趾步态模式及重心移动的难度；调节行走的程序，练习高跨步。

（5）面舌肌训练：按摩、牵拉、手法接触、阻力和语言指令均可促进面部运动。皱眉动作：尽量皱眉，然后用力展眉，反复数次。用力睁闭眼。鼓腮锻炼：首先用力将腮鼓起，随之尽量将两腮吸入。露齿和吹哨动作：尽量将牙齿露出，继之做吹口哨动作。对着镜子，让患者微笑、大笑、露齿而笑、撅嘴等。

（6）心理护理：帕金森病患者早期易产生自卑、忧郁心理，随着病程延长，病情进行性加重，患者易产生焦虑、恐惧甚至绝望心理。护士应细心观察患者的心理反应，鼓励患者表达并注意倾听他们的心理感受，及时给予正确的信息和引导，使其能够接受和适应自己目前的状态并能设法改善。

2）生活的护理　指导和鼓励患者进行自我护理，做自己力所能及的事情，协助患者洗漱、进食、沐浴、大小便和做好安全防护，预防并发症。

（1）穿脱衣服：鼓励患者自己穿脱衣裤、系鞋带、系纽扣、拉拉链等。

（2）个人卫生：经常清洁皮肤，勤换被褥、衣服、勤洗澡，卧床患者应协助其床上擦浴，每天1～2次。

（3）皮肤护理：卧床患者置气垫床或按摩床，保持床单整洁、干燥，定时翻身、拍背，并注意做好骨突出处的保护，预防压疮。

（4）如厕训练：有意识地练习如厕的全部过程，坐站困难的患者，可用电动升降坐厕或坐厕四周安装扶手，卫生纸、冲厕开关尽量置于患者易于获取之处。

（5）进食训练：鼓励患者尽量自己完成进食。进食困难者，注意调整食物质地，选择易于咀嚼、吞咽的温热食物，少量多餐。教患者一些适应性技术，减少震颤的影响。

（6）安全护理：防止患者摔倒和发生意外；注意生活设施的布置，家居布置要方便合理、减少障碍，处处为患者行动方便着想；注意喂食安全，病情较重的患者可能存在吞咽困难，要注意喂食，以防误吸引起肺部感染。

直通护考

一、单项选择题

1. 偏瘫患者穿脱衣服时一般(　　)。

A. 先穿健侧,先脱患侧　　B. 先穿健侧,先脱健侧　　C. 先穿患侧,先脱患侧

D. 先穿患侧,先脱健侧　　E. 以上都不是

2. 下列哪项不是帕金森病的临床表现?(　　)

A. 偏瘫　　B. 震颤进行性　　C. 进行性徐缓

D. 肌强直　　E. 姿势步态异常

3. 康复护理侧重于(　　)。

A. 自我护理　　B. 替代护理　　C. 保健预防护理

D. 营养护理　　E. 心理护理

4. 康复护理的主要对象不包括(　　)。

A. 残疾者　　B. 老年人　　C. 慢性病患者

D. 急性创伤早期的患者　　E. 疾病恢复期患者

二、思考题

1. 简述日常生活活动训练中床上运动训练的内容和目的。

2. 谭某某,男,63 岁,于 6 h 前劳动时不明原因突发左侧肢体活动障碍,无法行走,伴右侧头痛不适,无头晕呕吐,有高血压史,查体:嗜睡,双侧瞳孔等大等圆,直径约 3 mm,光反射可,双侧眼球左侧外展受限,口角明显右歪,左上肢肌力 0～1 级,左下肢肌力 1～2 级,肢体腱反射正常、肌张力增高,左侧 Babinski(＋)、Pussep(＋)、Oppenheim(－)、Gordon 征(－)、Kerning 征(－)。

(1) 对该患者的初步诊断是什么?

(2) 最主要的护理措施是什么?

(赵　芳　孟发芬)

实践教学指导

实训一　参观社区卫生服务中心(站)

【实训目的】

1. 熟悉社区的概况，观察和了解社区卫生服务中心(站)的环境和构成。
2. 了解社区卫生服务中心(站)的设置和职能。
3. 了解社区护士在社区卫生服务工作中的角色和能力要求。

【实训内容】

参观某一社区卫生服务中心(站)并进行评估和诊断。

【实训方法和步骤】

1. 复习相关知识，做好参观社区卫生服务机构的准备。
2. 组织学生到社区卫生服务中心(站)，了解其环境、构成和工作内容。
3. 由带教老师介绍社区卫生服务机构的工作方法、社区护士的角色和能力要求。
4. 体验社区卫生服务的内容，讨论、思考所参观的社区卫生服务机构存在的主要卫生问题。
5. 书写参观报告。

(王晓卫)

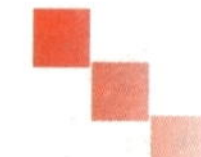

实训二　模拟家庭访视

【实训目的】

1. 掌握家庭访视的程序和方法，熟悉家庭访视记录的内容。
2. 熟悉家庭访视的种类和注意事项。

3. 培养社区护士在家庭访视工作中与被访视者有效沟通、建立良好信赖关系的能力。

【实训内容】

指导学生情景扮演模拟进行家庭访视，并完成一份家庭访视报告。

【实训方法和步骤】

1. 复习相关理论知识，做好家庭访视的准备工作。

2. 由教师准备家庭访视情景教学剧本，按照剧本准备场景及所需道具，指导学生扮演有关角色。

3. 在实验室或教室模拟访视家庭，学生分组进行访视。一组学生扮演社区护士，另一组学生扮演社区家庭居民，进行访视中工作情景展现。

4. 完善访视记录，小组代表发言，汇总讨论结果，教师点评。

5. 书写家庭访视报告和体会。

（由淑萍）

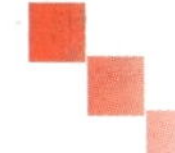

实训三　社区居民健康档案的建立

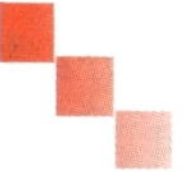

【实训目的】

1. 熟悉居民个人、家庭和社区健康档案的内容和格式，学会健康档案的建档方法。

2. 了解社区居民健康档案的计算机建档方法和管理。

3. 了解社区健康档案的使用状况和现存的问题。

【实训内容】

参观某一社区卫生服务中心(站)的社区居民健康档案室，了解社区居民健康档案的建立和使用，熟悉社区居民健康档案的内容，并进行计算机建档与信息更新。

【实训方法和步骤】

1. 复习相关知识，做好参观社区卫生服务机构居民健康档案室的准备。

2. 组织学生到社区卫生服务中心(站)，了解社区健康档案的使用状况。

3. 由带教老师介绍社区卫生服务机构中社区居民健康档案的计算机建档和管理方法。

4. 明确社区居民健康档案的内容(见教材后附表)，讨论、思考所参观的社区居民健康档案存在的主要问题。

5. 指导学生按填写要求，为学生本人或其家人建立一套健康档案(可在课余时间完成)。

（郝　萍）

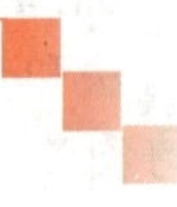

实训四　社区健康教育计划的制定

【实训目的】

1. 熟悉社区健康教育的步骤。
2. 掌握制定社区健康教育计划的方法。
3. 提高护生实施健康教育的能力。

【实训内容】

1. 完成一份社区健康教育计划的制定。
2. 学生通过角色扮演，模拟社区护士对教育对象的健康教育过程。

【实训方法和步骤】

1. 教师向学生提供附近社区的人群健康、地理环境和社会环境等相关资料。
2. 学生分组对所提供的相关资料进行整理判断、评估分析，找出与健康教育相关的问题，分析相关因素。
3. 学生分组讨论，确定其中需优先进行健康教育的问题。
4. 针对确定的健康教育问题制定一份完整的健康教育计划。
5. 每组选派 2 名代表，通过角色扮演模拟社区护士进行健康教育的过程。
6. 教师总结、点评。

（汪婷婷）

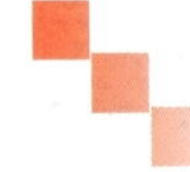
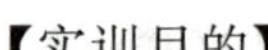

实训五　流行病学研究资料分析

【实训目的】

1. 掌握现况调查的设计与实施过程。
2. 熟悉现况调查中抽样调查的方法。
3. 学会正确选用调查方法在社区开展流行病学研究。

【实训内容】

现况调查资料分析以及现况调查的设计。

【实训方法和步骤】

1. 资料分析

(1) 为了解老年人中多发病的患病情况，某市于 2015 年组织医务人员对该市七区一郊的

8 个地段随机抽取 60 岁及 60 岁以上老年人 6393 名(其中市区 5866 名,郊区 527 名)进行了调查(实验表 5-1)。

实验表 5-1　2015 年某市老年人多发病患病情况

疾病	市区		郊区	
	患病人数	患病率/(%)	患病人数	患病率/(%)
高血压	1687	28.76	120	22.77
冠心病	316	5.39	11	2.09
脑血管病	152	2.59	12	2.28
动脉硬化	2369	40.39	203	38.52
慢性支气管炎	1062	18.10	188	35.67
肺气肿	737	12.56	163	30.93
糖尿病	149	2.54	2	0.38
高脂血症	1913	32.61	135	25.62
恶性肿瘤	19	0.32	0	0

问题 1:此资料研究方法是现况调查吗?是普查还是抽样调查?为什么?

问题 2:此资料研究的调查目的是什么?

问题 3:为什么现况调查中只能计算患病率,而不能计算发病率?

(2) 某研究者对某市高校全部 45 岁及 45 岁以上男性知识分子进行了一次现况调查,共调查 971 人。主要了解肥胖、高血压、冠心病及糖尿病的患病率及体重与这些疾病的关系(实验表 5-2、实验表 5-3)。

实验表 5-2　某市 45 岁及 45 岁以上男性知识分子几种疾病的患病率

疾病	患病人数	患病率/(%)
肥胖*	262	26.98
高血压	187	19.26
冠心病	94	9.68
糖尿病	64	6.59

* 体重指数[体重(kg)/身高^2(m^2)]≥28 者为肥胖。

实验表 5-3　体重与高血压、冠心病、糖尿病的关系

体重指数	调查人数	高血压		冠心病		糖尿病	
		患病人数	患病率/(%)	患病人数	患病率/(%)	患病人数	患病率/(%)
<20	106	8	7.55	5	4.27	2	1.89
20～	371	55	14.82	30	8.09	19	5.12
24～	232	47	20.26	23	9.91	14	6.03
26～	159	39	24.53	19	11.95	22	13.84
28～	103	38	36.89	17	16.50	7	6.80
合计	971	187	19.26	94	9.68	64	6.59

问题4:与上一研究资料相比,此资料的研究特点及目的是什么?

问题5:请结合上述两个研究案例归纳总结现况调查的目的、用途及特点。

2. 现况调查设计

1) 设计步骤

(1) 确定调查研究目的。

(2) 确定研究对象。

(3) 抽样调查的设计:①根据调查研究的具体情况,选择合适的抽样方法,确保样本具有良好的代表性。②根据资料样本是计数资料还是计量资料,选择应用样本量计算公式,确定样本含量。

(4) 确定研究变量:具体可分为人口学资料(包括姓名、年龄、性别、职业、民族、文化程度、地址等)、疾病指标(包括生活质量、死亡、发病、现患、疾病负担等)以及相关因素变量(主要是指某些可能与研究疾病相关的特征,例如吸烟、饮酒、身高、体重、饮食习惯等)。

(5) 设计调查表:调查表又称问卷,是流行病学研究的主要工具。设计调查表应遵循以下原则:①调查项目一项不缺,无关项目一项不多;②语言表达清晰易懂,不使用专业术语;③尽量选用客观指标;④项目编排先易后难,敏感问题放在后面。

(6) 确定研究类型和方法。

(7) 拟定资料分析的提纲:①常用的分析指标(患病率);②分析方法;③描述分布;④关联分析。

(8) 调查研究的组织管理:包括研究进程、调查步骤、人员安排培训、经费预算、预调查等。

2) 调查设计:某社区卫生服务中心为了了解本社区人群中乙型肝炎表面抗原(HBsAg)携带者情况及其家庭内的分布特点,拟组织进行一次现况调查。该社区2万余人,分为2个街道办事处,每个街道办事处下设3~5个居民委员会,每个居民委员会有1900~2100人,约500个家庭(平均每个家庭4口人)。该社区为一般居民,由各种职业组成。

问题6:请根据此资料的调查目的,为此资料进行现况调查设计操作程序。

(聂雪丽)

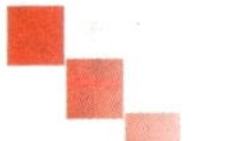

实训六　食物中毒案例分析

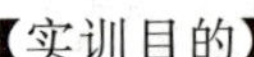

【实训目的】

1. 掌握食物中毒的原因、类型、流行病学特征、临床特点、处理原则。

2. 熟悉食物中毒的调查与处理方法。

【实训内容】

组织学生进行案例分析,完成食物中毒案例分析报告。

【实训方法和步骤】

1. 复习食物中毒的相关知识。

2. 组织学生分组讨论分析下述案例资料,教师点评总结。

3. 学生写出食物中毒案例分析报告。

【食物中毒案例】

某年8月13日上午11时，家住某市城南区的李某出现发热、腹痛、腹泻、恶心、呕吐等症状而急诊入院。体检发现：体温39.5℃，腹部有压痛，大便为水样便，带有黏液。此后，居住其周围的一些居民因同样的症状、体征入院就诊。到16日夜间12时，同辖区内共有59户，117人因相似的症状、体征到社区医院或门诊观察治疗。

问题1：接诊第一例患者时，首先可能会作何诊断？当天接到数例相同症状体征的患者时，应如何考虑？

问题2：如果怀疑是食物中毒，应采取哪些措施？

据医生对每位患者的询问，发现所有患者在8月13日都食用过该区的个体商贩陈某出售的自制酱牛肉，医生立即向区疾病控制中心报告，怀疑食物中毒，要求疾病控制中心派人深入调查。调查人员深入到医院和患者家庭，了解发病情况，采集有关食物、餐具及患者分泌物样品，进行相关项目的分析。

问题3：按食物中毒的调查处理原则，你认为食物中毒的调查主要有哪些项目？

问题4：要明确为何种食物中毒，最主要的依据是什么？可疑中毒食物是什么？

根据疾病控制中心的调查报告，此次食物中毒的原因与患者食用陈某自制的酱牛肉有关。8月11日晚，陈某将濒于死亡的牛拉回家中，在自家院内屠宰剥皮，然后在一所破陋的棚子里加工制作酱牛肉，周围卫生条件很差，生熟牛肉均使用同一工具和容器。从8月12日下午到13日凌晨共加工3锅100多斤酱牛肉，并置于盛过生肉的菜筐内，放在气温37℃左右的院子里，13日晨在路边出售。

此次食物中毒调查报告中还有一些资料：

(1) 发病率：进食酱牛肉者198人，发病186人，发病率93.9%，住院及门诊观察117人，占患者数的59.1%。

(2) 临床表现：患者主要症状为发热、腹泻、头痛、头晕、腹痛、恶心、呕吐；个别患者昏迷。患者发热最低37.5℃、最高42℃；76.5%的患者体温为38～39.5℃；大便多为水样便，带有黏液，腹部有压痛。

(3) 病程：大部分患者2～5天痊愈，个别患者病程达2周。预后良好，无后遗症。

问题5：对此次事件做出明确判断。据上述资料，能否确定是何种原因引起的食物中毒？

问题6：为预防类似事件发生，你有何建议？

问题7：在整个事件中，作为社区护士应做哪些工作？

（崔　蓉）

实训七　模拟儿童预防接种程序

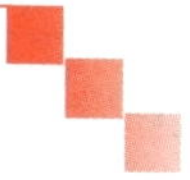

【实训目的】

1. 掌握儿童预防接种的流程，预防接种前的准备及接种后的注意事项。

2. 熟悉疫苗接种的重要性。

3. 了解预防接种的禁忌证。

【实训内容】

模拟儿童预防接种程序。

【实训方法和步骤】

1. 复习相关知识，做好儿童预防接种前的准备工作。

(1) 环境准备：接种环境光线充足，空气流通，室温恰当。

(2) 学生准备：将学生分两组，一组为接种者，另一组为受种者。

(3) 用物准备：疫苗、预防接种证、75%酒精、镊子、棉球杯、无菌干棉球或棉签、治疗盘、体温表、听诊器、压舌板、血压计、1∶1000 肾上腺素、自毁型注射器回收用安全盒及污物桶等。

2. 模拟预防接种　在带教老师指导下，每组同学在实训前明确自己的任务，进行模拟演练；结束后两组互换再次进行演练。

3. 书写实训报告：注重实训中的反思。

（常丽霞）

附件1：预防接种流程图

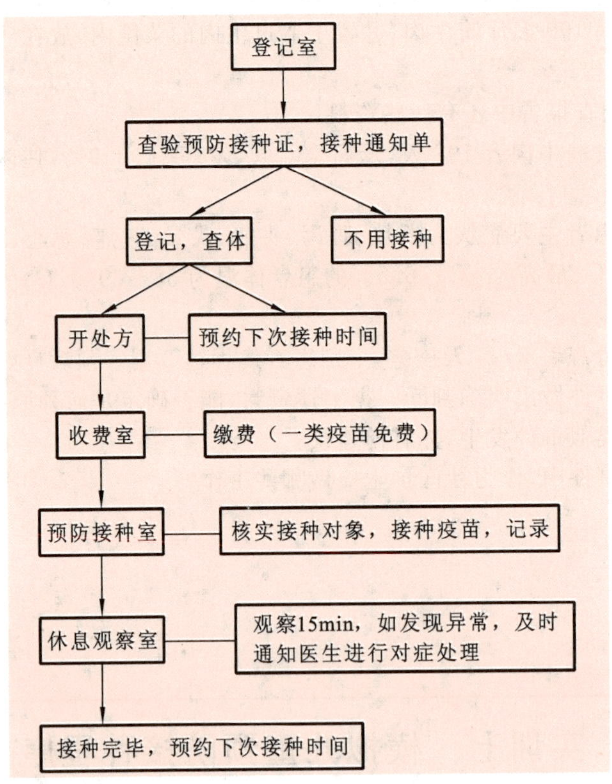

附件 2：

疫苗	接种对象月(年)龄	接种剂次	接种部位	接种途径	接种剂量/剂次	备注
乙肝疫苗	0、1、6 月龄	3	上臂三角肌	肌内注射	酵母苗：5 μg/0.5 mL。CHO苗：10 μg/mL、20 μg/mL	出生后 24 h 内接种第 1 剂次，第 1、2 剂次间隔不少于 28 天
卡介苗	出生时	1	上臂三角肌中部略下处	皮内注射	0.1 mL	
脊灰疫苗	2、3、4 月龄，4 周岁	4		口服	1 粒	第 1、2 剂次，或第 2、3 剂次，间隔不少于 28 天
百白破疫苗	3、4、5 月龄，18～24 月龄	4	上臂外侧三角肌	肌内注射	0.5 mL	第 1、2 剂次，或第 2、3 剂次，间隔不少于 28 天
白破疫苗	6 周岁	1	上臂三角肌	肌内注射	0.5 mL	
麻风疫苗（麻疹疫苗）	8 月龄	1	上臂外侧三角肌下缘附着处	皮下注射	0.5 mL	
麻腮风疫苗（麻腮疫苗、麻疹疫苗）	18～24 月龄	1	上臂外侧三角肌下缘附着处	皮下注射	0.5 mL	
乙脑减毒活疫苗	8 月龄，2 周岁	2	上臂外侧三角肌下缘附着处	皮下注射	0.5 mL	
A 群流脑疫苗	6～18 月龄	2	上臂外侧三角肌附着处	皮下注射	30 μg/0.5 mL	第 1、2 剂次间隔 3 个月
A+C 群流脑疫苗	3 周岁，6 周岁	2	上臂外侧三角肌附着处	皮下注射	100 μg/0.5 mL	2 剂次间隔不少于 3 年；第 1 剂次与 A 群流脑疫苗第 2 剂次间隔不少于 12 个月
甲肝减毒活疫苗	18 月龄	1	上臂外侧三角肌附着处	皮下注射	1 mL	

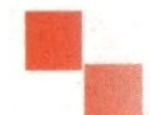

实训八 慢性病危险因素及其干预措施的知识讲座

【实训目的】

1. 掌握社区慢性病管理内容和干预方法。

2. 熟悉社区慢性病危险因素的评估方法。

3. 培养学生人际沟通和小组协作能力。

【实训内容】

开展慢性病危险因素预防的知识讲座，内容如下(可任选一项)。

1. 日常生活中如何控制盐和油的摄入。

2. 健康安全的运动。

3. 保护我们的血管，远离烟酒。

【实训方法和步骤】

1. 用物准备 2 g限盐勺、限油壶、啤酒瓶盖、常用调料外包装、食物外包装、空啤酒瓶、白酒瓶、红酒瓶(上述物品每组一个)；白板、白板笔、签字笔；健康安全的运动和远离烟酒的宣传材料(根据具体需要可增减用物)。

2. 学生准备

(1) 每6位同学为一组，组员应有明确的任务：如收集素材，制作讲座材料；主讲人；现场演示者；调查记录者等。

(2) 准备讲座材料：在老师的指导下，每组按实训内容设计健康教育宣传单。

(3) 每组同学均应在讲座前熟练掌握限盐勺和限油壶的使用方法；测量脉搏、血压、计算BMI和酒精量的方法。

3. 知识讲座 在社区带教老师的指导下，可采取集中讲座、分小组指导的方式；也可分小组讲座及指导。小组在评估居民家庭的人数、餐数、饮食习惯后，协助居民计算摄盐量、油量、运动强度、酒精量等。

4. 活动反思 学生集中讨论、总结本次讲座活动的成功之处、不足和改进的方法。

5. 书写实训报告。

(陈 靖)

附　　表

附表 1　居民健康档案封面

编号□□□□□□-□□□-□□□-□□□□□

居民健康档案

姓　　名：____________________

现住址：____________________

户籍地址：____________________

联系电话：____________________

乡镇(街道)名称：____________________

村(居)委会名称：____________________

建档单位：____________________

建 档 人：____________________

责任医生：____________________

建档日期：________年________月________日

附表 2　个人基本信息表

姓名：　　　　　　　　　　　　　　　　　　　　　　　　　编号□□□--□□□□□

<table>
<tr><td colspan="2">性别</td><td colspan="3">0 未知的性别　1 男　2 女　9 未说明的性别　□</td><td>出生日期</td><td>□□□□ □□ □□</td></tr>
<tr><td colspan="2">身份证号</td><td colspan="2"></td><td>工作单位</td><td colspan="2"></td></tr>
<tr><td colspan="2">本人电话</td><td></td><td>联系人姓名</td><td></td><td>联系人电话</td><td></td></tr>
<tr><td colspan="2">常住类型</td><td colspan="2">1 户籍　2 非户籍　□</td><td>民族</td><td colspan="2">1 汉族　2 少数民族________　□</td></tr>
<tr><td colspan="2">血型</td><td colspan="5">1A 型　2B 型　3O 型　4AB 型　5 不详/RH 阴性：1 否　2 是　3 不详　□/□</td></tr>
<tr><td colspan="2">文化程度</td><td colspan="5">1 文盲及半文盲　2 小学　3 初中　4 高中/技校/中专　5 大学专科及以上　6 不详　□</td></tr>
<tr><td colspan="2">职业</td><td colspan="5">1 国家机关、党群组织、企业、事业单位负责人　2 专业技术人员
3 办事人员和有关人员　4 商业、服务业人员　5 农、林、牧、渔、水利业生产人员
6 生产、运输设备操作人员及有关人员　7 军人　8 不便分类的其他从业人员　□</td></tr>
<tr><td colspan="2">婚姻状况</td><td colspan="5">1 未婚　2 已婚　3 丧偶　4 离婚　5 未说明的婚姻状况　□</td></tr>
<tr><td colspan="2">医疗费用
支付方式</td><td colspan="5">1 城镇职工基本医疗保险　2 城镇居民基本医疗保险　3 新型农村合作医疗
4 贫困救助　5 商业医疗保险　6 全公费　7 全自费　8 其他________　□/□/□</td></tr>
<tr><td colspan="2">药物过敏史</td><td colspan="5">1 无　有：2 青霉素　3 磺胺　4 链霉素　5 其他________　□/□/□/□</td></tr>
<tr><td colspan="2">暴露史</td><td colspan="5">1 无　有：2 化学品　3 毒物　4 射线　□/□/□</td></tr>
<tr><td rowspan="4">既往史</td><td>疾病</td><td colspan="5">1 无　2 高血压　3 糖尿病　4 冠心病　5 慢性阻塞性肺疾病　6 恶性肿瘤________
7 脑卒中　8 重性精神疾病　9 结核病　10 肝炎　11 其他法定传染病 12 职业病________
13 其他________
□　确诊时间　　年　月/ □　确诊时间　　年　月/ □　确诊时间　　年　月
□　确诊时间　　年　月/ □　确诊时间　　年　月/ □　确诊时间　　年　月</td></tr>
<tr><td>手术</td><td colspan="5">1 无　2 有：名称 1 ________ 时间 ________ / 名称 2 ________ 时间________　□</td></tr>
<tr><td>外伤</td><td colspan="5">1 无　2 有：名称 1 ________ 时间 ________ / 名称 2 ________ 时间________　□</td></tr>
<tr><td>输血</td><td colspan="5">1 无　2 有：原因 1 ________ 时间 ________ / 原因 2 ________ 时间________　□</td></tr>
<tr><td colspan="2" rowspan="3">家族史</td><td>父　亲</td><td>□/□/□/□/□/□______</td><td>母　亲</td><td colspan="2">□/□/□/□/□/□______</td></tr>
<tr><td>兄弟姐妹</td><td>□/□/□/□/□/□______</td><td>子　女</td><td colspan="2">□/□/□/□/□/□______</td></tr>
<tr><td colspan="5">1 无　2 高血压　3 糖尿病　4 冠心病　5 慢性阻塞性肺疾病　6 恶性肿瘤　7 脑卒中
8 重性精神疾病　9 结核病　10 肝炎　11 先天畸形　12 其他　□</td></tr>
<tr><td colspan="2">遗传病史</td><td colspan="5">1 无　2 有：疾病名称 ________　□</td></tr>
<tr><td colspan="2">残疾情况</td><td colspan="5">1 无残疾　2 视力残疾　3 听力残疾　4 言语残疾　5 肢体残疾
6 智力残疾　7 精神残疾　8 其他残疾________　□/□/□/□/□/□</td></tr>
<tr><td rowspan="5">生活环境*</td><td>厨房排风设施</td><td colspan="5">1 无　2 油烟机　3 换气扇　4 烟囱　□</td></tr>
<tr><td>燃料类型</td><td colspan="5">1 液化气　2 煤　3 天然气　4 沼气　5 柴火　6 其他　□</td></tr>
<tr><td>饮水</td><td colspan="5">1 自来水　2 经净化过滤的水　3 井水　4 河湖水　5 塘水 6 其他　□</td></tr>
<tr><td>厕所</td><td colspan="5">1 卫生厕所　2 一格或二格粪池式　3 马桶　4 露天粪坑　5 简易棚厕　□</td></tr>
<tr><td>禽畜栏</td><td colspan="5">1 单设　2 室内　3 室外　□</td></tr>
</table>

附表 3 健康体检表

姓名：

编号□□□-□□□□□

<table>
<tr><td colspan="3">体检日期</td><td>年 月 日</td><td>责任医生</td><td></td></tr>
<tr><td>分类</td><td colspan="5">检查项目</td></tr>
<tr><td>症状</td><td colspan="5">1 无症状 2 头痛 3 头晕 4 心悸 5 胸闷 6 胸痛 7 慢性咳嗽 8 咳痰 9 呼吸困难 10 多饮 11 多尿 12 体重下降 13 乏力 14 关节肿痛 15 视力模糊 16 手脚麻木 17 尿急 18 尿痛 19 便秘 20 腹泻 21 恶心呕吐 22 眼花 23 耳鸣 24 乳房胀痛 25 其他________
□/□/□/□/□/□/□/□/□/□</td></tr>
<tr><td rowspan="10">一般状况</td><td colspan="2">体 温</td><td>℃</td><td>脉 率</td><td>次/分</td></tr>
<tr><td colspan="2" rowspan="2">呼吸频率</td><td rowspan="2">次/分</td><td rowspan="2">血 压</td><td>左侧 / mmHg</td></tr>
<tr><td>右侧 / mmHg</td></tr>
<tr><td colspan="2">身 高</td><td>cm</td><td>体 重</td><td>kg</td></tr>
<tr><td colspan="2">腰 围</td><td>cm</td><td>体质指数(BMI)</td><td>kg/m^2</td></tr>
<tr><td colspan="2">老年人健康状态自我评估*</td><td colspan="3">1 满意 2 基本满意 3 说不清楚 4 不太满意 5 不满意 □</td></tr>
<tr><td colspan="2">老年人生活自理能力自我评估*</td><td colspan="3">1 可自理(0～3 分) 2 轻度依赖(4～8 分)
3 中度依赖(9～18 分) 4 不能自理(≥19 分) □</td></tr>
<tr><td colspan="2">老年人认知功能*</td><td colspan="3">1 粗筛阴性
2 粗筛阳性，简易智力状态检查，总分________ □</td></tr>
<tr><td colspan="2">老年人情感状态*</td><td colspan="3">1 粗筛阴性
2 粗筛阳性，老年人抑郁评分检查，总分________ □</td></tr>
<tr><td colspan="5"></td></tr>
<tr><td rowspan="15">生活方式</td><td rowspan="3">体育锻炼</td><td>锻炼频率</td><td colspan="3">1 每天 2 每周一次以上 3 偶尔 4 不锻炼 □</td></tr>
<tr><td>每次锻炼时间</td><td>min</td><td>坚持锻炼时间</td><td>年</td></tr>
<tr><td>锻炼方式</td><td colspan="3"></td></tr>
<tr><td>饮食习惯</td><td colspan="4">1 荤素均衡 2 荤食为主 3 素食为主 4 嗜盐 5 嗜油 6 嗜糖 □/□/□</td></tr>
<tr><td rowspan="3">吸烟情况</td><td>吸烟状况</td><td colspan="3">1 从不吸烟 2 已戒烟 3 吸烟 □</td></tr>
<tr><td>日吸烟量</td><td colspan="3">平均 支</td></tr>
<tr><td>开始吸烟年龄</td><td>岁</td><td>戒烟年龄</td><td>岁</td></tr>
<tr><td rowspan="5">饮酒情况</td><td>饮酒频率</td><td colspan="3">1 从不 2 偶尔 3 经常 4 每天 □</td></tr>
<tr><td>日饮酒量</td><td colspan="3">平均 两</td></tr>
<tr><td>是否戒酒</td><td colspan="3">1 未戒酒 2 已戒酒，戒酒年龄：________岁 □</td></tr>
<tr><td>开始饮酒年龄</td><td>岁</td><td>近一年内是否醉过酒</td><td>1 是 2 否 □</td></tr>
<tr><td>饮酒种类</td><td colspan="3">1 白酒 2 啤酒 3 红酒 4 黄酒 5 其他____ □/□/□/□</td></tr>
<tr><td colspan="5" rowspan="3"></td></tr>
<tr></tr>
<tr></tr>
<tr><td colspan="2">职业病危害因素接触史</td><td colspan="4">1 无 2 有(工种________从业时间________年) □
毒物种类 粉　尘________ 防护措施 1 无 2 有________ □
放射物质________ 防护措施 1 无 2 有________ □
物理因素________ 防护措施 1 无 2 有________ □
化学物质________ 防护措施 1 无 2 有________ □
其　他________ 防护措施 1 无 2 有________ □</td></tr>
</table>

续表

<table>
<tr><th>分类</th><th colspan="2">检查项目</th><th></th><th></th></tr>
<tr><td rowspan="6">脏器功能</td><td colspan="2" rowspan="3">口　腔</td><td>口唇　1 红润　2 苍白　3 发绀　4 皲裂　5 疱疹</td><td>□</td></tr>
<tr><td>齿列　1 正常　2 缺齿—┼—　3 龋齿—┼—　4 义齿(假牙)—┼—</td><td>□</td></tr>
<tr><td>咽部　1 无充血　2 充血　3 淋巴滤泡增生</td><td>□</td></tr>
<tr><td colspan="2">视　力</td><td>左眼________　右眼________(矫正视力:左眼________　右眼________)</td><td></td></tr>
<tr><td colspan="2">听　力</td><td>1 听见　2 听不清或无法听见</td><td>□</td></tr>
<tr><td colspan="2">运动功能</td><td>1 可顺利完成　2 无法独立完成其中任何一个动作</td><td>□</td></tr>
<tr><td rowspan="27">查体</td><td colspan="2">眼　底*</td><td>1 正常　2 异常________</td><td>□</td></tr>
<tr><td colspan="2">皮　肤</td><td>1 正常　2 潮红　3 苍白　4 发绀　5 黄染　6 色素沉着　7 其他________</td><td>□</td></tr>
<tr><td colspan="2">巩　膜</td><td>1 正常　2 黄染　3 充血　4 其他________</td><td>□</td></tr>
<tr><td colspan="2">淋巴结</td><td>1 未触及　2 锁骨上　3 腋窝　4 其他________</td><td>□</td></tr>
<tr><td colspan="2" rowspan="3">肺</td><td>桶状胸:1 否　2 是</td><td>□</td></tr>
<tr><td>呼吸音:1 正常　2 异常________</td><td>□</td></tr>
<tr><td>啰　音:1 无　2 干啰音　3 湿啰音　4 其他________</td><td>□</td></tr>
<tr><td colspan="2" rowspan="2">心　脏</td><td>心率________次/分　心律:1 齐　2 不齐　3 绝对不齐</td><td>□</td></tr>
<tr><td>杂音:1 无　2 有________</td><td>□</td></tr>
<tr><td colspan="2" rowspan="5">腹　部</td><td>压痛:1 无　2 有________</td><td>□</td></tr>
<tr><td>包块:1 无　2 有________</td><td>□</td></tr>
<tr><td>肝大:1 无　2 有________</td><td>□</td></tr>
<tr><td>脾大:1 无　2 有________</td><td>□</td></tr>
<tr><td>移动性浊音:1 无　2 有________</td><td>□</td></tr>
<tr><td colspan="2">下肢水肿</td><td>1 无　2 单侧　3 双侧不对称　4 双侧对称</td><td>□</td></tr>
<tr><td colspan="2">足背动脉搏动</td><td>1 未触及　2 触及双侧对称　3 触及左侧弱或消失　4 触及右侧弱或消失</td><td>□</td></tr>
<tr><td colspan="2">肛门指诊*</td><td>1 未及异常　2 触痛　3 包块　4 前列腺异常　5 其他________</td><td>□</td></tr>
<tr><td colspan="2">乳　腺*</td><td>1 未见异常　2 乳房切除　3 异常泌乳　4 乳腺包块　5 其他______</td><td>□/□/□/□</td></tr>
<tr><td rowspan="5">妇科*</td><td>外阴</td><td>1 未见异常　2 异常________________</td><td>□</td></tr>
<tr><td>阴道</td><td>1 未见异常　2 异常________________</td><td>□</td></tr>
<tr><td>宫颈</td><td>1 未见异常　2 异常________________</td><td>□</td></tr>
<tr><td>宫体</td><td>1 未见异常　2 异常________________</td><td>□</td></tr>
<tr><td>附件</td><td>1 未见异常　2 异常________________</td><td>□</td></tr>
<tr><td colspan="2">其　他*</td><td></td><td></td></tr>
</table>

续表

<table>
<tr><th>分类</th><th colspan="2">检 查 项 目</th></tr>
<tr><td rowspan="16">辅助检查</td><td>血常规*</td><td>血红蛋白____g/L　白细胞____×10^9/L　血小板____×10^9/L　其他________</td></tr>
<tr><td>尿常规*</td><td>尿蛋白______　尿糖______　尿酮体______　尿潜血______　其他________</td></tr>
<tr><td>空腹血糖*</td><td>________ mmol/L 或________ mg/dL</td></tr>
<tr><td>心电图*</td><td>1 正常　2 异常________　□</td></tr>
<tr><td>尿微量白蛋白*</td><td>________ mg/dL</td></tr>
<tr><td>大便潜血*</td><td>1 阴性　2 阳性　□</td></tr>
<tr><td>糖化血红蛋白*</td><td>________%</td></tr>
<tr><td>乙型肝炎
表面抗原*</td><td>1 阴性　2 阳性　□</td></tr>
<tr><td>肝功能*</td><td>血清谷丙转氨酶______ U/L　血清谷草转氨酶 ______ U/L　白蛋白______g/L
总胆红素 ______ μmol/L　结合胆红素______ μmol/L</td></tr>
<tr><td>肾功能*</td><td>血清肌酐________ μmol/L　血尿素氮________ mmol/L
血钾浓度________ mmol/L　血钠浓度________ mmol/L</td></tr>
<tr><td>血　脂*</td><td>总胆固醇________ mmol/L　甘油三酯________ mmol/L
血清低密度脂蛋白胆固醇________ mmol/L
血清高密度脂蛋白胆固醇________ mmol/L</td></tr>
<tr><td>胸部 X 线片*</td><td>1 正常　2 异常________　□</td></tr>
<tr><td>B 超*</td><td>1 正常　2 异常________　□</td></tr>
<tr><td>宫颈涂片*</td><td>1 正常　2 异常________　□</td></tr>
<tr><td>其　他*</td><td></td></tr>
<tr><td rowspan="9">中*医体质辨识</td><td>平和质</td><td>1 是　　2 基本是　□</td></tr>
<tr><td>气虚质</td><td>1 是　　2 倾向是　□</td></tr>
<tr><td>阳虚质</td><td>1 是　　2 倾向是　□</td></tr>
<tr><td>阴虚质</td><td>1 是　　2 倾向是　□</td></tr>
<tr><td>痰湿质</td><td>1 是　　2 倾向是　□</td></tr>
<tr><td>湿热质</td><td>1 是　　2 倾向是　□</td></tr>
<tr><td>血瘀质</td><td>1 是　　2 倾向是　□</td></tr>
<tr><td>气郁质</td><td>1 是　　2 倾向是　□</td></tr>
<tr><td>特秉质</td><td>1 是　　2 倾向是　□</td></tr>
<tr><td rowspan="3">现存主要健康问题</td><td>脑血管疾病</td><td>1 未发现　2 缺血性卒中　3 脑出血　4 蛛网膜下腔出血　5 短暂性脑缺血发作
6 其他________　□/□/□/□/□</td></tr>
<tr><td>肾脏疾病</td><td>1 未发现　2 糖尿病肾病　3 肾功能衰竭　4 急性肾炎　5 慢性肾炎
6 其他________　□/□/□/□/□</td></tr>
<tr><td>心脏疾病</td><td>1 未发现　2 心肌梗死　3 心绞痛　4 冠状动脉血运重建　5 充血性心力衰竭
6 心前区疼痛　7 其他________　□/□/□/□/□</td></tr>
</table>

续表

<table>
<tr><td>分类</td><td colspan="5">检查项目</td></tr>
<tr><td rowspan="4">现存主要健康问题</td><td>血管疾病</td><td colspan="4">1 未发现　2 夹层动脉瘤　3 动脉闭塞性疾病　4 其他________　□/□/□</td></tr>
<tr><td>眼部疾病</td><td colspan="4">1 未发现　2 视网膜出血或渗出　3 视乳头水肿　4 白内障
5 其他________　□/□/□</td></tr>
<tr><td>神经系统疾病</td><td colspan="4">1 未发现　2 有________　□</td></tr>
<tr><td>其他系统疾病</td><td colspan="4">1 未发现　2 有________　□</td></tr>
<tr><td rowspan="6">住院治疗情况</td><td rowspan="3">住院史</td><td>入/出院日期</td><td>原因</td><td>医疗机构名称</td><td>病案号</td></tr>
<tr><td>/</td><td></td><td></td><td></td></tr>
<tr><td>/</td><td></td><td></td><td></td></tr>
<tr><td rowspan="3">家庭病床史</td><td>建/撤床日期</td><td>原因</td><td>医疗机构名称</td><td>病案号</td></tr>
<tr><td>/</td><td></td><td></td><td></td></tr>
<tr><td>/</td><td></td><td></td><td></td></tr>
<tr><td rowspan="7">主要用药情况</td><td>药物名称</td><td>用法</td><td>用量</td><td>用药时间</td><td>服药依从性
1 规律　2 间断　3 不服药</td></tr>
<tr><td>1</td><td></td><td></td><td></td><td></td></tr>
<tr><td>2</td><td></td><td></td><td></td><td></td></tr>
<tr><td>3</td><td></td><td></td><td></td><td></td></tr>
<tr><td>4</td><td></td><td></td><td></td><td></td></tr>
<tr><td>5</td><td></td><td></td><td></td><td></td></tr>
<tr><td>6</td><td></td><td></td><td></td><td></td></tr>
<tr><td rowspan="4">非免疫规划预防接种史</td><td>名称</td><td>接种日期</td><td colspan="3">接种机构</td></tr>
<tr><td>1</td><td></td><td colspan="3"></td></tr>
<tr><td>2</td><td></td><td colspan="3"></td></tr>
<tr><td>3</td><td></td><td colspan="3"></td></tr>
<tr><td>健康评价</td><td colspan="5">1 体检无异常　□
2 有异常
异常 1 ________________
异常 2 ________________
异常 3 ________________
异常 4 ________________</td></tr>
<tr><td>健康指导</td><td colspan="2">1 纳入慢性病患者健康管理
2 建议复查
3 建议转诊
□/□/□/□</td><td colspan="3">危险因素控制：　□/□/□/□/□/□
1 戒烟　2 健康饮酒　3 饮食　4 锻炼
5 减体重(目标 ____________)
6 建议接种疫苗____________
7 其他____________</td></tr>
</table>

附表 4　新生儿家庭访视记录表

姓名：　　　　编号□□□-□□□□□

性别	0 未知的性别　1 男　2 女 9 未说明的性别　□	出生日期	□□□□　□□　□□	
身份证号		家庭住址		
父亲	姓名	职业	联系电话	出生日期
母亲	姓名	职业	联系电话	出生日期

出生孕周______周	母亲妊娠期患病情况　1 糖尿病　2 妊娠期高血压　3 其他______　□
助产机构名称______	出生情况　1 顺产　2 胎头吸引　3 产钳　4 剖宫　5 双多胎　6 臀位 7 其他______　□/□
新生儿窒息 1 无　2 有 （Apgar 评分：1 min　5 min　不详）　□	是否有畸形　1 无　2 有______　□
新生儿听力筛查　1 通过　2 未通过　3 未筛查　4 不详　□	
新生儿疾病筛查　1 甲减　2 苯丙酮尿症　3 其他遗传代谢病______　□	

新生儿出生体重______kg	目前体重______kg	出生身长______cm
喂养方式　1 纯母乳　2 混合　3 人工　□	*吃奶量______mL/次	*吃奶次数______次/日
*呕吐　1 无　2 有　□	*大便　1 糊状　2 稀　□	*大便次数______次/日
体温______℃	脉率______次/分	呼吸频率______次/分

面色　1 红润　2 黄染　3 其他______	黄疸部位　1 面部　2 躯干　3 四肢　4 手足　□
前囟　______cm×______cm　1 正常　2 膨隆　3 凹陷　4 其他______　□	
眼外观　1 未见异常　2 异常______　□	四肢活动度　1 未见异常　2 异常______　□
耳外观　1 未见异常　2 异常______　□	颈部包块　1 无　2 有______　□
鼻　1 未见异常　2 异常______　□	皮肤　1 未见异常　2 湿疹　3 糜烂　4 其他______　□
口　腔　1 未见异常　2 异常______　□	肛门　1 未见异常　2 异常______　□
心肺听诊　1 未见异常　2 异常______　□	外生殖器　1 未见异常　2 异常______　□
腹部触诊　1 未见异常　2 异常______　□	脊柱　1 未见异常　2 异常______　□
脐带　1 未脱　2 脱落　3 脐部有渗出　4 其他______　□	
转诊建议　1 无　2 有 原因：______ 机构及科室：______　□	
指导　1 喂养指导　2 发育指导　3 防病指导　4 预防伤害指导　5 口腔保健指导　□/□/□/□/□	
本次访视日期　年　月　日	下次随访地点
下次随访日期　年　月　日	随访医生签名

附表5　1岁以内儿童健康检查记录表

姓名：　　　　　　　　　　　　　　　　　　　　　　　　　编号□□□-□□□□□

月龄		满月	3月龄	6月龄	8月龄
随访日期					
体重/kg		___上　中　下	___上　中　下	___上　中　下	___上　中　下
身长/cm		___上　中　下	___上　中　下	___上　中　下	___上　中　下
头围/cm					
体格检查	面色	1红润　2黄染　3其他	1红润　2黄染　3其他	1红润　2其他	1红润　2其他
	皮肤	1未见异常　2异常	1未见异常　2异常	1未见异常　2异常	1未见异常　2异常
	前囟	1闭合　2未闭 ___cm×___cm	1闭合　2未闭 ___cm×___cm	1闭合　2未闭 ___cm×___cm	1闭合　2未闭 ___cm×___cm
	颈部包块	1有　2无	1有　2无	1有　2无	——
	眼外观	1未见异常　2异常	1未见异常　2异常	1未见异常　2异常	1未见异常　2异常
	耳外观	1未见异常　2异常	1未见异常　2异常	1未见异常　2异常	1未见异常　2异常
	听力	——	——	1通过　2未通过	——
	口腔	1未见异常　2异常	1未见异常　2异常	出牙数___颗	出牙数___颗
	心肺	1未见异常　2异常	1未见异常　2异常	1未见异常　2异常	1未见异常　2异常
	腹部	1未见异常　2异常	1未见异常　2异常	1未见异常　2异常	1未见异常　2异常
	脐部	1未脱　2脱落 3脐部有渗出　4其他	1未见异常　2异常	——	——
	四肢	1未见异常　2异常	1未见异常　2异常	1未见异常　2异常	1未见异常　2异常
	可疑佝偻病症状	——	1无　2夜惊 3多汗　4烦躁	1无　2夜惊 3多汗　4烦躁	1无　2夜惊 3多汗　4烦躁
	可疑佝偻病体征	1无　2颅骨软化 3方颅　4枕秃	1无　2颅骨软化 3方颅　4枕秃	1肋串珠　2肋外翻 3肋软骨沟　4鸡胸 5手镯征	1肋串珠　2肋外翻 3肋软骨沟　4鸡胸 5手镯征
	肛门/外生殖器	1未见异常　2异常	1未见异常　2异常	1未见异常　2异常	1未见异常　2异常
	血红蛋白值	______g/L	______g/L	______g/L	______g/L
户外活动		______h/d	______h/d	______h/d	______h/d
服用维生素D		______IU/d	______IU/d	______IU/d	______IU/d
发育评估		1通过　2未过	1通过　2未过	1通过　2未过	1通过　2未过
两次随访间患病情况		1未患病　2患病	1未患病　2患病	1未患病　2患病	1未患病　2患病
其他					
转诊建议		1无　2有 原因：______ 机构及科室：______	1无　2有 原因：______ 机构及科室：______	1无　2有 原因：______ 机构及科室：______	1无　2有 原因：______ 机构及科室：______
指导		1科学喂养 2生长发育 3疾病预防 4预防意外伤害 5口腔保健	1科学喂养 2生长发育 3疾病预防 4预防意外伤害 5口腔保健	1科学喂养 2生长发育 3疾病预防 4预防意外伤害 5口腔保健	1科学喂养 2生长发育 3疾病预防 4预防意外伤害 5口腔保健
下次随访日期					
随访医生签名					

附表 6　1～2 岁儿童健康检查记录表

姓名：　　　　　　　　　　　　　　　　　　　　　　　　　　　　编号□□□-□□□□□

月(年)龄		12 月龄	18 月龄	24 月龄	30 月龄
随访日期					
体重/kg		____上　中　下	____上　中　下	____上　中　下	____上　中　下
身长/cm		____上　中　下	____上　中　下	____上　中　下	____上　中　下
体格检查	面色	1 红润　2 其他	1 红润　2 其他	1 红润　2 其他	1 红润　2 其他
	皮肤	1 未见异常　2 异常	1 未见异常　2 异常	1 未见异常　2 异常	1 未见异常　2 异常
	前囟	1 闭合　2 未闭 ____ cm×____ cm	1 闭合　2 未闭 ____ cm×____ cm	1 闭合　2 未闭 ____ cm×____ cm	——
	眼外观	1 未见异常　2 异常	1 未见异常　2 异常	1 未见异常　2 异常	1 未见异常　2 异常
	耳外观	1 未见异常　2 异常	1 未见异常　2 异常	1 未见异常　2 异常	1 未见异常　2 异常
	听力	1 通过　2 未通过	——	1 通过　2 未通过	——
	牙数/龋齿数	/	/	/	/
	心肺	1 未见异常　2 异常	1 未见异常　2 异常	1 未见异常　2 异常	1 未见异常　2 异常
	腹部	1 未见异常　2 异常	1 未见异常　2 异常	1 未见异常　2 异常	1 未见异常　2 异常
	四肢	1 未见异常　2 异常	1 未见异常　2 异常	1 未见异常　2 异常	1 未见异常　2 异常
	步态	——	1 未见异常　2 异常	1 未见异常　2 异常	1 未见异常　2 异常
	可疑佝偻病体征	1 O 形腿 2 X 形腿	1 O 形腿 2 X 形腿	1 O 形腿 2 X 形腿	——
	血红蛋白	——	____ g/L	——	____ g/L
户外活动		________ h/d	________ h/d	________ h/d	________ h/d
服用维生素 D		________ IU/d	________ IU/d	________ IU/d	——
发育评估		1 通过　2 未过	1 通过　2 未过	1 通过　2 未过	——
两次随访间患病情况		1 未患病　2 患病	1 未患病　2 患病	1 未患病　2 患病	1 未患病　2 患病
其他					
转诊建议		1 无　2 有 原因：________ 机构及科室：______	1 无　2 有 原因：______ 机构及科室：______	1 无　2 有 原因：______ 机构及科室：______	1 无　2 有 原因：______ 机构及科室：______
指导		1 科学喂养 2 生长发育 3 疾病预防 4 预防意外伤害 5 口腔保健 ________	1 科学喂养 2 生长发育 3 疾病预防 4 预防意外伤害 5 口腔保健 ________	1 合理膳食 2 生长发育 3 疾病预防 4 预防意外伤害 5 口腔保健 ________	1 合理膳食 2 生长发育 3 疾病预防 4 预防意外伤害 5 口腔保健 ________
下次随访日期					
随访医生签名					

附表 7　3～6 岁儿童健康检查记录表

姓名：　　　　　　　　　　　　　　　　　　　　编号□□□-□□□□□

月龄		3 岁	4 岁	5 岁	6 岁
随访日期					
体重/kg		______上　中　下	______上　中　下	______上　中　下	______上　中　下
身长/cm		______上　中　下	______上　中　下	______上　中　下	______上　中　下
体格发育评价		1 正常　2 低体重 3 消瘦 4 发育迟缓 5 超重	1 正常　2 低体重 3 消瘦 4 发育迟缓 5 超重	1 正常　2 低体重 3 消瘦 4 发育迟缓 5 超重	1 正常　2 低体重 3 消瘦 4 发育迟缓 5 超重
体格检查	视力	——			
	听力	1 通过　2 未过	——	——	——
	牙数/龋齿数	/	/	/	/
	心肺	1 未见异常 2 异常	1 未见异常 2 异常	1 未见异常 2 异常	1 未见异常 2 异常
	腹部	1 未见异常 2 异常	1 未见异常 2 异常	1 未见异常 2 异常	1 未见异常 2 异常
	血红蛋白	______ g/L	______ g/L	______ g/L	______ g/L
	其他				
两次随访间患病情况		1 无 2 肺炎______次 3 腹泻______次 4 外伤______次 5 其他	1 无 2 肺炎______次 3 腹泻______次 4 外伤______次 5 其他	1 无 2 肺炎______次 3 腹泻______次 4 外伤______次 5 其他	1 无 2 肺炎______次 3 腹泻______次 4 外伤______次 5 其他
转诊建议		1 无　　2 有 原因：______ 机构及科室：______	1 无　　2 有 原因：______ 机构及科室：______	1 无　　2 有 原因：______ 机构及科室：______	1 无　　2 有 原因：______ 机构及科室：______
指导		1 合理膳食 2 生长发育 3 疾病预防 4 预防意外伤害 5 口腔保健 ______	1 合理膳食 2 生长发育 3 疾病预防 4 预防意外伤害 5 口腔保健 ______	1 合理膳食 2 生长发育 3 疾病预防 4 预防意外伤害 5 口腔保健 ______	1 合理膳食 2 生长发育 3 疾病预防 4 预防意外伤害 5 口腔保健 ______
下次随访日期					
随访医生签名					

附表 8　第 1 次产前随访服务记录表

姓名：　　　　　　　　　　　　　　　　　　　　　　　编号□□□-□□□□□

填表日期	年　月　日		填表孕周	周	
孕妇年龄					
丈夫姓名		丈夫年龄		丈夫电话	
孕　次		产　　次	阴道分娩________次　剖宫产________次		
末次月经	年　月　日　或不详	预 产 期	年　月　日		
既往史	1 无　2 心脏病　3 肾脏疾病　4 肝脏疾病　5 高血压　6 贫血　7 糖尿病　8 其他________				□/□/□/□/□/□/□
家族史	1 遗传性疾病史　2 精神疾病史　3 其他________				□/□/□
个人史	1 吸烟　2 饮酒　3 服用药物　4 接触有毒有害物质　5 接触放射线 6 其他________				□/□/□/□/□
妇科手术史	1 无　2 有________				□
孕产史	1 流产______ 2 死胎______ 3 死产______ 3 新生儿死亡______ 5 出生缺陷儿______				
身　高	cm		体重	kg	
体质指数			血压	/　　mmHg	
听　　诊	心脏：1 未见异常　2 异常________	□	肺部：1 未见异常　2 异常________		□
妇科检查	外阴：1 未见异常　2 异常________	□	阴道：1 未见异常　2 异常________		□
	宫颈：1 未见异常　2 异常________	□	子宫：1 未见异常　2 异常________		□
	附件：1 未见异常　2 异常________				□
辅助检查	血常规	血红蛋白值________ g/L　白细胞计数值________ /L 血小板计数值________ /L　其他________			
	尿常规	尿蛋白________尿糖________尿酮体________尿潜血________其他________			
	血型 ABO				
	血型 Rh*				
	血糖*	________ mmol/L			
	肝功能	血清谷丙转氨酶________ U/L 血清谷草转氨酶 ________ U/L 白蛋白 ______ g/L　总胆红素 ______ μmol/L　结合胆红素 ______ μmol/L			
	肾功能	血清肌酐________ μmol/L　血尿素氮________ mmol/L			
	阴道分泌物*	1 未见异常　2 滴虫　3 假丝酵母菌　4 其他________			□/□/□
		阴道清洁度：1 Ⅰ度　2 Ⅱ度　3 Ⅲ度　4 Ⅳ度			□
	乙型肝炎五项	乙型肝炎表面抗原________　乙型肝炎表面抗体________ 乙型肝炎 e 抗原________　乙型肝炎 e 抗体________ 乙型肝炎核心抗体________			
	梅毒血清学试验*	1 阴性　2 阳性			□
	HIV 抗体检测*	1 阴性　2 阳性			□
	B 超*				

续表

总体评估	1 未见异常　2 异常________ □
保健指导	1 个人卫生　2 心理　3 营养　4 避免致畸因素和疾病对胚胎的不良影响 5 产前筛查宣传告知　6 其他________ □/□/□/□/□
转诊　1 无　2 有 □ 原因：________机构及科室：________	
下次随访日期　年　月　日	随访医生签名

附表 9　第 2～5 次产前随访服务记录表

姓名：　　编号□□□-□□□□□

项　目		第 2 次	第 3 次	第 4 次*	第 5 次*
随访日期					
孕周(周)					
主　诉					
体重/kg					
产科检查	宫底高度/cm				
	腹围/cm				
	胎位				
	胎心率/(次/分)				
血压/mmHg		/	/	/	/
血红蛋白/(g/L)					
尿蛋白					
其他辅助检查*					
分　类		1 未见异常 □ 2 异常________	1 未见异常 □ 2 异常________	1 未见异常 □ 2 异常________	1 未见异常 □ 2 异常________
指　导		1 个人卫生 2 膳食 3 心理 4 运动 5 其他________	1 个人卫生 2 膳食 3 心理 4 运动 5 自我监护 6 母乳喂养 7 其他________	1 个人卫生 2 膳食 3 心理 4 运动 5 自我监测 6 分娩准备 7 母乳喂养 8 其他________	1 个人卫生 2 膳食 3 心理 4 运动 5 自我监测 6 分娩准备 7 母乳喂养 8 其他________
转　诊		1 无　2 有 □ 原因：________ 机构及科室：______	1 无　2 有 □ 原因：________ 机构及科室：______	1 无　2 有 □ 原因：________ 机构及科室：______	1 无　2 有 □ 原因：________ 机构及科室：______
下次随访日期					
随访医生签名					

附表 10　产后访视记录表

姓名：　　　　　　　　　　　　　　　　　　　　　　　　　编号□□□-□□□□□

随访日期	年　　月　　日
体温	℃
一般健康情况	
一般心理状况	
血压	/　　mmHg
乳　房	1 未见异常　2 异常________　□
恶　露	1 未见异常　2 异常________　□
子　宫	1 未见异常　2 异常________　□
伤　口	1 未见异常　2 异常________　□
其　他	
分　类	1 未见异常　2 异常________　□
指　导	1 个人卫生 2 心理 3 营养 4 母乳喂养 5 新生儿护理与喂养 6 其他________　□/□/□/□/□
转　诊	1 无　2 有　□ 原因：________ 机构及科室：________
下次随访日期	
随访医生签名	

附表 11　产后 42 天健康检查记录表

姓名：　　　　　　　　　　　　　　　　　　　　　　　　　　编号□□□-□□□□□

随访日期	年　　月　　日
一般健康情况	
一般心理状况	
血　压	/mmHg
乳　房	1 未见异常　2 异常________　□
恶　露	1 未见异常　2 异常________　□
子　宫	1 未见异常　2 异常________　□
伤　口	1 未见异常　2 异常________　□
其　他	
分　类	1 已恢复　2 未恢复________　□
指　导	1 性保健 2 避孕 3 婴儿喂养及营养 4 其他________　□/□/□/□/□
处　理	1 结案 2 转诊 原因：________ 机构及科室：________　□
随访医生签名	

附表 12　预防接种卡

姓名：　　　　　　　　　　　　　　　　　　　　　　　　　　　　　编号□□□-□□□□□□

性别：________　出生日期：________ 年________ 月________ 日

监护人姓名：________ 与儿童关系：________ 联系电话：________________

家庭现住址：________县(区)________乡镇(街道)

户籍地址：1 同家庭地址　2 ________省________市________县(区)________乡镇(街道)

迁入时间：______年______月______日　迁出时间：______年______月______日　迁出原因：________

疫苗异常反应史：____

接种禁忌：____

传染病史：____

建卡日期：________年________月________日　　　　　建卡人：________

疫苗与剂次		接种日期	接种部位	疫苗批号	接种医生	备注
乙肝疫苗	1					
	2					
	3					
卡介苗						
脊灰疫苗	1					
	2					
	3					
	4					
百白破疫苗	1					
	2					
	3					
	4					
白破疫苗						
麻风疫苗						
麻腮风疫苗	1					
	2					
麻腮疫苗						
麻疹疫苗	1					
	2					
A 群流脑疫苗	1					
	2					
A+C 群流脑疫苗	1					
	2					
乙脑(减毒)活疫苗	1					
	2					

续表

疫苗与剂次		接种日期	接种部位	疫苗批号	接种医生	备注
乙脑灭活疫苗	1					
	2					
	3					
	4					
甲肝减毒活疫苗						
甲肝灭活疫苗	1					
	2					
其他疫苗						

附表 13　高血压患者随访服务记录表

姓名：　　　　　　　　　　　　编号□□□-□□□□□

随访日期		年　月　日	年　月　日	年　月　日	年　月　日
随访方式		1门诊　2家庭　3电话　□	1门诊　2家庭　3电话　□	1门诊　2家庭　3电话　□	1门诊　2家庭　3电话　□
症状	1 无症状 2 头痛、头晕 3 恶心、呕吐 4 眼花、耳鸣 5 呼吸困难 6 心悸、胸闷 7 鼻衄出血不止 8 四肢发麻 9 下肢水肿	□/□/□/□/□/□/□/□ 其他：	□/□/□/□/□/□/□/□ 其他：	□/□/□/□/□/□/□/□ 其他：	□/□/□/□/□/□/□/□ 其他：
体征	血压/mmHg				
	体重/kg	/	/	/	/
	体质指数	/	/	/	/
	心　率				
	其　他				
生活方式指导	日吸烟量/支	/	/	/	/
	日饮酒量/两	/	/	/	/
	运　动	____次/周　____分钟/次 ____次/周　____分钟/次	____次/周　____分钟/次 ____次/周　____分钟/次	____次/周　____分钟/次 ____次/周　____分钟/次	____次/周　____分钟/次 ____次/周　____分钟/次
	摄盐情况(咸淡)	轻/中/重　/轻/中/重	轻/中/重　/轻/中/重	轻/中/重　/轻/中/重	轻/中/重　/轻/中/重
	心理调整	1良好　2一般　3差□	1良好　2一般　3差□	1良好　2一般　3差□	1良好　2一般　3差□
	遵医行为	1良好　2一般　3差□	1良好　2一般　3差□	1良好　2一般　3差□	1良好　2一般　3差□

续表

辅助检查*									
服药依从性		1 规律 2 间断 3 不服药 □		1 规律 2 间断 3 不服药 □		1 规律 2 间断 3 不服药 □		1 规律 2 间断 3 不服药 □	
药物不良反应		1 无 2 有________ □		1 无 2 有________ □		1 无 2 有________ □		1 无 2 有________ □	
此次随访分类		1 控制满意 2 控制不满意 3 不良反应 4 并发症 □		1 控制满意 2 控制不满意 3 不良反应 4 并发症 □		1 控制满意 2 控制不满意 3 不良反应 4 并发症 □		1 控制满意 2 控制不满意 3 不良反应 4 并发症 □	
用药情况	药物名称 1								
	用法用量	每日 次	每次 mg	每日 次	每次 mg	每日 次	每次 mg	每日 次	每次 mg
	药物名称 2								
	用法用量	每日 次	每次 mg	每日 次	每次 mg	每日 次	每次 mg	每日 次	每次 mg
	药物名称 3								
	用法用量	每日 次	每次 mg	每日 次	每次 mg	每日 次	每次 mg	每日 次	每次 mg
	其他药物								
	用法用量	每日 次	每次 mg	每日 次	每次 mg	每日 次	每次 mg	每日 次	每次 mg
转诊	原因								
	机构及科别								
下次随访日期									
随访医生签名									

附表 14　2 型糖尿病患者随访服务记录表

姓名：　　　　编号□□□-□□□□□

随访日期					
随访方式		1 门诊　2 家庭　3 电话　□	1 门诊　2 家庭　3 电话　□	1 门诊　2 家庭　3 电话　□	1 门诊　2 家庭　3 电话　□
症状	1 无症状 2 多饮 3 多食 4 多尿 5 视力模糊 6 感染 7 手脚麻木 8 下肢水肿 9 体重明显下降	□/□/□/□/□/□/□/□ 其他	□/□/□/□/□/□/□/□ 其他	□/□/□/□/□/□/□/□ 其他	□/□/□/□/□/□/□/□ 其他
体征	血压/mmHg				
	体重(kg)	/	/	/	/
	体质指数	/	/	/	/
	足背动脉搏动	1 未触及　2 触及　□	1 未触及　2 触及　□	1 未触及　2 触及　□	1 未触及　2 触及　□
	其　他				
生活方式指导	日吸烟量	/　支	/　支	/　支	/　支
	日饮酒量	/　两	/　两	/　两	/　两
	运　动	____次/周　____分钟/次 ____次/周　____分钟/次	____次/周　____分钟/次 ____次/周　____分钟/次	____次/周　____分钟/次 ____次/周　____分钟/次	____次/周　____分钟/次 ____次/周　____分钟/次
	主食(克/天)	/	/	/	/
	心理调整	1 良好　2 一般　3 差　□	1 良好　2 一般　3 差　□	1 良好　2 一般　3 差　□	1 良好　2 一般　3 差　□
	遵医行为	1 良好　2 一般　3 差　□	1 良好　2 一般　3 差　□	1 良好　2 一般　3 差　□	1 良好　2 一般　3 差　□

续表

辅助检查	空腹血糖值	____ mmol/L		____ mmol/L		____ mmol/L		____ mmol/L	
	其他检查*	糖化血红蛋白____% 检查日期：___月___日		糖化血红蛋白___% 检查日期：___月___日		糖化血红蛋白___% 检查日期：___月___日		糖化血红蛋白___% 检查日期：___月___日	
服药依从性		1 规律 2 间断 3 不服药 □		1 规律 2 间断 3 不服药 □		1 规律 2 间断 3 不服药 □		1 规律 2 间断 3 不服药 □	
药物不良反应		1 无 2 有 □		1 无 2 有 □		1 无 2 有 □		1 无 2 有 □	
低血糖反应		1 无 2 偶尔 3 频繁 □		1 无 2 偶尔 3 频繁 □		1 无 2 偶尔 3 频繁 □		1 无 2 偶尔 3 频繁 □	
此次随访分类		1 控制满意 2 控制不满意 3 不良反应 4 并发症 □		1 控制满意 2 控制不满意 3 不良反应 4 并发症 □		1 控制满意 2 控制不满意 3 不良反应 4 并发症 □		1 控制满意 2 控制不满意 3 不良反应 4 并发症 □	
用药情况	药物名称 1								
	用法用量	每日 次	每次 mg	每日 次	每次 mg	每日 次	每次 mg	每日 次	每次 mg
	药物名称 2								
	用法用量	每日 次	每次 mg	每日 次	每次 mg	每日 次	每次 mg	每日 次	每次 mg
	药物名称 3								
	用法用量	每日 次	每次 mg	每日 次	每次 mg	每日 次	每次 mg	每日 次	每次 mg
	胰岛素	种类： 用法和用量：		种类： 用法和用量：		种类： 用法和用量：		种类： 用法和用量：	
转诊	原 因								
	机构及科别								
下次随访日期									
随访医生签名									

附表 15　重性精神疾病患者个人信息补充表

姓名：　　　　　　　　　　　　　　　　　　　　　　　　　　　　编号□□□-□□□□□

<table>
<tr><td colspan="2">监护人姓名</td><td></td><td>与患者关系</td><td></td></tr>
<tr><td colspan="2">监护人住址</td><td></td><td>监护人电话</td><td></td></tr>
<tr><td colspan="2">辖区村(居)委会联系人、电话</td><td colspan="3"></td></tr>
<tr><td colspan="2">知情同意</td><td colspan="3">1 同意参加管理　0 不同意参加管理
签字：________________
签字时间______年______月______日　□</td></tr>
<tr><td colspan="2">初次发病时间</td><td colspan="3">年______月______日</td></tr>
<tr><td colspan="2">既往主要症状</td><td colspan="3">1 幻觉　2 交流困难　3 猜疑　4 喜怒无常　5 行为怪异　6 兴奋话多　7 伤人毁物　8 悲观厌世　9 无故外走　10 自语自笑　11 孤僻懒散　12 其他______
□/□/□/□/□/□/□/□/□/□/□/□</td></tr>
<tr><td rowspan="2">既往治疗情况</td><td>门诊</td><td colspan="3">1 未治　2 间断门诊治疗　3 连续门诊治疗　□
首次抗精神病药治疗时间______年______月______日</td></tr>
<tr><td>住院</td><td colspan="3">曾住精神专科医院/综合医院精神专科______次</td></tr>
<tr><td colspan="2">目前诊断情况</td><td colspan="3">诊断______　确诊医院______　确诊日期______</td></tr>
<tr><td colspan="2">最近一次治疗效果</td><td colspan="3">1 痊愈　2 好转　3 无变化　4 加重　□</td></tr>
<tr><td colspan="2">患病对家庭社会的影响</td><td colspan="3">1 轻度滋事______次　2 肇事______次　3 肇祸______次
4 自伤______次　5 自杀未遂______次　6 无</td></tr>
<tr><td colspan="2">关锁情况</td><td colspan="3">1 无关锁　2 关锁　3 关锁已解除　□</td></tr>
<tr><td colspan="2">经济状况</td><td colspan="3">1 贫困，在当地贫困线标准以下　2 非贫困　3 不详　□</td></tr>
<tr><td colspan="2">专科医生的意见
(如果有请记录)</td><td colspan="3"></td></tr>
<tr><td colspan="2">填表日期</td><td>年　月　日</td><td>医 生 签 字</td><td></td></tr>
</table>

附表 16 重性精神疾病患者随访服务记录表

姓名： 编号□□□-□□□□□

<table>
<tr><td>随访日期</td><td colspan="4">年________月________日</td></tr>
<tr><td>危险性</td><td colspan="4">0(0 级) 1(1 级) 2(2 级) 3(3 级) 4(4 级) 5(5 级) □</td></tr>
<tr><td>目前症状</td><td colspan="4">1 幻觉 2 交流困难 3 猜疑 4 喜怒无常 5 行为怪异 6 兴奋话多 7 伤人毁物
8 悲观厌世 9 无故外走 10 自语自笑 11 孤僻懒散 12 其他________
□/□/□/□/□/□/□/□/□/□/□/□</td></tr>
<tr><td>自知力</td><td colspan="4">1 自知力完全 2 自知力不全 3 自知力缺失 □</td></tr>
<tr><td>睡眠情况</td><td colspan="4">1 良好 2 一般 3 较差 □</td></tr>
<tr><td>饮食情况</td><td colspan="4">1 良好 2 一般 3 较差 □</td></tr>
<tr><td rowspan="5">社会功能情况</td><td>个人生活料理</td><td colspan="3">1 良好 2 一般 3 较差 □</td></tr>
<tr><td>家务劳动</td><td colspan="3">1 良好 2 一般 3 较差 □</td></tr>
<tr><td>生产劳动及工作</td><td colspan="3">1 良好 2 一般 3 较差 9 此项不适用 □</td></tr>
<tr><td>学习能力</td><td colspan="3">1 良好 2 一般 3 较差 □</td></tr>
<tr><td>社会人际交往</td><td colspan="3">1 良好 2 一般 3 较差 □</td></tr>
<tr><td>患病对家庭社会的影响</td><td colspan="4">1 轻度滋事________次 2 肇事________次 3 肇祸________次
4 自伤________次 5 自杀未遂________次 6 无</td></tr>
<tr><td>关锁情况</td><td colspan="4">1 无关锁 2 关锁 3 关锁已解除 □</td></tr>
<tr><td>住院情况</td><td colspan="4">0 从未住院 1 目前正在住院 2 既往住院，现未住院
末次出院时间________年________月________日 □</td></tr>
<tr><td>实验室检查</td><td colspan="4">1 无 2 有________ □</td></tr>
<tr><td>服药依从性</td><td colspan="4">1 规律 2 间断 3 不服药 □</td></tr>
<tr><td>药物不良反应</td><td colspan="4">1 无 2 有________ □</td></tr>
<tr><td>治疗效果</td><td colspan="4">1 痊愈 2 好转 3 无变化 4 加重 □</td></tr>
<tr><td>是否转诊</td><td colspan="4">1 否 2 是
转诊原因：________________
转诊至机构及科室：________________ □</td></tr>
<tr><td rowspan="3">用药情况</td><td colspan="2">药物 1：</td><td>用法：每日(月) 次</td><td>每次剂量 mg</td></tr>
<tr><td colspan="2">药物 2：</td><td>用法：每日(月) 次</td><td>每次剂量 mg</td></tr>
<tr><td colspan="2">药物 3：</td><td>用法：每日(月) 次</td><td>每次剂量 mg</td></tr>
<tr><td>康复措施</td><td colspan="4">1 生活劳动能力 2 职业训练 3 学习能力 4 社会交往 5 其他________
□/□/□/□</td></tr>
<tr><td>本次随访分类</td><td colspan="4">1 不稳定 2 基本稳定 3 稳定 0 未访到 □</td></tr>
<tr><td>下次随访日期</td><td colspan="2">年________月________日</td><td>随访医生签名</td><td></td></tr>
</table>

附表 17　接诊记录表

姓名：　　　　　　　　　　　　　　　　　　　　　　　　　　　　　编号□□□-□□□□□

就诊者的主观资料：

就诊者的客观资料：

评估：

处置计划

医生签字：

接诊日期：________年________月________日

附表 18　会诊记录表

姓名：　　　　　　　　　　　　　　　　　　　　　　　　　　　　　编号□□□-□□□□□

会诊原因：

会诊意见：

会诊医生及其所在医疗卫生机构：

医疗卫生机构名称	会诊医生签字		
________	____	____	____
________	____	____	____
________	____	____	____
________	____	____	____
________	____	____	____

责任医生：________

会诊日期：________年________月________日

附表 19 双向转诊单

存 根

患者姓名________ 性别________ 年龄________ 档案编号____________________

家庭住址_________________________ 联系电话_________________________

于________年________月________日因病情需要，转入_____________________________________单位

_________________________科室_________________________接诊医生。

转诊医生（签字）：

年 月 日

双向转诊（转出）单

____________________（机构名称）：

现有患者________性别________年龄________ 因病情需要，需转入贵单位，请予以接诊。

初步印象：

主要现病史（转出原因）：

主要既往史：

治疗经过：

转诊医生（签字）：

联系电话：

____________________（机构名称）

年 月 日

存　根

患者姓名________　性别________　年龄________　病案号____________________

家庭住址________________________　联系电话________________________

于________年________月________日因病情需要，转回____________________________________单位____________________接诊医生。

转诊医生(签字)：

年　　月　　日

双向转诊(回转)单

____________________(机构名称)：

现有患者________因病情需要，现转回贵单位，请予以接诊。

诊断结果____________________　住院病案号____________________

主要检查结果：

治疗经过、下一步治疗方案及康复建议：

转诊医生(签字)：

联系电话：

____________________(机构名称)

年　月　日

附表 20　居民健康档案信息卡

（正面）

姓名		性别		出生日期	年　月　日
健康档案编号				□□-□□□□□	
ABO 血型	□A　□B　□O　□AB			RH 血型	□Rh 阴性　□Rh 阳性　□不详
慢性病患病情况： □无　□高血压　□糖尿病　□脑卒中　□冠心病　□哮喘 □职业病　□其他疾病________					
过敏史：					

（反面）

家庭住址		家庭电话	
紧急情况联系人		联系人电话	
建档机构名称		联系电话	
责任医生或护士		联系电话	
其他说明：			

［来源：国家基本公共卫生服务规范（第三版）］

（宋晓燕　李　莉）

参考文献

References

[1] 郑延芳.社区护理学[M].郑州:河南科学技术出版社,2012.
[2] 李春玉.社区护理学[M].3版.北京:人民卫生出版社,2012.
[3] 李明子.社区护理学[M].北京:北京大学医学出版社,2008.
[4] 何国平,赵秋利.社区护理理论与实践[M].北京:人民卫生出版社,2012.
[5] 王辰,王建安.内科学[M].3版.北京:人民卫生出版社,2015.
[6] 国家卫生计生委疾病预防控制局.中国居民营养与慢性病状况报告(2015年)[M].北京:人民卫生出版社,2015.
[7] 王延中.中国慢性病调查与防治[M].北京:中国社会科学出版社,2011.
[8] 李乐之,路潜.外科护理学[M].5版.北京:人民卫生出版社,2014.
[9] 陈香娟.社区护理学[M].3版.西安:第四军医大学出版社,2015.
[10] 闫冬菊,杨明.社区护理学[M].2版.南京:江苏凤凰科学技术出版社,2014.
[11] 李秀玲,阎红.社区护理学[M].上海:第二军医大学出版社,2012.
[12] 王刚.社区康复学[M].北京:人民卫生出版社,2015.
[13] 姜丽萍.社区护理学[M].3版.北京:人民卫生出版社,2014.
[14] 涂英.社区护理学[M].2版.北京:人民卫生出版社,2013.
[15] 冯正仪.社区护理[M].2版.上海:复旦大学出版社,2010.
[16] 陈佩云,周恒忠.社区护理学[M].北京:人民军医出版社,2012.
[17] 陈学敏,杨克敌.现代环境卫生学[M].2版.北京:人民卫生出版社,2008.
[18] 李嗣生,朱新义.预防医学[M].郑州:河南科学技术出版社,2013.
[19] 孙长颢.营养与食品卫生学[M].6版.北京:人民卫生出版社,2012.
[20] 纵伟.食品卫生学[M].北京:中国轻工业出版社,2011.
[21] 吴淑娥,朱秀敏,邢颖娜.社区护理[M].北京:中国科学技术出版社,2014.
[22] 邓翠珍,王化玲,姬栋岩.社区护理技术[M].2版.武汉:华中科技大学出版社,2014.
[23] 蒲济林,李永嵩.地球科学概论[M].北京:现代出版社,2016.
[24] 朱红.社区护理(临床案例版).武汉:华中科技大学出版社,2016.